認知症
イメージングテキスト
画像と病理から見た疾患のメカニズム

編集　**冨本秀和**
三重大学大学院神経病態内科学 教授

松田博史
国立精神・神経医療研究センター脳病態統合イメージングセンター センター長

羽生春夫
東京医科大学高齢総合医学分野 主任教授

吉田眞理
愛知医科大学加齢医科学研究所 教授

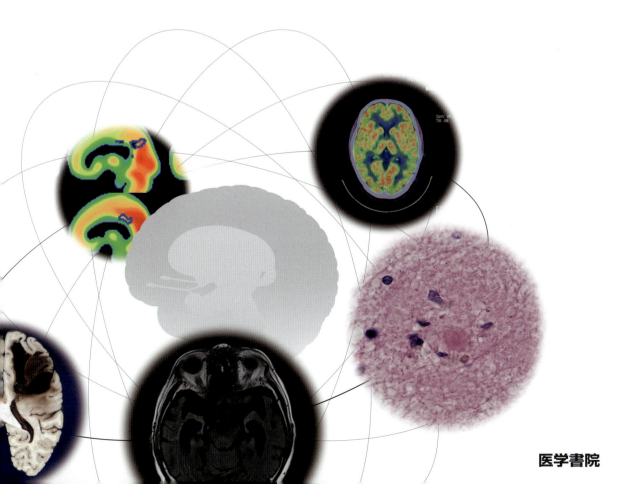

医学書院

認知症イメージングテキスト
　─画像と病理から見た疾患のメカニズム
発　行　2018年6月1日　第1版第1刷©
　　　　2020年1月1日　第1版第2刷
編集者　富本秀和・松田博史・羽生春夫・吉田眞理
発行者　株式会社　医学書院
　　　　代表取締役　金原　俊
　　　　〒113-8719　東京都文京区本郷1-28-23
　　　　電話　03-3817-5600（社内案内）
印刷・製本　大日本法令印刷

本書の複製権・翻訳権・上映権・譲渡権・貸与権・公衆送信権（送信可能化権を含む）は株式会社医学書院が保有します．

ISBN978-4-260-03231-5

本書を無断で複製する行為（複写，スキャン，デジタルデータ化など）は，「私的使用のための複製」など著作権法上の限られた例外を除き禁じられています．大学，病院，診療所，企業などにおいて，業務上使用する目的（診療，研究活動を含む）で上記の行為を行うことは，その使用範囲が内部的であっても，私的使用には該当せず，違法です．また私的使用に該当する場合であっても，代行業者等の第三者に依頼して上記の行為を行うことは違法となります．

JCOPY　〈出版者著作権管理機構　委託出版物〉
本書の無断複製は著作権法上での例外を除き禁じられています．複製される場合は，そのつど事前に，出版者著作権管理機構（電話 03-5244-5088，FAX 03-5244-5089，info@jcopy.or.jp）の許諾を得てください．

執筆者一覧 (執筆順)

松田 博史	国立精神・神経医療研究センター脳病態統合イメージングセンター センター長
羽生 春夫	東京医科大学高齢総合医学分野 主任教授
櫻井 博文	東京医科大学高齢総合医学分野 教授
佐藤 正之	三重大学大学院認知症医療学 病院教授
大谷 良	国立病院機構京都医療センター脳神経内科 診療科長
杉山 淳比古	千葉大学大学院神経内科学 特任助教
佐藤 典子	国立精神・神経医療研究センター病院放射線診療部 部長
今林 悦子	エーザイ株式会社 NBGトランスレーショナルサイエンス部 メディカルディレクター
吉田 眞理	愛知医科大学加齢医科学研究所 教授
陣上 直人	京都大学大学院初期診療・救急医学分野 特定病院助教
木下 彩栄	京都大学大学院人間健康科学系専攻在宅医療看護学分野 教授
冨本 秀和	三重大学大学院神経病態内科学 教授
髙橋 牧郎	大阪赤十字病院脳神経内科 主任部長
陸 雄一	名古屋大学大学院医学系研究科神経内科
饗場 郁子	国立病院機構東名古屋病院脳神経内科・リハビリテーション部長
櫻井 圭太	帝京大学放射線科学講座 准教授
田村 麻子	三重大学大学院神経病態内科学 助教
岩崎 靖	愛知医科大学加齢医科学研究所 准教授
脇田 英明	藤田医科大学七栗記念病院内科 教授

序

　MRI撮像技術の発展が目覚ましい．近年，高磁場MRI装置の普及が進んでいるが，研究用の7 Tesla MRIでは通常の撮影法でも1 mm程度の微小脳内病変や脳小血管を検出することが可能となった．また，臨床機としての高磁場装置である3 Tesla MRIであっても，撮像法の工夫によっては同サイズの病変を検出できる時代になった．これらMRI技術の長足の進歩は，近未来のMR microscopyの可能性を予見させる．実地臨床においては，画像と病理の関連に精通することが精度の高い読影や診断技術の礎になる．以上の点は通常の1.5 Tesla以下の磁場装置やCTであっても基本理念としては共通であり，高い精度の読影水準を経験することで，画像で見えている所見の背景に存在する病理変化や分子機構をより深く理解することが可能となる．

　編者は長年，認知症，脳卒中の分野で神経画像と神経病理を専門としてきた．技術の進展とともに，近年とみに両者の距離が近くなったことを痛感している．画像を見ると病理像が理解され，病理所見から神経画像所見が予測されることをしばしば経験する．神経画像は神経病理や病態を映す鏡であり，高磁場MRIはそこに生じている遺伝子やタンパク発現の変化を推測する手段となりつつある．このような時代にあって，画像と病理の関連に重点をおき，両者の関連を視覚的に理解できるイメージングテキストを上梓できたことは幸いである．

　本書の出版にあたっては，認知症の画像と病理に精通する東京医科大学の羽生春夫先生，神経画像と神経病理でそれぞれの分野を代表する国立精神・神経医療研究センターの松田博史先生，愛知医科大学の吉田眞理先生に編者として大変なご尽力を頂戴した．本書が超高齢社会の喫緊の課題となっている認知症の専門的診断の一助となり，認知症診療のなお一層の発展に資することを願ってやまない．

2018年4月

編者を代表して　冨本秀和

目 次

序論　画像から見た脳の解剖　　　　　　　　　　　　　　松田博史　1

- 辺縁系 海馬 …………………… 2
- 辺縁系 前脳基底部 …………… 4
- 辺縁系 Papez 回路 …………… 7
- 大脳皮質 アルツハイマー病に強く関連する大脳皮質領域 …… 9
- 大脳基底核 認知機能に関連する大脳基底核 …………… 11

第 1 章　認知症総論　　　　　　　　　　13

1 診断の流れ　　　　　　　　羽生春夫　14
1. 認知症の定義 …………… 14
2. 認知症と区別すべき病態 …………… 14
3. 認知症診療の手順 …………… 14
4. 認知機能障害の評価法 …………… 16
5. 認知症の原因疾患 …………… 16
6. 認知症の診断基準 …………… 16
7. 軽度認知障害（MCI） …………… 17

2 認知症の主要症候―中核症状
　　　　　　　　　　　　　　羽生春夫　21
1. 記憶障害 …………… 21
2. 見当識障害 …………… 22
3. 遂行機能障害 …………… 22
4. 大脳高次機能障害（失語・失行・失認など） …………… 22
    - a. 失語 …………… 22
    - b. 失行 …………… 23
    - c. 失認 …………… 23
    - d. 視空間認知障害 …………… 23

3 認知症の主要症候
―認知症の行動・心理症状　　羽生春夫　25
- a. 活動性亢進 …………… 25
- b. 精神病症状 …………… 26
- c. 感情障害 …………… 26
- d. アパシー …………… 26

4 治療総論―薬物療法　　　　櫻井博文　28
1. 認知症薬物療法の目的 …………… 28
2. AD 治療薬 …………… 28
    - a. 治療薬の作用 …………… 28
    - b. 病期における使い方 …………… 28
    - c. 主な副作用と対応 …………… 28
    - d. 各薬剤の使い分けのポイント …………… 29
3. 幻覚，興奮，妄想，徘徊などの BPSD に対する薬物療法 …………… 29

5 治療総論―非薬物療法・リハビリテーション
　　　　　　　　　　　　　　佐藤正之　32
1. 認知症の非薬物療法の定義と種類 …………… 32
2. 非薬物療法の長所と短所 …………… 32
3. 非薬物療法の効果 …………… 32
4. 医療経済的側面 …………… 32

- **5** 認知症短期集中リハビリテーション 33
- **6** パーソンセンタードケア，ユマニチュード，バリデーション療法 34
- **7** 非薬物療法が生み出すもの 35
- **8** 非薬物療法の導入順序 35

6 治療総論—予防 ......大谷　良 37
- **1** 栄養 37
- **2** 運動 38
- **3** 学習 39
- **4** 生活習慣病 39
    - a. 糖尿病 39
    - b. 高血圧 40
    - c. 肥満と喫煙 40
    - d. 慢性腎臓病（CKD） 40
- **5** 絵画療法 40
- **6** 音楽療法 41
- **7** 通所サービス（リハビリテーション） 41

第2章　診断に有用な画像検査　45

1 脳のパーセレーション ......松田博史 46
- **1** 概要 46
- **2** ブロードマン分類によるパーセレーション 46
- **3** Automated Anatomical Labeling (AAL) によるパーセレーション 46
- **4** FreeSurfer によるパーセレーション 50

2 CT・MRI ......杉山淳比古，佐藤典子，松田博史 52
- **1** 頭部 CT 画像を用いた認知症の診断 52
- **2** 頭部 MRI 画像を用いた認知症の診断 52
    - a. MRI の注意点 52
    - b. 撮像法 53
    - c. 画像解析法 56

3 SPECT ......今林悦子 59
- **1** SPECT 検査とは 59
- **2** 脳血流 SPECT 検査 59
- **3** ベンゾジアゼピン受容体密度 SPECT 検査 61

4 PET ......今林悦子 62
- **1** PET 検査とは 62
- **2** ^{18}F-FDG-PET 検査 62
- **3** アミロイド PET 検査 62
- **4** タウ PET 検査 64

5 MIBG 心臓交感神経シンチグラフィ ......松田博史 65
- **1** MIBG とは 65
- **2** MIBG 心臓交感神経シンチグラフィ検査 65
- **3** MIBG 低下の要因 67

6 ドパミントランスポーター SPECT ......松田博史 68
- **1** イオフルパン SPECT 68
- **2** 鑑別疾患 68
- **3** 診断法 69

第3章　知っておきたい認知症の病理　　71

1　アミロイドβ（Aβ）　　吉田眞理　72
- **1** Aβ　72
- **2** Aβの産生　72
- **3** アルツハイマー病とAβ　72
- **4** 老人斑　73
  - a. 古典的老人斑　73
  - b. 原始老人斑　73
  - c. びまん性老人斑　74
  - d. cotton wool plaque　75
  - e. アルツハイマー病の病理診断評価　75
- **5** 脳アミロイド血管症　76
- **6** Aβ関連血管炎　77
- **7** アミロイド仮説　78

2　タウ　　吉田眞理　79
- **1** タウ　79
- **2** 孤発性タウオパチー　79
- **3** FTDP-17　84
- **4** 加齢とタウ　84

3　TDP-43, FUS　　吉田眞理　87
- **1** ピック病の疾患概念の変遷と前頭側頭葉変性症　87
- **2** TDP-43プロテイノパチー　87
- **3** FTLD-TDPと遺伝子変異　89
- **4** FTLD-TDPと運動ニューロン障害　89
- **5** FUS　90
- **6** 他の神経変性疾患とTDP-43病理　91

4　αシヌクレイン　　吉田眞理　92
- **1** αシヌクレインとシヌクレイノパチー　92
- **2** レビー小体病の病理　92
- **3** 多系統萎縮症（MSA）の病理　97

第4章　主要疾患の病態　　99

1　アルツハイマー病　　陣上直人, 木下彩栄　100
- **1** 序論　100
- **2** 病態　100
  - a. 病理と自然経過　100
  - b. 分子病態：アミロイドカスケード仮説　102
- **3** 分類, 遺伝　102
- **4** 診断基準　103
- **5** 症状　103
  - a. 認知機能障害　103
  - b. 精神症状　104
- **6** 鑑別診断　105
  - a. 合併疾患　106
  - b. 血管性認知症　106
  - c. サブタイプ　106
- **7** 画像検査　107
  - a. CT, MRI　107
  - b. SPECT　107
  - c. FDG-PET　108
  - d. アミロイドPET　108
  - e. タウPET　108
- **8** 髄液バイオマーカー　108
- **9** 症例提示　109
- **10** 薬物治療　112
- **11** 予防　113
- **12** 最後に　114

2　血管性認知症　　冨本秀和　116
- **1** 分類　116
- **2** 臨床的特徴　116

3 症状と発生のメカニズム …………… 118
　　a. 前頭葉機能障害 …………………… 118
　　b. 精神症状 …………………………… 118
　　c. 歩行障害 …………………………… 119
　　d. 強迫泣き・笑い …………………… 119
　　e. 偽性球麻痺 ………………………… 120
　　f. 排尿障害 …………………………… 120
4 画像と病理 ………………………………… 120
　　a. 白質病変 …………………………… 121
　　b. ラクナ梗塞 ………………………… 122
　　c. 血管周囲腔拡大 …………………… 125
　　d. 脳出血 ……………………………… 126
　　e. 微小脳出血 ………………………… 126
　　f. 限局型脳表ヘモジデリン沈着症 … 127
　　g. 皮質微小梗塞 ……………………… 127
　　h. 脳萎縮 ……………………………… 128
　　i. MIBG，FP-CIT 検査 ……………… 128
　　j. 脳波検査（EEG） ………………… 128
5 主な血管性認知症 ……………………… 128
　　a. 多発梗塞性認知症 ………………… 128
　　b. 戦略的な部位の単一病変による認知症 … 128
6 診療 ……………………………………… 129
　　a. 診断の考え方 ……………………… 129
　　b. 検体検査 …………………………… 129
　　c. 注意すべき点 ……………………… 130
　　d. 主要な疾患との鑑別 ……………… 130
　　e. 治療の考え方 ……………………… 130
7 非典型例 ………………………………… 130

3 レビー小体型認知症 ……… 髙橋牧郎 132
1 定義と分類 ……………………………… 132
2 疫学と診断基準 ………………………… 132
　　a. 疫学 ………………………………… 132
　　b. 診断基準 …………………………… 132
　　c. DLB の定義と PDD の用語上の問題，
　　　LBD との疾患概念の相違 ………… 133
3 画像と生理学的検査 …………………… 135
4 病理，生化学的特徴 …………………… 137
5 臨床症状と治療方針 …………………… 137
　　a. 臨床的特徴 ………………………… 137
　　b. 非薬物療法 ………………………… 138
　　c. 薬物治療 …………………………… 139

4 前頭側頭葉変性症 ………… 陸　雄一 148
1 前頭側頭葉変性症の命名と定義の変遷 … 148
　　a. 前頭側頭葉変性症（FTLD）と
　　　前頭側頭型認知症（FTD） ………… 148
　　b. FTLD/FTD 概念の歴史的背景 …… 148
　　c. 近年の FTLD の分類，診断基準 … 150
2 タウ蛋白に関連した前頭側頭葉変性症
　　（FTLD-tau） ………………………… 152
　　a. FTLD-tau の概念 ………………… 152
　　b. FTLD-tau における細胞病理 …… 153
　　c. 家族性 FTLD-tau ………………… 156
　　d. タウ異常凝集の病的意義 ………… 157
　　e. 主な障害部位 ……………………… 157
　　f. 臨床症状，疫学 …………………… 158
3 TDP-43 に関連した前頭側頭葉変性症
　　（FTLD-TDP） ……………………… 159
　　a. FTLD-TDP の概念 ………………… 159
　　b. FTLD-TDP における細胞病理 …… 160
　　c. TDP-43 異常凝集の病的意義 …… 160
　　d. 主な障害部位 ……………………… 162
　　e. 臨床症状，疫学 …………………… 162
　　f. ALS を伴った FTLD-TDP について … 162
　　g. FTLD-TDP と ALS の関係 ……… 162
　　h. 遺伝性 FTLD と TDP-43 ………… 163
4 FUS 蛋白に関連した前頭側頭葉変性症
　　（FTLD-FUS） ……………………… 163
5 行動障害を伴った前頭側頭型認知症，
　　進行性非流暢性失語，意味性認知症 … 165
　　a. FTLD の臨床症候 ………………… 165
　　b. bvFTD ……………………………… 166
　　c. 原発性進行性失語（PPA）という概念 … 169
　　d. PNFA ……………………………… 169
　　e. SD …………………………………… 170

5 進行性核上性麻痺
　　……… 饗場郁子，櫻井圭太，吉田眞理 173
1 定義 ……………………………………… 173
2 PSP の臨床病型と症候発生のメカニズム
　　………………………………………… 174
　　a. リチャードソン症候群（PSP-RS） … 174
　　b. 小脳型（PSP-C） ………………… 175
　　c. パーキンソン病型（PSP-P） …… 175

d. 純粋無動症型 (PSP-PAGF) / (PSP-PGF)
　　　　　　　　　　　　　　　　　　 176
　　e. 大脳皮質基底核症候群型 (PSP-CBS) ⋯ 176
　　f. 進行性非流暢性失語型 (PSP-PNFA) /
　　　(PSP-SL) ⋯⋯⋯⋯⋯⋯⋯⋯⋯⋯⋯⋯ 176
　　g. 前頭側頭型認知症型 (PSP-FTD) / (PSP-F)
　　　　　　　　　　　　　　　　　　 176
　3 病理と画像 ⋯⋯⋯⋯⋯⋯⋯⋯⋯⋯⋯⋯ 176
　　a. 病理所見 ⋯⋯⋯⋯⋯⋯⋯⋯⋯⋯⋯⋯ 176
　　b. 病理と臨床病型・画像の関連 ⋯⋯⋯⋯ 176

6　大脳皮質基底核変性症
　　　　　　饗場郁子，櫻井圭太，吉田眞理　183
　1 定義 ⋯⋯⋯⋯⋯⋯⋯⋯⋯⋯⋯⋯⋯⋯ 183
　2 CBD の臨床病型と症候出現の
　　メカニズム ⋯⋯⋯⋯⋯⋯⋯⋯⋯⋯⋯⋯ 185
　　a. 典型例：大脳皮質基底核症候群 (CBS) ⋯ 185
　　b. 前頭葉性の遂行機能障害や
　　　行動変化が目立つ型 (FAB) ⋯⋯⋯⋯⋯ 187
　　c. 非流暢性失語が前景に立つ型 (naPPA) ⋯ 187
　　d. PSP の臨床像をとる型 (PSPS) ⋯⋯⋯ 187
　　e. アルツハイマー病 (AD) の臨床像を呈する型
　　　(AD like dementia) ⋯⋯⋯⋯⋯⋯⋯ 187
　3 病理と画像 ⋯⋯⋯⋯⋯⋯⋯⋯⋯⋯⋯⋯ 187
　　a. 病理所見 ⋯⋯⋯⋯⋯⋯⋯⋯⋯⋯⋯⋯ 187
　　b. 病理と臨床病型・画像の関連 ⋯⋯⋯⋯ 188
　4 臨床 (CBS) からみた背景病理 ⋯⋯⋯⋯ 190

7　ハンチントン病 ⋯⋯⋯⋯⋯ 田村麻子　192
　1 概念 ⋯⋯⋯⋯⋯⋯⋯⋯⋯⋯⋯⋯⋯⋯ 192
　2 分子遺伝学 ⋯⋯⋯⋯⋯⋯⋯⋯⋯⋯⋯⋯ 192
　3 臨床的特徴 ⋯⋯⋯⋯⋯⋯⋯⋯⋯⋯⋯⋯ 192
　　HD の症状 ⋯⋯⋯⋯⋯⋯⋯⋯⋯⋯⋯⋯ 192
　4 若年型 HD ⋯⋯⋯⋯⋯⋯⋯⋯⋯⋯⋯⋯ 195
　　非典型例の紹介 ⋯⋯⋯⋯⋯⋯⋯⋯⋯⋯ 195
　5 経過 ⋯⋯⋯⋯⋯⋯⋯⋯⋯⋯⋯⋯⋯⋯ 195
　6 画像と病理 ⋯⋯⋯⋯⋯⋯⋯⋯⋯⋯⋯⋯ 196
　7 診断 ⋯⋯⋯⋯⋯⋯⋯⋯⋯⋯⋯⋯⋯⋯ 197
　8 鑑別診断 ⋯⋯⋯⋯⋯⋯⋯⋯⋯⋯⋯⋯ 198
　9 治療および包括的なケア ⋯⋯⋯⋯⋯⋯ 198

8　嗜銀顆粒性認知症 ⋯⋯⋯⋯ 岩崎　靖　200
　1 嗜銀顆粒性認知症について ⋯⋯⋯⋯⋯ 200
　2 臨床症候および診断 ⋯⋯⋯⋯⋯⋯⋯⋯ 200
　3 病理と病態 ⋯⋯⋯⋯⋯⋯⋯⋯⋯⋯⋯⋯ 202
　4 病変のステージ分類と認知症との関連 ⋯ 205
　5 治療および今後の展望 ⋯⋯⋯⋯⋯⋯⋯ 205

9　神経原線維変化型老年期認知症
　　　　　　　　　　　　　　岩崎　靖　206
　1 はじめに ⋯⋯⋯⋯⋯⋯⋯⋯⋯⋯⋯⋯ 206
　2 疫学 ⋯⋯⋯⋯⋯⋯⋯⋯⋯⋯⋯⋯⋯⋯ 206
　3 臨床症候 ⋯⋯⋯⋯⋯⋯⋯⋯⋯⋯⋯⋯ 206
　4 神経病理所見 ⋯⋯⋯⋯⋯⋯⋯⋯⋯⋯ 206
　5 病態 ⋯⋯⋯⋯⋯⋯⋯⋯⋯⋯⋯⋯⋯⋯ 208
　6 鑑別診断 ⋯⋯⋯⋯⋯⋯⋯⋯⋯⋯⋯⋯ 208
　7 primary age-related tauopathy との関連 ⋯ 209
　8 治療および今後の展望 ⋯⋯⋯⋯⋯⋯⋯ 210

10　石灰沈着を伴うびまん性神経原線維
　　変化病 ⋯⋯⋯⋯⋯⋯⋯⋯⋯ 岩崎　靖　211
　1 はじめに ⋯⋯⋯⋯⋯⋯⋯⋯⋯⋯⋯⋯ 211
　2 臨床症状と画像所見，検査所見 ⋯⋯⋯ 211
　3 神経病理学的所見 ⋯⋯⋯⋯⋯⋯⋯⋯ 213
　　a. 大脳萎縮の分布と組織所見 ⋯⋯⋯⋯ 213
　　b. 神経原線維変化およびタウ ⋯⋯⋯⋯ 213
　　c. 石灰沈着 ⋯⋯⋯⋯⋯⋯⋯⋯⋯⋯⋯ 214
　　d. αシヌクレイン，TDP-43，その他の病理
　　　所見 ⋯⋯⋯⋯⋯⋯⋯⋯⋯⋯⋯⋯⋯ 214
　4 治療と予後 ⋯⋯⋯⋯⋯⋯⋯⋯⋯⋯⋯ 214

11　クロイツフェルト・ヤコブ病
　　　　　　　　　　　　　　岩崎　靖　215
　1 はじめに ⋯⋯⋯⋯⋯⋯⋯⋯⋯⋯⋯⋯ 215
　2 症状と診断 ⋯⋯⋯⋯⋯⋯⋯⋯⋯⋯⋯ 215
　3 病理所見 ⋯⋯⋯⋯⋯⋯⋯⋯⋯⋯⋯⋯ 215
　4 治療と予後 ⋯⋯⋯⋯⋯⋯⋯⋯⋯⋯⋯ 217

12　正常圧水頭症 ⋯⋯⋯⋯⋯⋯ 岩崎　靖　220
　1 正常圧水頭症とは ⋯⋯⋯⋯⋯⋯⋯⋯ 220
　2 症状と診断 ⋯⋯⋯⋯⋯⋯⋯⋯⋯⋯⋯ 220

- **3** 病理所見 ... 222
- **4** 病態 ... 223
- **5** 治療と予後 ... 223

13 内科疾患による認知症 ... 脇田英明 224
- **1** 主な原因と分類 ... 224
- **2** ビタミン B_1 欠乏症 ... 224
- **3** 神経梅毒 ... 225
- **4** 薬剤性認知障害 ... 225
  - a. 抗不安薬，睡眠薬 ... 226
  - b. 抗精神病薬 ... 226
  - c. 抗パーキンソン病薬 ... 226
  - d. ステロイド ... 226
  - e. 抗菌薬 ... 226
  - f. 抗潰瘍薬 ... 226
  - g. 循環器系薬剤 ... 226

14 脳外科疾患による認知症 ... 脇田英明 227
- **1** Gliomatosis cerebri ... 227
  - a. 臨床症状 ... 227
  - b. 画像所見 ... 227
  - c. 病理所見 ... 228
  - d. 治療 ... 228
- **2** Lymphomatosis cerebri ... 228
- **3** 慢性硬膜下血腫 ... 228
  - a. 臨床症状 ... 228
  - b. 画像所見 ... 229
  - c. 治療 ... 229
- **4** 硬膜動静脈瘻 ... 229
- **5** 慢性外傷性脳症 ... 230

15 悪性リンパ腫 ... 脇田英明 232
- **1** 中枢神経系原発悪性リンパ腫 ... 232
- **2** 全身性悪性リンパ腫の中枢神経系への浸潤 ... 232
- **3** 血管内リンパ腫症 ... 233

16 human immunodeficiency virus（HIV） ... 脇田英明 234
- **1** 感染による認知症 ... 234
- **2** HIV関連神経認知障害 ... 234
- **3** 進行性多巣性白質脳症（PML） ... 235

17 海馬硬化症 ... 脇田英明 236
- **1** 病理と分類 ... 236
- **2** 臨床症状 ... 236
- **3** 画像所見 ... 237

18 Huntington's disease-like syndrome（HDLS） ... 田村麻子 238
- **1** HDL1 ... 238
- **2** HDL2 ... 238
- **3** HDL3 ... 238
- **4** SCA17（HDL4） ... 238

19 神経核内封入体病／エオジン好性核内封入体病 ... 田村麻子 240

付録1
改訂長谷川式簡易知能評価スケール（HDS-R） ... 243

付録2
日本語版 MoCA（MoCA-J） ... 244

索引 ... 245

- **コラム1** ビンスワンガー病 ... 117
- **コラム2** 血管性認知障害（VCI） ... 120
- **コラム3** CADASIL と CARASIL ... 123
- **コラム4** 有棘赤血球を伴う舞踏病 ... 198
- **コラム5** ファール病 ... 212

序論
画像から見た脳の解剖

序論　画像から見た脳の解剖

辺縁系　海馬

1 概観

　海馬（hippocampus）は側頭葉の内側に位置し，小指ほどの大きさである．雄羊の角に似ていることから，羊の角をもっているエジプト神アンモンにちなんでアンモン角とよばれることもある．海馬の基本的役割は記憶や学習である．海馬は細長く延びた構造をしており，その長軸方向が逆C字形に弯曲している．海馬の頭の前上方には扁桃体が位置し，内側下方には海馬傍回が並走する．

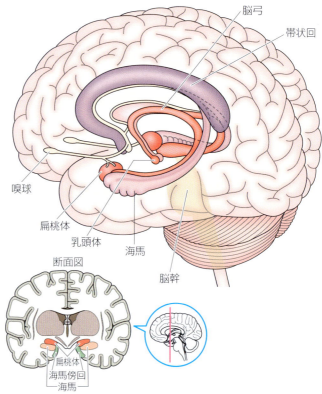

2 MRIでみる海馬

　MRIのT1強調画像では，側頭葉内側部から側脳室に突出した灰白質が主体の構造物としてとらえられる．

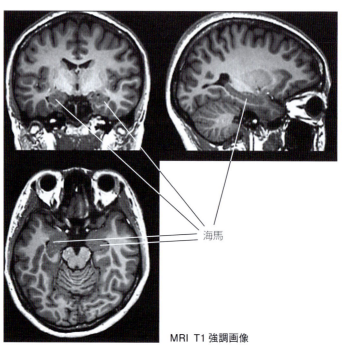

MRI T1強調画像

辺縁系｜海馬

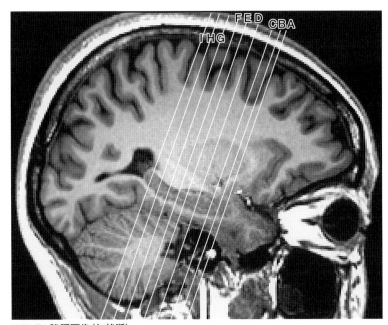

海馬は主に，歯のような隆起が前寄りの内側に1列に並ぶ歯状回，アンモン角1野（CA1），アンモン角2野（CA2），アンモン角3野（CA3），アンモン角4野（CA4）に分かれる固有の海馬であるアンモン角，および海馬を支える海馬支脚（または海馬台）からなる．CA4は歯状回の門に位置し，歯状回との区別はMRIでは困難である．海馬支脚から側副溝までの側頭葉内側の皮質は嗅内皮質とよばれ，側副溝より外側の側頭葉皮質は嗅周皮質および海馬傍回皮質となる．これらの領域を総称して海馬領域とよぶことがある．

（松田博史）

MRI T1強調画像（矢状断）
A〜Iは下の図と対応

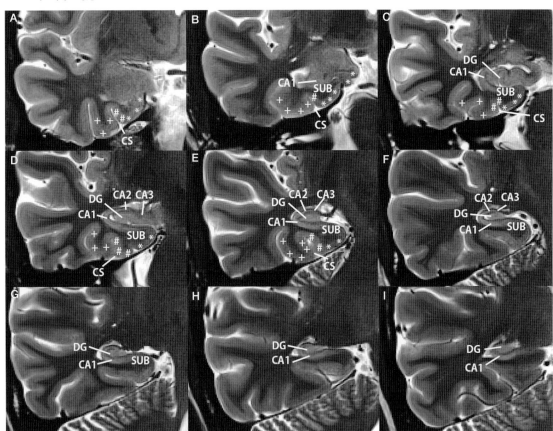

MRI T2強調画像（冠状断）

CA1：cornu ammonis 1（アンモン角1野），CA2：cornu ammonis 2（アンモン角2野），CA3：cornu ammonis 3（アンモン角3野），DG：dentate gyrus（歯状回），SUB：subiculum（海馬支脚または海馬台），CS：collateral sulcus（側副溝），＊＊：entorhinal cortex（嗅内皮質），＃＃：perirhinal cortex（嗅周皮質），＋＋：ectorhinal cortex（海馬傍回皮質）

辺縁系　前脳基底部

1 概観

　前脳基底部は前頭葉底面の後端に位置する古皮質構造であり，中隔核を含む終板傍回，ブローカの対角帯核を含む対角回，マイネルト基底核を含む無名質などの部位からなる．合成酵素であるコリンアセチルトランスフェラーゼを多く含み，アセチルコリン産生にかかわっている．

　マイネルト基底核は，広範囲の大脳皮質・扁桃体・視床に出力を送る．大脳におけるコリン作動性神経路は帯状回を主とする内側経路と，外包および前障を主とする外側経路に分かれる．中隔核は，視床下部と相互に連絡し，扁桃体・帯状回からの連絡を受け，海馬に出力を送る．ブローカ対角帯核は海馬に出力を送る．

　アルツハイマー型認知症やレビー小体型認知症の患者では前脳基底部，特にマイネルト基底核のコリン作動性ニューロンが減少し，無名質の萎縮がみられる．この減少がアルツハイマー型認知症やレビー小体型認知症患者における認知・学習・記憶の能力減退をもたらしていると考えられる．

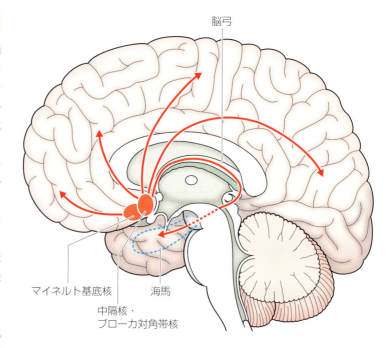

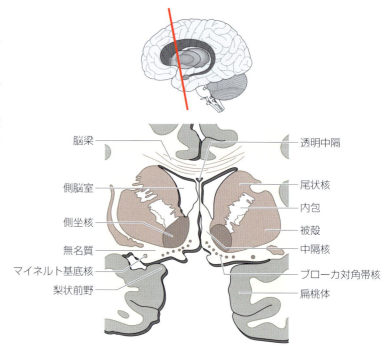

辺縁系｜前脳基底部

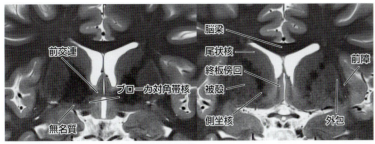

前脳基底部のMRI T2強調画像（冠状断像）

マイネルト基底核を起始とする大脳におけるコリン作動性神経路には，帯状回が主の内側経路と，外包および前障が主の外側経路がある．

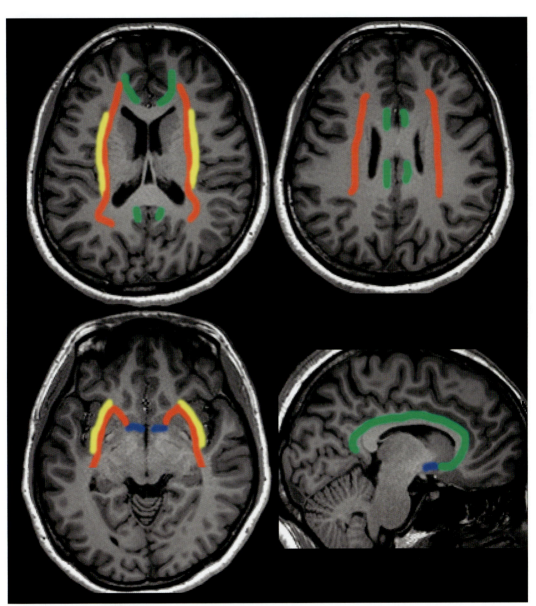

大脳におけるコリン作動性経路

― 外側経路（外包），　― 外側経路（前障），　― 内側経路（帯状回），　― 前脳基底部

（次頁へ続く）

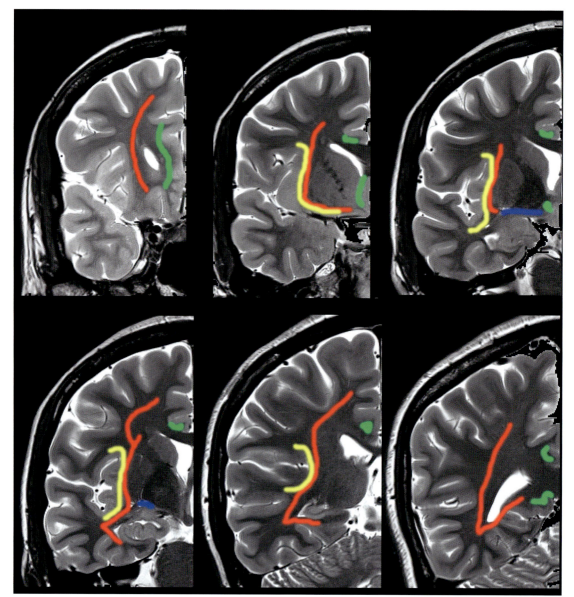

大脳におけるコリン作動性経路（続き）

──── 外側経路（外包），──── 外側経路（前障），──── 内側経路（帯状回），──── 前脳基底部

（松田博史）

辺縁系 Papez 回路

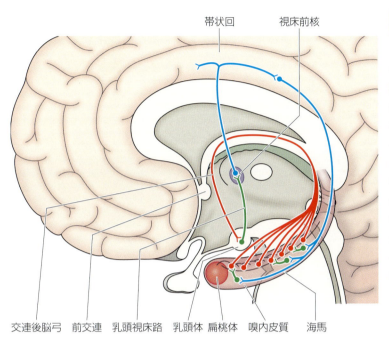

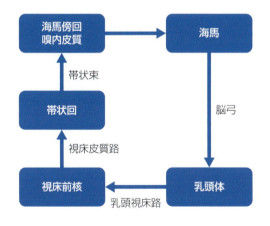

1 概観

　1937年に，米国の神経解剖学者である James Papez が情動回路を報告した．Papez は「帯状回が興奮すると，海馬体，乳頭体，視床前核を経て帯状回に刺激が戻る」という神経回路を想定し，この回路が持続的に興奮することで情動が生まれるのではないか，と考えた．のちにこの回路はむしろ記憶に関与することが明らかになった．海馬-海馬采・脳弓-乳頭体(乳頭視床路を通る)-視床前核-帯状回-海馬傍回・嗅内皮質-海馬という閉鎖回路を Papez の回路という．

　Papez 回路は血管性認知症では戦略的部位に含まれ，この回路の単一的梗塞でも認知症を生じうる．

(次頁へ続く)

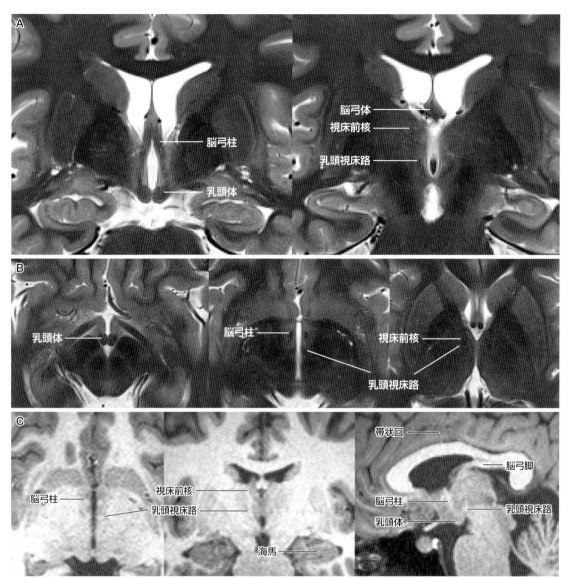

MRIでみる Papez 回路

A：T2 強調画像（冠状断），B：T2 強調画像（横断），C：T1 強調画像（左から横断，冠状断，矢状断）．

（松田博史）

大脳皮質　アルツハイマー病に強く関連する大脳皮質領域

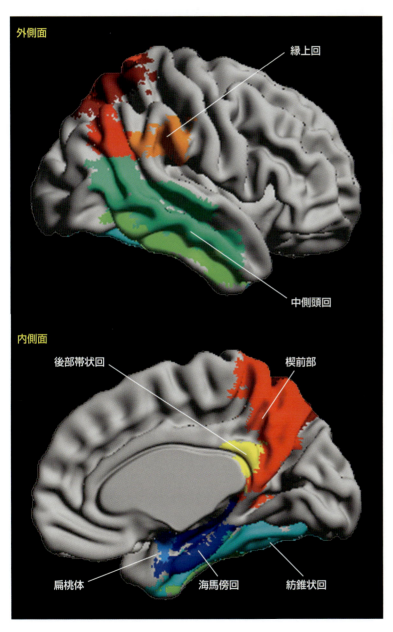

認知症のなかで最も多くみられるアルツハイマー病においては，構造的および機能的障害を受けやすい大脳皮質領域が以下のごとく存在する．

1 後部帯状回および楔前部

アルツハイマー病で最初に血流・代謝が低下する部位である．健忘を主体とする軽度認知機能障害の段階でも低下がみられる．楔前部（けつぜんぶ）は頭頂葉の内側面であり，後部帯状回と隣接し，アミロイドβ蛋白が最初に蓄積しやすい領域でもある．後部帯状回はエピソード情報の想起や将来の予定を立てるときに活動することが知られている．楔前部はエピソード情報の想起や視空間認知に重要な役割をはたす．後部帯状回および楔前部は覚醒安静時に最も血流・代謝が高い大脳皮質であり，デフォルトモードネットワークとよばれている．このネットワークは意識レベルに関連するとともにセルフモニタリングの場としても注目されている．

（次頁へ続く）

2 頭頂連合野

　アルツハイマー病初期に血流・代謝低下がみられる大脳皮質連合野は頭頂連合野である．頭頂連合野は頭頂葉から1次体性感覚野を除いた領域であり，上頭頂小葉と下頭頂小葉に分かれる．下頭頂小葉は縁上回および角回からなり，アルツハイマー病初期において頭頂連合野のなかでも特に血流・代謝の低下が目立つ．縁上回は縁であるシルヴィウス裂の上に位置する．角回は縁上回の後方に隣接する．縁上回および角回は言語，計算，空間認識，注意機能などに関連する．上頭頂小葉は空間見当識にかかわる．

3 側頭葉

　アルツハイマー病では海馬や海馬傍回など内側側頭部での神経細胞脱落から萎縮が起こる．海馬はエピソード記憶と意味記憶からなる陳述的記憶の形成に不可欠である．海馬は海馬傍回とともに新たに獲得した記憶を，大脳皮質に徐々に移行していく．海馬傍回の前方部である嗅内皮質は，海馬と大脳新皮質を結合する役割をもつ．海馬の前方には扁桃体が位置し，情動や感情記憶に関与する．病勢の進行により，これらの内側側頭部の萎縮はより外側へ進み，顔認識に関連するとされている紡錘状回（後頭側頭回とよばれることもある）や下側頭回および中側頭回にも及んでいく．また，それとともに，脳血流・代謝も低下していく．

（松田博史）

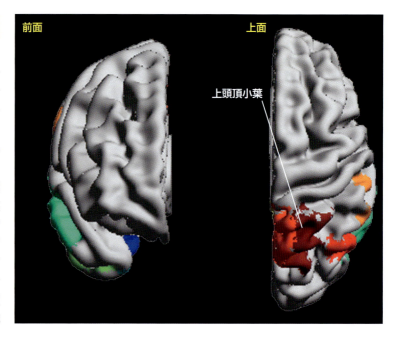

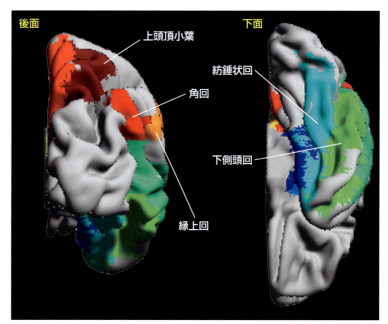

大脳基底核 — 認知機能に関連する大脳基底核

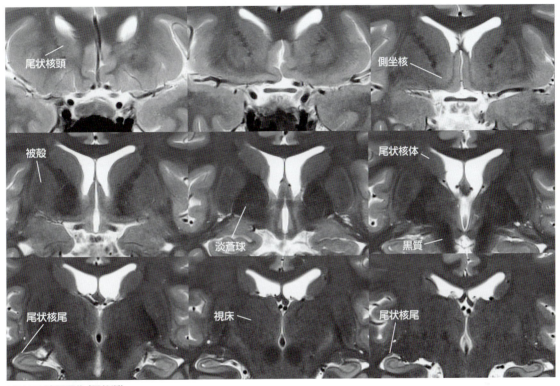

MRI T2強調画像（冠状断）

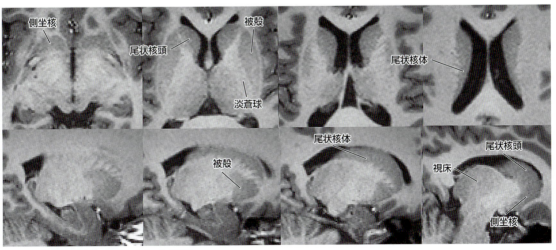

MRI T1強調画像（上：横断，下：矢状断）

（次頁へ続く）

大脳基底核は大脳皮質と視床，脳幹を結合する神経核の集合であり，以下の部位からなる．運動調節，認知機能，感情，動機づけ，学習など種々な機能を担う．

1 線条体

被殻と尾状核からなり，大脳皮質および視床から入力を受ける．大脳基底核のなかでも特に，尾状核は学習と記憶に強くかかわる．尾状核はオタマジャクシのような形をしていて，前方の尾状核頭が膨らんでおり，後方の尾状核体，尾状核尾にかけて細くなる．尾状核頭と尾状核体は，側脳室前角の底面の一部を形成している．尾状核頭の後部方向へと尾状核体をわずかに移動すると，尾状核尾が下方から前方に向かってカーブしていて，側脳室下角の上面を形成している．尾状核尾は視床と分界条によって境される．冠状断では，尾状核尾と尾状核体または尾状核頭の両方がみられる．

2 淡蒼球

内節と外節からなる．被殻と合わせてレンズ核とよぶ．

3 視床下核

ルイ体ともよばれる．

4 黒質

緻密部と網様部からなる．緻密部はドパミン作動性ニューロンを多く含む．

5 マイネルト基底核

コリン作動性ニューロンを多く含む．

（松田博史）

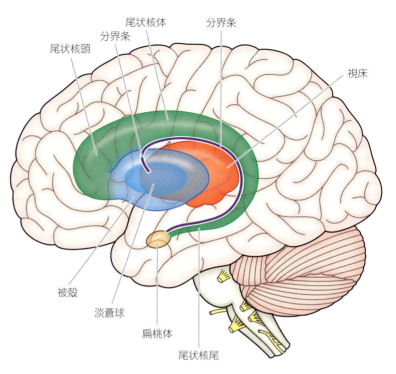

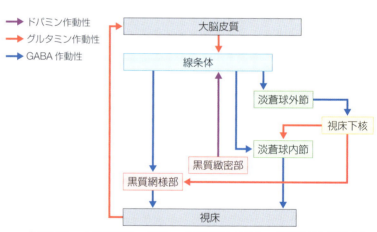

大脳皮質 → 大脳基底核 → 視床 → 大脳皮質というループが形成されている

大脳基底核を取り巻く神経回路

第1章 認知症総論

第1章 認知症総論

1 診断の流れ

1 認知症の定義

認知症とは,「一度獲得された知的機能が,後天的な脳の器質的障害によって全般的に低下し,社会生活や日常生活に支障をきたすようになった状態」と定義される.後天的障害のため,先天的な「精神遅滞」とは区別される.脳の器質的障害を背景とするため,機能的疾患である「うつ病や統合失調症」は除外される.全般的な認知機能低下と定義されることから,「記憶のみの障害(健忘症候群)」とは異なるが,認知症の初期には記憶障害に限定した症候を示すことが多く,鑑別が問題となる.日常生活に支障をきたすほどの認知機能低下を呈するため,生理的老化に伴う記憶障害「生理的な健忘」とは区別される.

2 認知症と区別すべき病態

認知症(特にアルツハイマー型認知症)との鑑別が必要な病態について,表1-1に生理的健忘,表1-2にせん妄,表1-3にうつ病との相違点を示す.

3 認知症診療の手順

認知症の診断に際し,病歴の聴取,身体診察(神経診察を含む),神経心理検査,血液検査,画

表1-1 生理的健忘と病的健忘(アルツハイマー型認知症)の鑑別の要点

	生理的健忘	病的健忘(アルツハイマー型認知症)
物忘れの内容	一般的な知識など	自分の経験した出来事
物忘れの範囲	体験の一部	体験した全体
進行	進行,悪化しない	進行していく
日常生活	支障なし	支障あり
自覚	あり	なし(病識低下)
学習能力	維持されている	新しいことを覚えられない
日時の見当識	保たれている	障害されている
感情・意欲	保たれている	易怒性,意欲低下

表1-2 せん妄とアルツハイマー型認知症の鑑別の要点

	せん妄	アルツハイマー型認知症
発症様式	急激(数時間〜数日)	潜在性(数か月〜数年)
経過と持続	動揺性,短時日	慢性進行性,長時間
初期症状	注意集中困難,意識障害	記憶障害
注意力	障害される	通常正常である
覚醒水準	動揺する	正常
誘因	多い	少ない

表1-3 うつ病(偽性認知症)とアルツハイマー型認知症の鑑別の要点

	うつ病(偽性認知症)	アルツハイマー型認知症
発症様式	急性	緩徐で潜在性
経過と持続	比較的短期,動揺性	長期,進行性
自覚症状	存在する(能力の低下を慨嘆する)	欠如することが多い(能力の低下を隠す)
身体症状	摂食障害,睡眠障害など	なし

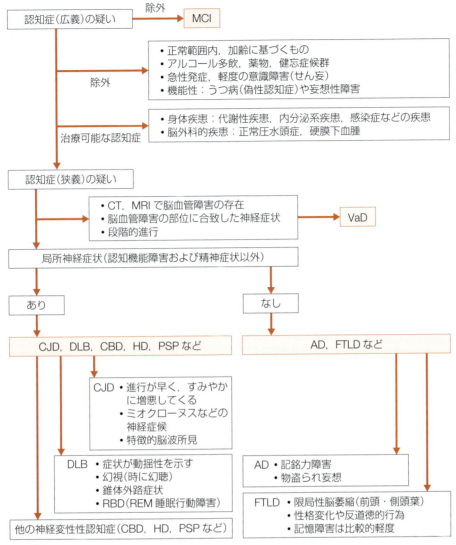

図 1-1 認知症診断のフローチャート

AD＝アルツハイマー病，CBD＝大脳皮質基底核変性症 corticobasal degeneration，CJD＝クロイツフェルト・ヤコブ病，DLB＝レビー小体型認知症 dementia with Lewy bodies，FTLD＝前頭側頭葉変性症 frontotemporal lobar degeneration，HD＝ハンチントン病，MCI＝軽度認知障害 mild cognitive impairment，PSP＝進行性核上性麻痺 progressive supranuclear palsy，VaD＝血管性認知症 vascular dementia
〔日本神経学会（監修），「認知症疾患診療ガイドライン」作成合同委員会（編）：認知症疾患診療ガイドライン 2017．p37，医学書院，2017 より一部改変〕

像検査などで診断，鑑別を行う．画像検査として，単純 CT または MRI による形態画像と脳血流 SPECT（または PET）による機能画像が有用である．さらに，髄液検査は髄膜炎や脳炎との鑑別のほかにアルツハイマー型認知症の診断マーカー（リン酸化タウの上昇，アミロイド β42 の低下）としても利用される．脳波検査はけいれん性疾患（側頭葉てんかんなど）との鑑別に用いられる．

認知症のなかで，甲状腺機能低下症やビタミン B_1，B_{12} 低下症などの内科疾患や正常圧水頭症や慢性硬膜下血腫などの脳外科疾患は，治療可能な認知症 treatable dementia として早期の鑑別が重要である．

図 1-1[1]）に認知症診断のフローチャートを示す．

表1-4 主な認知機能検査

関連する主な機能	略称	認知機能検査
スクリーニング	MMSE	mini-mental state examination
	HDS-R	改訂長谷川式簡易知能評価スケール
	MoCA-J	日本語版 MoCA
知能	WAIS-III	Wechsler 成人知能検査 第3版
	RCPM	Raven 色彩マトリックス検査
記憶	WMS-R	Wechsler 記憶検査改訂版
	RBMT	Rivermead 行動記憶検査
	BVRT	Benton 視覚記銘検査
	ROCFT	Rey-Osterrieth の複雑図形検査
言語	WAB	WAB 失語症検査
	SLTA	標準失語症検査
視空間認知	VPTA	高次視知覚検査
	Kohs	Kohs 立方体組み合わせテスト
前頭葉機能	TMT	Trail Making Test
	FAB	Frontal Assessment Battery
	WCST	Wisconsin Card Sorting Test

4 認知機能障害の評価法

スクリーニングとしては，mini-mental state examination（MMSE）や改訂長谷川式簡易知能評価スケール（HDS-R）（付録1：243頁）がある．MMSEは，見当識，記憶，注意・計算，言語機能，構成からなり30点満点で23点以下を認知症の疑いとする．記憶に関する項目はHDS-Rのほうが多いが，両者とも教育水準によって影響を受けやすいことに注意する．軽度認知症やMCIでは日本語版MoCA〔Montreal Cognitive Assessment-Japanese version（MoCA-J）〕（付録2：244頁）が有用である．遂行機能や時計描画が含まれるため，血管性認知症や糖尿病患者の認知機能低下も検出されやすい．

Alzheimer's Disease Assessment Scale-cognitive subscale 日本語版（ADAS-cog-J）は，アルツハイマー型認知症で比較的早期から障害される記憶，言語，構成行為などを中心にしたバッテリーで，抗認知症薬の薬効評価などに用いられる．

各認知機能についてより詳細な検討が必要な場合は，表1-4の検査を適時選択して施行する．

5 認知症の原因疾患

認知症にはさまざまな原因疾患や病態が含まれる．表1-5に認知症や認知症様症状をきたす主な疾患・病態を示す．

6 認知症の診断基準

代表的な認知症の診断基準には，世界保健機関による国際疾病分類第10版（ICD-10，1993）や米国国立老化研究所/アルツハイマー病協会（NIA-AA，2011）（表1-6），米国精神医学会による精神疾患の診断・統計マニュアル第5版（DSM-5，2013）がある．

DSM-5では，neurocognitive disorders（神経認知障害群）という新たな用語が導入された．神経認知障害は，せん妄 delirium，認知症 major neurocognitive disorder，軽度認知障害 mild neurocognitive disorder の3つに分類され，それぞれの診断基準が示されている．

神経認知機能は複雑性注意，遂行機能，学習と記憶，言語，知覚-運動，社会的認知の6領域について評価する．従来の記銘・記憶，健忘からより広い神経認知機能を評価対象としている（表1-7）．

表1-8に認知症 major neurocognitive disorder（DSM-5）の診断基準を示す．1つ以上の認知領域で有意な低下が示されることが挙げられているが，新たに情報源が具体的に記述されている．そして，認知の欠損によって日常生活が阻害される場合に認知症と診断される．

表1-9には，DSM-5による認知症の下位分類を示す．

表 1-5 認知症や認知症様症状をきたす主な疾患・病態

1. 中枢神経変性疾患
   Alzheimer 型認知症
   前頭側頭型認知症
   Lewy 小体型認知症/Parkinson 病
   進行性核上性麻痺
   大脳皮質基底核変性症
   Huntington 病
   嗜銀顆粒性認知症
   神経原線維変化型老年期認知症/PART（primary age-related tauopathy）（原発性年齢関連タウオパチー）
   その他
2. 血管性認知症（VaD）
   多発梗塞性認知症
   戦略的な部位の単一病変による VaD
   小血管病性認知症
   低灌流性 VaD
   脳出血性 VaD
   慢性硬膜下血腫
   その他
3. 脳腫瘍
   原発性脳腫瘍
   転移性脳腫瘍
   癌性髄膜症
4. 正常圧水頭症
5. 頭部外傷
6. 無酸素あるいは低酸素脳症
7. 神経感染症
   急性ウイルス性脳炎（単純ヘルペス，日本脳炎など）
   HIV 感染症（AIDS）
   Creutzfeldt-Jakob 病
   亜急性硬化性全脳炎・亜急性風疹全脳炎
   進行麻痺（神経梅毒）
   急性化膿性髄膜炎
   亜急性・慢性髄膜炎（結核，真菌性）
   脳膿瘍
   脳寄生虫
   その他
8. 臓器不全および関連疾患
   腎不全，透析脳症
   肝不全，門脈肝静脈シャント
   慢性心不全
   慢性呼吸不全
   その他
9. 内分泌機能異常症および関連疾患
   甲状腺機能低下症
   下垂体機能低下症
   副腎皮質機能低下症
   副甲状腺機能亢進または低下症
   Cushing 症候群
   反復性低血糖
   その他
10. 欠乏性疾患，中毒性疾患，代謝性疾患
    アルコール依存症
    Marchiafava-Bignami 病
    一酸化炭素中毒
    ビタミン B_1 欠乏症（Wernicke-Korsakoff 症候群）
    ビタミン B_{12} 欠乏，ビタミン D 欠乏，葉酸欠乏
    ナイアシン欠乏（ペラグラ）
    薬物中毒
    A）抗癌薬（5-FU，メトトレキサート，シタラビンなど）
    B）向精神薬（ベンゾジアゼピン系，抗うつ薬，抗精神病薬など）
    C）抗菌薬
    D）抗けいれん薬
    金属中毒（水銀，マンガン，鉛など）
    Wilson 病
    遅発性尿素サイクル酵素欠損症
    その他
11. 脱髄性疾患などの自己免疫性疾患
    多発性硬化症
    急性散在性脳脊髄炎
    Behçet 病
    Sjögren 症候群
    その他
12. 蓄積病
    遅発性スフィンゴリピド症
    副腎白質ジストロフィー
    脳腱黄色腫症
    神経細胞内セロイドリポフスチン（沈着）症
    糖尿病
    その他
13. その他
    ミトコンドリア脳筋症
    進行性筋ジストロフィー
    Fahr 病
    その他

〔日本神経学会（監修），「認知症疾患診療ガイドライン」作成合同委員会（編）：認知症疾患診療ガイドライン 2017．p7，医学書院，2017 より〕

7 軽度認知障害 mild cognitive impairment（MCI）

記憶などの認知機能に障害がみられても日常生活に支障をきたさない状態を指し，Petersen らは当初，下記に示すように記憶障害に限定した amnestic MCI を提唱した．

1）主観的な記憶障害の訴え

表1-6 ▶ NIA-AAによる認知症の診断基準

1. 仕事や日常生活の障害
2. 以前の水準より遂行機能が低下
3. せん妄や精神疾患ではない
4. 病歴と検査による認知機能障害の存在
   1) 患者あるいは情報提供者からの病歴
   2) 精神機能評価あるいは精神心理検査
5. 以下の2領域以上の認知機能や行動の障害
   a. 記銘記憶障害
   b. 論理的思考, 遂行機能, 判断力の低下
   c. 視空間認知障害
   d. 言語機能障害
   e. 人格, 行動, 態度の変化

〔McKhann GM, Knopman DS, Chertkow H, et al: The diagnosis of dementia due to Alzheimer's disease: recommendations from the national institute on aging-Alzheimer's association workgroups on diagnostic guidelines for Alzheimer's disease. Alzheimers Dement 7: 263-269, 2011 より〕

表1-7 ▶ DSM-5における神経認知機能の特徴

- 複雑性注意(complex attention): 持続性注意, 分配性注意, 選択性注意, 処理速度
- 遂行機能(executive function): 計画性, 意思決定, ワーキングメモリー, フィードバック/エラーの訂正応答, 習慣無視/抑制, 心的柔軟性
- 学習と記憶(learning and memory): 即時記憶, 近時記憶(自由再生, 手がかり再生, 再認記憶を含む), 長期記憶(意味記憶, 自伝的記憶), 潜在学習
- 言語(language): 表出性言語(呼称, 喚語, 流暢性, 文法, および構文を含む)と受容性言語
- 知覚-運動(perceptual-motor): 視知覚, 視覚構成, 知覚-運動, 遂行, 認知を含む
- 社会的認知(social cognition): 情動認知と心の理論

表1-8 ▶ 認知症(DSM-5)の診断基準

A. 1つ以上の認知領域(複雑性注意, 遂行機能, 学習および記憶, 言語, 知覚-運動, 社会的認知)において, 以前の行為水準から有意な認知の低下があるという証拠が以下に基づいている:
   (1) 本人, 本人をよく知る情報提供者, または臨床家による, 有意な認知機能の低下があったという懸念, および
   (2) 可能であれば標準化された神経心理学的検査によって, それがなければ他の定量化された臨床的評価によって記録された, 有意な認知機能の障害
B. 毎日の活動において, 認知欠損が自立を阻害する(すなわち, 最低限, 請求書を支払う, 内服薬を管理するなどの, 複雑な手段的日常生活動作に援助を必要とする).
C. その認知欠損は, せん妄の状況でのみ起こるものではない.
D. その認知欠損は, 他の精神疾患によってうまく説明されない(例: うつ病, 統合失調症).

〔日本精神神経学会(日本語版用語監修), 髙橋三郎, 大野裕(監訳): DSM-5 精神疾患の診断・統計マニュアル, p594, 医学書院, 2014 より〕

表1-9 ▶ DSM-5による認知症の下位分類

アルツハイマー病
前頭側頭葉変性症
レビー小体病
血管性
外傷性脳損傷
物質・医薬品誘発性
HIV感染
プリオン病
パーキンソン病
ハンチントン病
他の医学的疾患
複数の病因
特定不能の神経認知障害

2) 客観的な記憶障害の確認(年齢対照正常者の平均値の1.5 SD 以下)
3) 日常生活動作は正常
4) 全般的な認知機能は正常
5) 認知症ではない

最近では,「正常でもない, 認知症でもない, その中間的な状態」を指す症候群と理解されている.

さらに, 記憶障害の有無によって amnestic MCI あるいは non-amnestic MCI に分け, 次いでその他の認知機能(言語, 遂行機能, 視空間認知)の障害の有無によって, single domain または multiple domain の4つのサブタイプに分類され

る(図1-2).

MCIの有病率は65歳以上の高齢者で15～25%, 罹患率は20～50/1,000人/年程度とされる. MCIから認知症へのコンバートはおよそ5～15%/年であり, アルツハイマー病(AD)へのコンバージョン率が高い. 一方, リバートはおよそ16～41%/年とされているが, リバーターがいかなる特性をもつのかは不明である.

MCIの基礎疾患には多様な病理学的変化が推定されており, MCIの各サブタイプと推定される基礎疾患との関連を示す(表1-10). 実際には

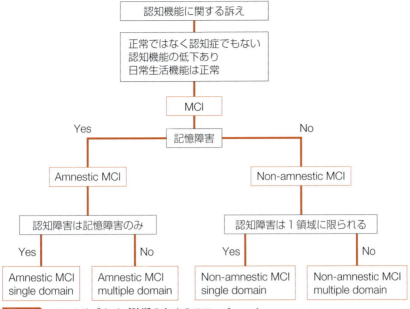

図1-2 MCIのサブタイプ診断のためのフローチャート
〔羽生春夫：MCI (mild cognitive impairment)の概念と症候. BRAIN NERVE 62：720, 2010 より〕

表1-10 MCIの各サブタイプとの関連が推定される疾患

		変性疾患	血管障害	精神疾患	外傷など
amnestic MCI	single domain	AD		うつ病	
	multiple domain	AD	VaD	うつ病	
non-amnestic MCI	single domain	FTD			
	multiple domain	DLB	VaD		

AD：アルツハイマー病、FTD：前頭側頭型認知症、DLB：レビー小体型認知症、VaD：血管性認知症

表1-11 軽度認知障害（DSM-5）の診断基準

A. 1つ以上の認知領域（複雑性注意，遂行機能，学習および記憶，言語，知覚-運動，社会的認知）において，以前の行為水準から軽度の認知の低下があるという証拠が以下に基づいている．
　(1) 本人，本人をよく知る情報提供者，または臨床家による，軽度の認知機能の低下があったという懸念，および
　(2) 可能であれば標準化された神経心理学的検査によって，それがなければ他の定量化された臨床的評価によって記録された，有意な認知機能の軽度の障害
B. 毎日の活動において，認知欠損が自立を阻害しない（すなわち，請求書を支払う，内服薬を管理するなどの複雑な手段的日常生活動作は保たれるが，以前より大きな努力，代償的方略，または工夫が必要であるかもしれない）．
C. その認知欠損は，せん妄の状況でのみ起こるものではない．
D. その認知欠損は，他の精神疾患によってうまく説明されない（例：うつ病，統合失調症）．

〔日本精神神経学会（日本語版用語監修），高橋三郎，大野裕（監訳）：DSM-5 精神疾患の診断・統計マニュアル，p596, 医学書院，2014 より〕

ADを基盤としていることが多く，最近では，このような病態をMCI due to AD として，より早期のADまたはpre-ADとしての位置づけがなされている．

　脳脊髄液中の総タウやリン酸化タウの高値，アミロイドβ42（Aβ42）の低値，MRIによる海馬や嗅内野皮質の萎縮，PETやSPECTによる頭頂葉，楔前部の代謝や血流の低下，アミロイドPETによる集積がみられた場合にコンバートしやすい．

表1-11にDSM-5による軽度認知障害 mild neurocognitive disorderの診断基準を示し，表1-12にNIA-AAによる診断基準を示す．バイ

表1-12 ▶ NIA-AA による MCI の臨床診断基準

1. 臨床症候群としての定義
   A. 以前と比較した認知機能低下，これは本人，情報提供者，熟練した臨床医のいずれによっても指摘される．
   B. 記憶，遂行機能，注意，言語，視空間認知のうち1つ以上の認知機能領域における障害がある．
   C. 日常生活動作は自立している．昔よりも時間を要したり，非効率であったり，間違いが多くなったりする場合がある．
   D. 認知症ではない．

2. 認知機能の特徴
   下記の認知機能テストにおいて，年齢・教育歴の一致した正常群と比較して1～1.5SD下回る
   - エピソード記憶：Free and Cued Selective Reminding Test, Rey Auditory Verbal Learning Test, California Verbal Learning Test, WMS-R の Logical memory I & II, WMS-R の Visual reproduction subsets I & II
   - 遂行機能：Trail Making Test
   - 言語：Boston Naming Test, Letter and category fluency
   - 視空間機能：Figure copying
   - 注意：Digit span forward
   - 非定型例 (posterior cortical atrophy や logopenic aphasia) の存在
   - 経時的評価の重要性と年齢，教育，文化的背景への配慮

3. 臨床的に AD による MCI が疑われるもの
   1. を満たし，かつ下記を認める．
      a. 血管障害や外傷，認知機能障害の原因となる他の疾患の合併や薬物の使用が除外できる．
      b. 縦断的な認知機能の低下がみられる．
      c. 常染色体優性遺伝形式の家族歴 (*APP*, *PSEN1*, *PSEN2* の変異) を有する．
      d. *APOEε4* 保因者である．

(Albert MS, DeKosky ST, Dickson D, et al: The diagnosis of mild cognitive impairment due to Alzheimer's disease: recommendations from the national institute on aging-Alzheimer's association workgroups on diagnostic guidelines for Alzheimer's disease. Alzheimers Dement 7: 270-279, 2011 より)

オマーカーとして，①アミロイドマーカー（アミロイド PET/脳脊髄液 Aβ42）と②神経損傷マーカー（MRI/FDG-PET/脳脊髄液タウ蛋白）の2つに分けられ，両者が陽性の場合，診断確実度が"high"，片方が陽性の場合"intermediate"，両者が陰性の場合"lowest"と評価される．

〔羽生春夫〕

第1章 認知症総論

2 認知症の主要症候—中核症状

中核症状と周辺症状〔認知症の行動・心理症状 behavioral and psychological symptoms of dementia（BPSD）〕に分けられる（図1-3）．認知症の中核をなすのは，記憶や見当識，遂行機能，言語機能，視空間機能などの障害である．

1 記憶障害

記憶 memory には3つの情報処理過程，すなわち①記銘 registration（対象を認知，登録する），②把持 retention（認知されたものを保持する），③再生 recall（保持されている内容を再生する），が含まれる．このいずれが障害されても記憶障害は出現するが，記銘は患者の意識水準や注意の影響を受けやすい．

記憶の内容によって，言葉で表現される陳述記憶 declarative memory と言葉で表現されない非陳述記憶 non-declarative memory に分けられ，さらに陳述記憶はエピソード記憶（出来事記憶）と意味記憶に分けられる（図1-4）．エピソード記憶とは個人に関する叙述的なもので「昨日，どこへ行って何をしたか」であり，意味記憶は「橋は川にかかるもので，箸は食事のときに用いる」など誰もが知っている言葉の意味や知識に関するものである．エピソード記憶の障害を健忘とよぶが，発症前の出来事を想起できないものを逆行性健忘，発症後の出来事を想起できないものは前行性健忘という．アルツハイマー型認知症では初期には逆行性健忘は前行性健忘より軽い．非陳述記憶である手続き記憶とは「運転技能」や「ピアノの演奏」など体で覚えたことであり，プライミング効果とは「前に与えた刺激によって想起が促進さ

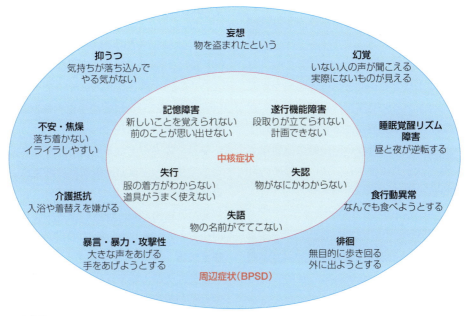

図1-3 ▶ 認知症の中核症状と周辺症状（BPSD）

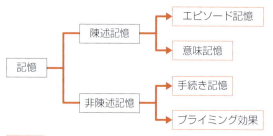

図 1-4 記憶内容による分類

1）即時記憶（〜数十秒） ≒ 短期記憶，作業記憶
2）近時記憶（数分〜数日）
3）遠隔記憶（数週間以上） ≒ 長期記憶

図 1-5 記憶時間による分類

れること」をいう．

陳述記憶には Papez の回路（海馬-脳弓-乳頭体-乳頭視床路-視床前核-帯状回-海馬）が重視されている．

記憶は対象を保持する時間によって即時記憶 immediate memory，近時記憶 recent memory，遠隔記憶 remote memory に分けられる（図 1-5）．即時記憶は登録直後（数秒単位）に再生する記憶であり，物品名の復唱（桜，猫，電車を復唱させる）や数字の順唱，逆唱などで評価される．近時記憶は数分〜数日後に再生される記憶で，「昨日の夕食は何か」などで評価される．遠隔記憶は数週から数年後に再生される記憶で，「修学旅行はどこへ行ったか」などの質問で評価される．近時記憶と遠隔記憶は心理学では長期記憶ともよばれる．

2 見当識障害

見当識 orientation は「今日は何月何日か，何曜日か」や「ここはどこか」といった時間や場所を判断する能力をいう．見当識は記憶，注意，意識，視覚認知，といった機能によって維持されており，単一の認知機能ではない．一般に認知症では，時間の見当識から障害され，次いで場所の見当識が障害されていく．

3 遂行機能障害

遂行機能 executive function とは，目的に向けて計画を立案し，それを必要に応じて修正しながら効率的に行動する能力で，①目標の設定，②計画の立案，③計画の遂行，④効率的な行動，の 4 つの要素からなる．前頭葉外側もしくは関連する皮質下経路の障害と関連している．遂行機能が障害されると，意欲や自発性の低下から行動を開始できない，行動の維持や継続が困難になる，誤った行動の修正や訂正ができないため，効率的な遂行が困難となる．その結果，行動に適格性や柔軟性，完結性を欠き，日常生活に支障をきたす．前頭側頭型認知症 frontotemporal dementia（FTD）で典型的にみられるが，血管性認知症 vascular dementia（VaD）でもみられやすい．

4 大脳高次機能障害（失語・失行・失認など）

a. 失語 aphasia

多くは優位大脳半球（左大脳半球）の障害により，聞く，話す，読む，書く機能に障害をきたすことをいい，構音器官の麻痺による構音障害とは区別する．図 1-6 に言語中枢の解剖を示す．

●運動性失語（ブローカ失語）

発語の障害が主で非流暢で，左中心前回弁蓋部から三角部，下前頭回後端部の障害による．

●感覚性失語（ウェルニッケ失語）

発語は流暢だが，理解の障害が著しい．上側頭回後方 1/3，縁上回，角回の障害による．

●全失語

運動性失語と感覚性失語が合併した状態で，左中大脳動脈領域の広範な障害などで生じる．

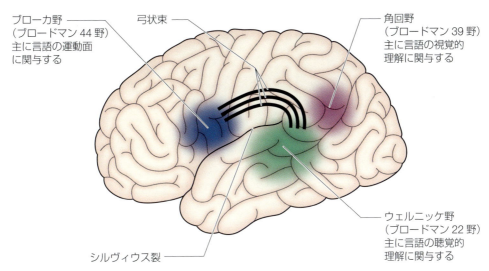

図1-6 ▶ 言語中枢の解剖（左大脳半球外側）
（荒木信夫，高木誠，厚東篤生：脳卒中ビジュアルテキスト，第4版，p69，医学書院，2015をもとに作成）

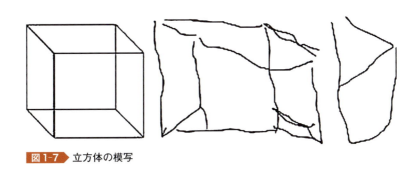

図1-7 ▶ 立方体の模写

● 伝導失語

　復唱の障害が強く，理解障害はない．左縁上回皮質下の弓状束の障害による．

● 健忘失語

　喚語障害，語想起障害を呈し，発話は流暢で言語理解は良好である．病巣部位との関連は明確ではないが，縁上回や下頭頂葉の病巣でみられる．

b. 失行 apraxia

　運動麻痺や失調がないのに，目的に沿った運動ができない状態をいう．肢節運動失行（ボタンはめなど主に上肢の運動が拙劣-左中心前，後回の障害），観念運動失行（ジェスチャーや歯ブラシで歯をみがくなどの慣習的動作の障害-左頭頂葉の障害），観念性失行（ろうそくに火をつけるなどの道具の使用障害-左頭頂後頭葉の障害），着衣失行（着衣動作の障害-右頭頂葉の障害），構成失行（図形の模写の障害-両側頭頂葉の障害）などがある．

c. 失認 agnosia

　感覚障害によらない対象認知の障害で，視覚失認が代表的である．特に視空間失認のなかで半側空間失認（無視）は多くみられ，右半球の下頭頂小葉の障害で左視空間の対象を無視する．

d. 視空間認知障害 visuospatial dysfunction

　視力が障害されていないにもかかわらず，顔や物品の認識や物品を見つける能力の障害，簡単な道具の操作や着衣の能力の障害で，アルツハイ

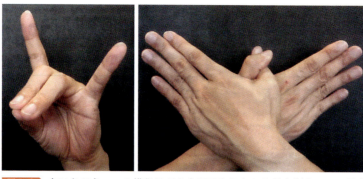

図1-8 山口キツネ・ハト模倣テスト(YFPIT)のキツネ見本(左)，ハト見本(右)
(山口晴保氏提供)

マー型認知症やレビー小体型認知症でみられやすい．頭頂後頭葉の障害とされる．MMSEの五角形の模写，立方体の模写，キツネやハトの手の形の模倣が困難になることで検出される(図1-7, 8)．

(羽生春夫)

第1章 認知症総論

3 認知症の主要症候
―認知症の行動・心理症状

認知症の行動・心理症状 behavioral and psychological symptoms of dementia（BPSD）の評価尺度として Neuropsychiatric Inventory（NPI）が代表的である．オリジナルは妄想，幻覚，興奮，うつ，不安，多幸，無為，脱抑制，易刺激性，異常行動の10項目であるが，これに睡眠と食欲を加えた12項目，介護者負担の評価が加えられた NPI-D，施設入所者を対象とした NPI-NH，質問紙を用いる NPI-Q などがある（図1-9）．

認知機能障害を基盤に，身体的要因，環境的要因，心理的要因などの影響を受けて出現する．BPSD を下記の4つの要因に分けて整理する．

a. 活動性亢進 hyperactivity

焦燥性興奮 agitation，易刺激性 irritability，脱抑制，異常行動（徘徊や攻撃的行動など）などが含まれる．物忘れから不安，焦燥感が出現し，いらいらして些細なことで不機嫌になる易刺激性につながる．それに周囲の不適切な対応（例えば否定や訂正など）が加わると，暴言，暴力などの攻撃性，焦燥性興奮へと発展することもある．徘徊は，その背景として地誌的失見当（慣れ親しんだ場所で迷うこと．右側頭後頭葉内側部の障害による）や自宅を認識できない健忘，判断力の低下など種々の認知機能障害が加わって生じる．

粗点と総合得点

		主質問	重症度	負担度
問1	妄想	あり・なし・適応なし	1　2　3	0　1　2　3　4　5
問2	幻覚	あり・なし・適応なし	1　2　3	0　1　2　3　4　5
問3	興奮	あり・なし・適応なし	1　2　3	0　1　2　3　4　5
問4	うつ	あり・なし・適応なし	1　2　3	0　1　2　3　4　5
問5	不安	あり・なし・適応なし	1　2　3	0　1　2　3　4　5
問6	多幸	あり・なし・適応なし	1　2　3	0　1　2　3　4　5
問7	無関心	あり・なし・適応なし	1　2　3	0　1　2　3　4　5
問8	脱抑制	あり・なし・適応なし	1　2　3	0　1　2　3　4　5
問9	易刺激性	あり・なし・適応なし	1　2　3	0　1　2　3　4　5
問10	異常行動	あり・なし・適応なし	1　2　3	0　1　2　3　4　5
問11	夜間行動	あり・なし・適応なし	1　2　3	0　1　2　3　4　5
問12	食行動	あり・なし・適応なし	1　2　3	0　1　2　3　4　5

重症度得点　　　／30点
負担度得点　　　／50点

日本版 NPI-Q 検査用紙
著作権保有者：Jeffrey L. Cummings
発行・発売元：MICRON, INC.

Japanese translation of NPI-Q Score sheet Copyright © 1994 Jeffrey L. Cummings published by MICRON, INC.
All rights reserved

図1-9 BPSD 評価（NPI-Q）
（株式会社マイクロン社より許可を得て掲載）

● 各質問のあてはまる部分の数字を合計して 16 点以上を「やる気（意欲）低下」と判定します．

		全くない	少し	かなり	大いに
1	新しいことを学びたいと思いますか？	3	2	1	0
2	何か興味を持っていることがありますか？	3	2	1	0
3	健康状態に関心がありますか？	3	2	1	0
4	物事に打ち込めますか？	3	2	1	0
5	いつも何かしたいと思っていますか？	3	2	1	0
6	将来のことについての計画や目標を持っていますか？	3	2	1	0
7	何かやろうとする意欲はありますか？	3	2	1	0
8	毎日張り切って過ごしていますか？	3	2	1	0
		全く違う	少し	かなり	まさに
9	毎日何をしたらいいか誰かに言ってもらわなければなりませんか？	0	1	2	3
10	何事にも無関心ですか？	0	1	2	3
11	関心を惹かれるものなど何もないですか？	0	1	2	3
12	誰かに言われないと何もしませんか？	0	1	2	3
13	楽しくもなく，悲しくもなくその中間位の気持ちですか？	0	1	2	3
14	自分自身にやる気がないと思いますか？	0	1	2	3
		合　計			点

図 1-10 アパシースケール（やる気スケール）
（岡田和悟，小林祥泰，青木 耕，他：やる気スコアを用いた脳卒中後の意欲低下の評価．脳卒中 20：318-323，1998 より）

b. 精神病症状 psychosis

妄想は訂正のきかない誤った思い込みで，アルツハイマー病 Alzheimer's disease（AD）では健忘を背景とした物盗られ妄想や被害妄想がみられ，レビー小体型認知症 dementia with Lewy bodies（DLB）では誤認や幻視・錯視を背景とした嫉妬妄想や幻の同居人妄想などが知られている．幻覚や夜間行動異常もここに含まれる．

● カプグラ症候群 Capgras syndrome

人物誤認の代表的な病像で，身近な人物を赤の他人だと否定し，替え玉，偽物などにすり替わっていると確信する妄想である．

c. 感情障害 affective disorder

不安やうつが含まれる．うつ症状は AD や DLB の初期にみられることが多い．特にうつ状態が DLB の初発症状となることは多く，DLB の経過中，過半数の症例にうつ状態がみられる．認知症に随伴するうつ症状は，悲哀感や罪責感のような古典的症状よりも，喜びの欠如や身体的不調感のような非特異的な気分変調が多い．

d. アパシー apathy

自発性や意欲の低下として，情緒の欠如，不活発，周囲への興味の欠如などがみられる．高齢者のアパシーは前頭葉を中心とした器質的基盤がより明確である．症状の類似性からうつとの鑑別が

問題となるが，悲哀感や自責感，絶望感などを欠くのが特徴である．したがって，うつ病患者は自らの活動性の低下を苦痛に感じるが，アパシーでは自らの「元気がない」状態に対してあまり苦痛を訴えない．図1-10にアパシースケールを示す．

■ 文献

1. 日本神経学会(監修)，「認知症疾患診療ガイドライン」作成委員会(編)：認知症疾患診療ガイドライン 2017. 医学書院，2017
2. 日本認知症学会(編)：認知症テキストブック．中外医学社，2008
3. Folstein MF, Folstein SE, McHugh PR: "Mini-mental state". A practical method for grading the cognitive state of patients for the clinician. J Psychiatr Res 12: 189-198, 1975
4. 加藤伸司，下垣光，小野寺敦志，他：改訂長谷川式簡易知能評価スケール(HDS-R)の作成．老年精神医学雑誌 2：1339-1347，1991
5. Fujiwara Y, Suzuki H, Yasunaga M, et al: Brief screening tool for mild cognitive impairment in older Japanese: validation of the Japanese version of the Montreal Cognitive Assessment. Geriatr Gerontol Int 10: 225-232, 2010
6. World Health Organization: International Statistical Classification of Diseases and Related Health Problems. 10th Revision. World Health Organization, 1993
7. McKhann GM, Knopman DS, Chertkow H, et al: The diagnosis of dementia due to Alzheimer's disease: recommendations from the National Institute on Aging-Alzheimer's Association workgroups on diagnostic guidelines for Alzheimer's disease. Alzheimers Dement 7: 263-269, 2011
8. American Psychiatric Association: Diagnostic and Statistical Manual of Mental Disorders, Fifth Edition (DSM-5). American Psychiatric Publishing, Washington, D. C., London, 2013
9. Petersen RC, Smith GE, Waring SC, et al: Mild cognitive impairment: clinical characterization and outcome. Arch Neurol 56: 303-308, 1999
10. Petersen RC: Mild cognitive impairment as a diagnostic entity. J Intern Med 256: 183-194, 2004
11. Albert MS, DeKosky ST, Dickson D, et al: The diagnosis of mild cognitive impairment due to Alzheimer's disease: recommendations from the National Institute on Aging-Alzheimer's Association workgroups on diagnostic guidelines for Alzheimer's disease. Alzheimers Dement 7: 270-279, 2011
12. Aalten P, Verhey FR, Boziki M, et al: Neuropsychiatric syndromes in dementia. Results from the European Alzheimer Disease Consortium: part I. Dement Geriatr Cogn Disord 24: 457-463, 2007
13. Aalten P, Verhey FR, Boziki M, et al: Consistency of neuropsychiatric syndromes across dementias: results from the European Alzheimer Disease Consortium. Part II. Dement Geriatr Cogn Disord 25: 1-8, 2008
14. 岡田和悟，小林祥泰，青木耕，他：やる気スコアを用いた脳卒中後の意欲低下の評価．脳卒中 20：318-323，1998

（羽生春夫）

第1章 認知症総論

4 治療総論―薬物療法

1 認知症薬物療法の目的

認知症の進行を遅らせることにより，生活機能の維持を図ることが目的である．さらに，BPSDの発現予防と早期対応によって，家族の介護負担を軽減して，本人と家族が在宅で穏やかに過ごせる期間を延長することが目標である．認知症の約6割を占めるADの薬物療法を中心に述べる．

2 AD治療薬

a. 治療薬の作用（図1-11）[1〜3]

AD脳では，学習や記憶に重要な神経伝達物質であるアセチルコリン（ACh）の減少が認知機能障害に関与している．AChの分解を阻害するコリンエステラーゼ（ChE）阻害薬（ドネペジル，ガランタミン，リバスチグミン）は一時的な認知機能改善や，症状の進行を抑制する効果がある．

また，AD脳では学習や記憶に重要な他の神経伝達物質であるグルタミン酸が過剰であることがわかっていて，そのグルタミン酸の受容体を抑制する薬（NMDA受容体拮抗薬）であるメマンチンも使用される．

AD治療薬4剤の特徴は表1-13のとおりである．

b. 病期における使い方（図1-12）

認知症についての診療ガイドラインとして，2017年発行の日本神経学会を中心とした関連学会による『認知症疾患診療ガイドライン2017』がある[4]．

メマンチンとChE阻害薬とは作用機序が異なるため，中等度以上の認知症では併用が可能であり，2剤併用による効果が報告されている．

ADの治療薬は症状の進行を遅らせることが期待できるが，その効果には個人によって差がある．

本人や家族から日常生活の様子を確認し，MMSEなどで認知機能を経過観察する．3〜6か月程度の観察期間で治療薬の効果が乏しい場合には，可能であれば治療薬の増量，他のChE阻害薬への変更，ChE阻害薬とメマンチンの併用などを検討する．

c. 主な副作用と対応

ChE阻害薬である3剤（ドネペジル，ガランタミン，リバスチグミン）は，嘔気・嘔吐，下痢，食欲不振などの消化器症状が副作用として多い．少し気持ちが悪い，軟便などの症状では経過を観察していると薬に慣れていく場合が多いが，嘔吐や水溶性下痢，食欲不振などでは中止を検討する．

メマンチンは眠気，ふらつき，頭痛の副作用が多く，これらは高齢者に多い症状なので投与前に確認しておく．副作用が心配な場合は，メマンチンを2週間ごとにゆっくり増量し，眠気がみられるときは夕食後の服用にする．

どの薬も副作用の発現を抑えるため，少量の服用から開始し漸増してゆく．

副作用によって忍容性が保てない場合には，直ちに治療薬を中止して，他の薬剤へ変更する．副作用の確認では，薬剤の主な副作用を1つひとつ挙げて本人や介護者に確認することが大切であ

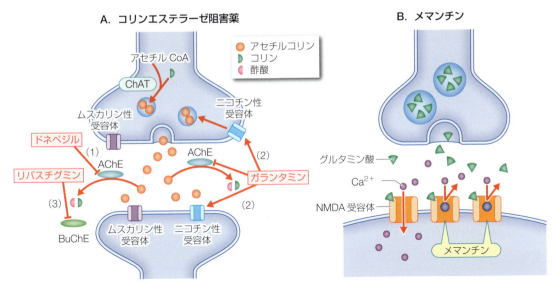

図 1-11 コリンエステラーゼ阻害薬とメマンチンの作用機序

ドネペジルを代表とするコリンエステラーゼ阻害薬は，シナプス間隙のアセチルコリンエステラーゼを阻害し，アセチルコリンの分解を抑制する．

A：(1) ドネペジルはアセチルコリン (ACh) 分解酵素である AChE を競合阻害することにより ACh の分解を抑制し，ACh の神経伝達効率を高める．
　(2) ガランタミンはニコチン性 ACh 受容体をアロステリックに増強し，ACh を含む神経伝達物質の遊離を促進する．
　(3) ACh はブチリルコリンエステラーゼ (BuChE) によっても加水分解される．リバスチグミンは BuChE も阻害する．
(下濱 俊：アルツハイマー病の治療―現状と解決すべき諸問題．日本薬理学雑誌 131：351-356，2008 より)

B：メマンチンは，グルタミン酸による NMDA 受容体の過剰な活性化を抑制する．その結果，神経細胞保護作用と記憶・学習機能障害抑制作用を示す．

(Parsons CG, Stöffler A, Danysz W: Memantine: a NMDA receptor antagonist that improves memory by restoration of homeostasis in the glutamatergic system: too little activation is bad, too much is even worse. Neuropharmacology 53: 699-723, 2007, McGleenon BM, Dynan KB, Passmore AP: Acetylcholinesterase inhibitors in Alzheimer's disease. Br J Clin Pharmacol 48: 471-480, 1999 をもとに作成)

る．認知症患者は具合が悪くても症状の訴えが乏しいため，食欲がない，元気がないなどの症状にも注意が必要である．

d. 各薬剤の使い分けのポイント

●抑うつや意欲低下のみられる認知症患者に効果的なドネペジル

3 mg から開始して 1〜2 週間後に維持量の 5 mg へ増量，高度認知症の場合は 10 mg まで増量可能である．

●パッチ剤のため嚥下障害，経口困難な患者にも使えるリバスチグミン

皮膚症状に対して保湿剤（予防），副腎皮質ステロイド外用薬で対応する．

●液剤使用もできるガランタミン

血中半減期が短いことから 1 日 2 回の投与が必要であるが，副作用が生じた場合は投与中止ですみやかに軽減する．

●興奮や妄想などの BPSD がみられる認知症患者に効果的なメマンチン

腎機能低下がある場合は投与量の調節が必要（クレアチニンクリアランス 30 mL/min 以下で半量へ減量）である．

3　幻覚，興奮，妄想，徘徊などの BPSD に対する薬物療法

BPSD への対応は適切なケアが基本であるが，少量の薬物療法も効果がある[4]．BPSD が落ち着

第1章 認知症総論

表1-13 ▶ AD治療薬の特徴

一般名 (製品名)	ドネペジル (アリセプト)	リバスチグミン (イクセロンパッチ) (リバスタッチ)	ガランタミン (レミニール)	メマンチン (メマリー)
作用機序	AChE阻害	AChE阻害＋ブチリルコリンエステラーゼ阻害	AChE阻害＋ニコチン性アセチルコリン受容体増強作用	NMDA受容体拮抗薬
処方量	3～10 mg	4.5～18 mg	8～24 mg	5～20 mg
半減期(時間)	70～80	5～7	3～4	60～80
代謝・排泄	肝	腎	肝	腎
剤型	錠，細粒，口腔内崩壊錠，内用ゼリー	パッチ	錠，口腔内崩壊錠，内用液	錠，口腔内崩壊錠
投与回数	1日1回	1日1回	1日2回	1日1回
副作用	食欲不振，嘔気，嘔吐，下痢，徐脈	食欲不振，嘔気，嘔吐，下痢，徐脈	皮膚刺激，嘔気	眠気，めまい，ふらつき，頭痛

（添付文書をもとに作成）

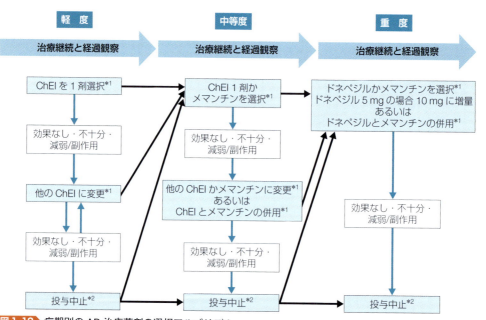

図1-12 ▶ 病期別のAD治療薬剤の選択アルゴリズム

*1 薬剤の特徴と使用歴を考慮して選択．
*2 急速に認知機能低下進行例があり，投与中止の判断は慎重に．
〔日本神経学会(監修)，「認知症疾患診療ガイドライン」作成合同委員会(編)：認知症疾患診療ガイドライン2017, p.227, 医学書院, 2017より〕

いた際には，減量・中止を検討する．せん妄は環境調整などが重要であるが，少量の抗精神病薬が一般に使用される．抗精神病薬は認知症に対して保険適用がないこと，死亡率増加が指摘されていること，過鎮静やパーキンソン症状など副作用の可能性について十分説明する必要がある．

R 処方例

1) 抑肝散(2.5 g/包)　1回1包　1日2～3回　朝・夕食前　就寝前(甘草による低カリウム血症に注意)

または

2) メマンチン(メマリー®)　1回5～20 mg　1

日1回　朝(または夕)食後　1週間ごとに5mgずつ増量(腎機能障害があるときは減量が必要)

上記1)＋2)で症状が改善しないとき少量の抗精神病薬3)または4)を用いる．

3) リスペリドン(リスパダール®)　1回0.5〜1mg　1日1回　夕食後または就寝前

4) クエチアピン(セロクエル®)　1回25mg　1日1〜2回　食後または就寝前(糖尿病患者には禁忌)

4│治療総論－薬物療法

■文献

1. 下濱 俊：アルツハイマー病の治療－現状と解決すべき諸問題．日本薬理学雑誌 131：351-356，2008
2. Parsons CG, Stöffler A, Danysz W: Memantine: a NMDA receptor antagonist that improves memory by restoration of homeostasis in the glutamatergic system: too little activation is bad, too much is even worse. Neuropharmacology 53: 699-723, 2007
3. McGleenon BM, Dynan KB, Passmore AP: Acetylcholinesterase inhibitors in Alzheimer's disease. Br J Clin Pharmacol 48: 471-480, 1999
4. 日本神経学会(監修)，「認知症疾患診療ガイドライン2017」作成委員会(編)．医学書院，2017

〈櫻井博文〉

第1章 認知症総論

5 治療総論―非薬物療法・リハビリテーション

1 認知症の非薬物療法の定義と種類

認知症の薬物療法以外のものをまとめて非薬物療法 non-pharmaceutical intervention (non-pharmacological therapy) という．認知症に対する主な非薬物療法の種類と内容，特徴について表1-14 にまとめた．施療者の資格について，学会や民間の制度のあるものもいくつかあるが，多くは理学・作業・言語の各療法士や施設職員あるいはボランティアが担い手である．

2 非薬物療法の長所と短所（表1-15）

非薬物療法の長所は，汎用性と手軽さである．反対に短所は，効果と副作用，それらの評価法など，方法論としての科学的研究が不十分なことである．介入である限り，副作用が生じる可能性はある．言い換えると"非薬物療法に副作用はない"というのは誤りである．非薬物療法の研究では，プラセボをおきにくいという問題点がある．何らかの介入をすれば，被験者にも介護者にも，その事実はわかってしまう．介入期間は少なくとも数か月を要し，多大な労力を求められる．しかし，非薬物療法が研究途上にある最大の理由は，医学的・科学的な思考法，評価法が十分浸透していない点が挙げられる．その結果，有効性，安全性に関する誤った推論が散見される．ビジネスの手段として利用される場合もあり，今後の科学的検証の必要性が大きい．

3 非薬物療法の効果

非薬物療法については，中核症状やBPSDの改善だけでなく，発症予防への効果も期待されている．非薬物療法により，認知症患者の施設入所までの期間が延長する[1]．数ある非薬物療法のなかでも，運動療法の認知症の発症予防・進行抑制への有効性は，複数のコホート研究，動物実験，システマティックレビュー，介入研究で示されておりエビデンスとして確立している．有酸素運動，なかでも歩行のようにリズムを伴うものがよく，ストレッチは効果に乏しい[2]．認知刺激療法については，コクランライブラリーで知能や記憶の改善に有効とされている[3]．ランダム化比較試験による認知刺激療法についてのシステマティックレビューでは，同療法による効果量はMMSE 0.2で，薬物療法と同等とされている[4]．BPSD，なかでも興奮や不安などに対して，多くのシステマティックレビューが音楽療法の有効性を示している[5-8]．回想法，現実見当識訓練，光療法，アロマセラピーについては，報告自体が少ないこともあり評価は一定していない．

4 医療経済的側面

非薬物療法の効果と費用についての報告は少ない．Livingston[9]は，興奮に対する各種非薬物療法の有効性と費用について，160編の論文を対象にシステマティックレビューを行った（表1-16）．その結果，環境整備や日常活動，音楽療法が有効である一方，光療法とアロマセラピーは無効であった．さらに，Cohen-Mansfield Agitation Inventory (CMAI) を用いた11の研究について，CMAIの数値を1下げるのに必要な費用を計算したところ，介入方法により大きな差異があり，音楽療法が最も安価であった．患者・家族

5｜治療総論—非薬物療法・リハビリテーション

表1-14 認知症に対する非薬物療法の種類

	内容	特徴
運動療法	有酸素運動，歩行	認知症の1次・2次予防の有効性が確立
認知刺激療法	ゲーム，ドリル	ルールや手順を理解できる軽度の認知症が対象
回想法	写真などを利用し，楽しかった経験などを話してもらう	life review ともいう．成功の追体験
現実見当識訓練	日めくりカレンダーや時計を目のつくところに複数設置	重度の認知症で，現在と過去の区別が曖昧になっている患者には向かない
光療法	日中1,000〜2,000ルクス（コンビニ店内）の明るさを確保	夜間消灯後の睡眠誘発を促進
音楽療法	活動的（歌唱，楽器演奏）と受動的（音楽鑑賞）を組み合わせて施行	BPSDの予防・治療の有効性
アロマセラピー	植物由来の揮発性油（エッセンシャルオイル）を拡散・塗布	多数の民間資格が存在

表1-15 非薬物療法の長所と短所

長所	短所
日常の活動がそのまま治療となりうる	総じてエビデンスが低い
患者・介護者の社会生活の改善につながる	方法論（具体的手法，頻度，1回あたりの時間など）が未確立
医療職でなくても施行可能	効果が施療者の技能に依存
安価に施行しうる	副作用への関心が低い
	ビジネスの手段として利用されていることがある
	価格や費用に基準がない

表1-16 Livingston（2014）による費用の比較

方法	CMAI-1に要する費用（円）
グループ活動	24,300〜522,000
音楽療法	600
感覚刺激療法	3,600〜21,450
パーソンセンタードケア，介護者教育	900〜9,300

CMAI：Cohen-Mansfield Agitation Inventory

に過度の負担を強いないためにも，費用対効果の側面からの研究の積み重ねが待たれる．

5 認知症短期集中リハビリテーション

平成18（2006）年の介護報酬改定で，介護老人保健施設に対し，認知症短期集中リハビリテーション実施加算が導入された．当初はMMSEやHDS-R 15〜25点の軽度から中等度の認知症を対象としていた．平成19（2007）年度に全国老人保健施設協会が主体で実施した介入研究（厚生労働省研究班，鳥羽研二班長）では，認知機能，BPSDに有意な改善が認められた．平成21（2009）年の介護報酬改定では，対象がMMSEやHDS-R 5〜25点と，重度認知症にまで拡大され，加算も1回60単位から240単位に増加された．これらはいずれも個別リハビリテーションであったが，認知症患者では個別リハビリテーションよりも集団リハビリテーションのほうが有用である場合も多い．そのため，平成27（2015）年には集団リハビリテーションが加算の対象に加えられた（表1-17）．在宅療養期間の延長や，入院・入所

表1-17 ▶ 認知症短期集中リハビリテーションの概要

対象者	方法	算定条件	算定項目	加算単位
MMSEまたはHDS-R 5〜25点の認知症患者	個別リハビリテーション	1) 1週につきおおむね2日以上,1日あたり20分以上の個別リハビリテーションの実施	2) リハビリテーションの実施頻度,場所,時間などが記載された通所リハビリテーション計画を作成 3) 退院・退所日または認定日から起算して3か月以内 4) 生活行為向上リハビリテーション実施加算または短期集中個別リハビリテーション実施加算を算定していない. 5) リハビリテーションマネジメント加算（Ⅰ）または（Ⅱ）を算定している.	認知症短期集中リハビリテーション実施加算（Ⅰ）/日	240*
	個別または集団リハビリテーション	1) 月に4回以上リハビリテーションを実施（月8回程度を推奨）		認知症短期集中リハビリテーション実施加算（Ⅱ）/月	1,920*

＊平成27(2015)年厚生労働省告示

表1-18 ▶ ケアについての代表的理論

	発祥国	発祥年代	理念	具体的方法
パーソンセンタードケア	英国	1990年代	患者の行動の背後にある意味を,患者の立場で考える	認知症ケアマッピング法 dementia care mapping (DCM)
ユマニチュード	フランス	1970年代	患者ではなく1人の人間として接する	見る・話しかける・触れる・立つの4つの基本柱からなる150の手法・手順
バリデーション療法	米国	1960年代	「ごまかさないこと」による信頼関係に根差したコミュニケーション	共感と傾聴による14の基本テクニック

6 パーソンセンタードケア,ユマニチュード,バリデーション療法

いずれも,介護者が認知症患者のケアに臨む際の姿勢を系統立てて手法化したものである（表1-18）.過去には,認知症患者をあたかも収容者のように扱っていた時代があった.それに対する反省として生まれたのがこれらの手法である.いずれにおいても,患者の尊厳の尊重,コミュニケーションの大切さが強調されている.

パーソンセンタードケアで用いられる認知症ケアマッピング法 dementia care mapping (DCM)では,6時間以上連続して,5分ごとに患者の行動を観察し,状態の良し悪しを-5/-3/-1/+1/+3/+5の6段階で表す.さらに,介護者と患者とのかかわりの良し positive event (PE)・悪し personal detraction (PD)を記録する.これにより,現在行っているケアの特徴と改善点を明確化できる.

ユマニチュードでは,「患者と同じ目線の高さで,20cmほどの近距離で,親しみを込めて患者を見る」や「アイコンタクトが成立したら2秒以内に話しかける」「患者が無反応な場合でも積極的にポジティブな言葉をかける」「患者の背中や手に優しく触れる」「1日最低20分は立つことを目指す」などの具体的手法が挙げられている.

バリデーション療法は,まず介護者が目の前の患者に精神を集中し,5W1H（いつ・どこで・誰が・何を・なぜ・どのように）で患者が答えられるような質問をする.その際,低い落ち着いたトーンで話す.患者が言ったことを繰り返したり,患者の体に優しく触れたり,場合によっては

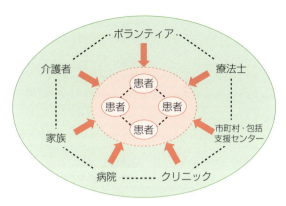

図1-13 ▶ 非薬物療法の概念図と生み出す効果

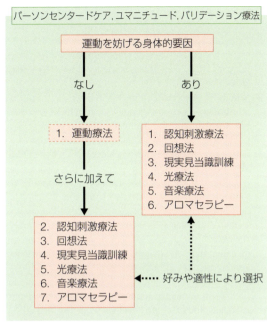

図1-14 ▶ 非薬物療法の選択と環境整備

一緒に歌を歌ったり音楽を聴いたりする．

これらの手法の活用により，BPSDの改善や在宅療養期間の延長に効果がある．"患者の尊厳を尊重する"というこれらの目的は，ある意味，医療・福祉場面では当たり前のことであるが，多忙ななかでともすれば忘れられがちで，ケアの質を反芻するツールやきっかけとしてこれらの手法は有用である．

7 非薬物療法が生み出すもの（図1-13）

非薬物療法は，それぞれのもつ医学的効果のほかに，グループで施行されることによる患者の社会性，コミュニケーション能力の改善が期待される．また，非薬物療法は医療従事者以外の市民ボランティアが行うことも多く，啓発や地域資源の発掘にも役立つ．家族や介護者が施行したり，ともに参加することにより，介護ストレスを軽減する．さらに，病診・医福連携だけでなく，行政や町内会などとの連携のきっかけにもなる．つまり非薬物療法は，地域での認知症ネットワークの構築を促進し，認知症の地域医療力を高めると期待される．

8 非薬物療法の導入順序（図1-14）

現時点で認知症の発症予防・進行抑制のエビデンスが確立しているのは，運動療法だけである．したがって，運動に支障をきたす他の要因（心不全や関節疾患など）がない限り，まずは運動療法を勧めるのが適切である．何らかの理由で運動ができない患者，あるいは運動にさらに加えて行う余裕と意欲がある場合，患者の好みや適性を鑑みて他の療法を選択する．パーソンセンタードケアやユマニチュード，バリデーション療法は，日常のケアの質を維持・向上させる手段として有用である．

■文献

1. Olazarán J, Reisberg B, Clare L, et al: Nonpharmacological therapies in Alzheimer's disease: a systematic

review of efficacy. Dement Geriatr Cogn Disord 30: 161-178, 2010
2. Erickson KI, Voss MW, Prakash RS, et al: Exercise training increases size of hippocampus and improves memory. Proc Natl Acad Sci U S A 108: 3017-3022, 2011
3. Woods B, Aguirre E, Spector AE, et al: Cognitive stimulation to improve cognitive functioning in people with dementia. Cochrane Database Syst Rev CD005562. doi: 10.1002/14651858.CD005562.pub2
4. Kurz AF, Leucht S, Lautenschlager NT: The clinical significance of cognition-focused interventions for cognitively impaired older adults: a systematic review of randomized controlled trials. Int Psychogeriatr 23: 1364-1375, 2011.
5. Ueda T, Suzukamo Y, Sato M, et al: Effects of music therapy on behavioral and psychological symptoms of dementia: a systematic review and meta-analysis. Ageing Res Rev 12: 628-641, 2013
6. McDermott O, Crellin N, Ridder HM, et al: Music therapy in dementia: a narrative synthesis systematic review. Int J Geriatr Psychiatry 28: 781-794, 2013
7. Chang YS, Chu H, Yang CY, et al: The efficacy of music therapy for people with dementia: A meta-analysis of randomized controlled trials. J Clin Nurs 24: 3425-3440, 2015
8. Millán-Calenti JC, Lorenzo-López L, Alonso-Búa B, et al: Optimal nonpharmacological management of agitation in Alzheimer's disease: challenges and solutions. Clin Interv Aging 11: 175-184, 2016
9. Livingston G, Kelly L, Lewis-Holmes E, et al: A systematic review of the clinical effectiveness and cost-effectiveness of sensory, psychological and behavioural interventions for managing agitation in older adults with dementia. Health Technol Assess 18: 1-226, v-vi. doi: 10.3310/hta18390, 2014

Further reading

・佐藤正之：認知症の非薬物療法．医学と薬学 72：1195-1205, 2015
認知症の非薬物療法の効果について，システマティック・レビューに基づき手法別に示した総説．
・佐藤正之，冨本秀和：生活習慣と認知症予防．神経治療学 32：927-933, 2015
運動以外のライフスタイルと認知症予防との関連について述べた総説．

（佐藤正之）

第1章 認知症総論

6 治療総論―予防

　本邦の認知症者はおよそ500万人と推定されているが，今後の後期高齢者数の増加に伴い認知症高齢者の増加も予測され，その予防は急務である．認知症は正常であった人が突然発症することはなく，基本的にはある一定の期間をかけて，認知機能に関する中枢やネットワークが次第に破壊されていくことによって発症する．そのような過程のなかでは，正常ではないがいまだ認知症に至っていない時期が存在する．正常と異常の境界は常に曖昧で，操作的に定義できるものではなく，臨床現場では対象を明確にし，境界領域を定めることが求められるため，一定の基準を設定している[1]．軽度認知障害 mild cognitive impairment（MCI）は臨床的な概念であり，MCIとよばれる状態を引き起こす病理学的背景は多様である．したがって認知症予防のターゲットは，MCIを有する高齢者が多くを占めることになる．そこで高齢者にみられる身体疾患とMCIの関係について知る必要があり，代表的疾患として，高血圧症，糖尿病，脂質異常症，慢性腎疾患（CKD），がん，慢性閉塞性肺疾患（COPD），膝関節症などが挙げられる．いずれもMCIとの因果関係は強く，MCIへの移行につながる可能性が高い[2]．

　次に，認知症やMCIの危険因子につながる項目に関しては，大きく，栄養関連，運動機能，医学的因子〔脂質異常症，糖尿病，高血圧症，メタボリックシンドローム，慢性腎臓病（CKD）〕，社会的因子，心理的因子，老年症候群に分けることができる．社会的因子，心理的因子，老年症候群に関しては，予防に観点をおいた活動として，絵画療法，音楽療法，通所サービス（リハビリテーション）などを特に取り上げ，後述する．認知症およびMCIには，予防できる側面と，予防が難しい側面があり，それぞれの危険因子もライフステージごとに異なっている（図1-15）．

1 栄養

　認知機能低下に関連する栄養素として重要なものは，ビタミンB類（ビタミンB_{12}，葉酸），ω3系脂肪酸〔エイコサペンタエン酸（EPA），ドコサヘキサエン酸（DHA）〕，抗酸化物質（ビタミンC，ビタミンE），ビタミンDなどがある．

● ビタミンB群

　ビタミンB_{12}や葉酸の欠乏は，ホモシステインの増加につながり，血中ホモシステイン濃度が高くなることが認知機能低下に関連するといわれている[3]．しかし，これらビタミンB群の摂取による認知機能改善のエビデンスはない．なお，葉酸はレバーや野菜（特にホウレン草，ブロッコリーなど）に，ビタミンB_{12}は魚介類に豊富に含まれ

各リスクファクターは，ライフステージのさまざまな時期においてアルツハイマー型認知症の発症を促進させる．

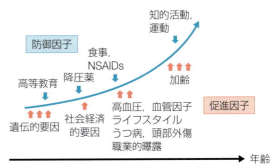

図1-15 ライフステージに応じた認知症のリスクファクター
加齢とともに，認知症発症を「促進する因子」と，「防御する因子」は多様である．

●ω3系脂肪酸

ω3系脂肪酸の摂取により，軽度の認知機能低下者に限れば，認知機能進行の抑制効果を認めたとの報告がある[4]．ω3系脂肪酸の含有量が多い食品目はEPA，DHAともに魚類で，なかでもサバやハマチ，ブリなどに豊富に含まれている．

●抗酸化物質

酸化ストレスが認知機能低下に関連することから，抗酸化物質であるビタミンC，ビタミンEと認知機能との関連も検討されている．おおむねコホート研究によって，抗酸化物質の摂取と認知機能低下との関連性は認められている[3]．介入研究においては，MCIに対するビタミンC，ビタミンEの投与によって酸化ストレスマーカーは改善したが，認知機能には影響しなかった．ビタミンEは魚卵や野菜，ビタミンCは野菜に多く含まれている．

●ビタミンD

ビタミンDが脳由来成長因子の増加やアミロイドβの除去に関与しているという仮説より，ビタミンDと認知機能との関連性が検討されている．コホート研究によって，血中ビタミンD濃度が高いと認知症発症リスクが低いことや，ビタミンD摂取量が少ないと認知機能が低下しやすいことなどが報告されている[5]．ビタミンDは，魚類，キノコに含まれている．

これら4種の栄養素を参考に，食事という視点で注目されているのが地中海食（図1-16）で，果物，豆，野菜，魚類を豊富に摂取し，オリーブオイルを用いて，肉類を控えるものである[6]．日本人に合った食事という点では，久山町研究の食事パターンがあり，大豆製品，野菜，藻類，乳製品を多く摂取するもので，いずれも認知症の発症を抑制するものであった[7]．認知症の予防をするには，有用性が示されている運動に加えて適切な栄養補給をするという考え方が重要であり，栄養だけにこだわるのは不適切である．栄養は，将来的な認知症発症のリスクを軽減しうるだけでなく，

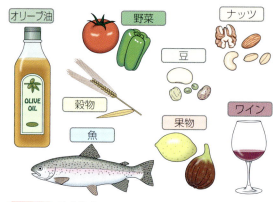

図1-16 地中海食
果実，豆，野菜，魚類を豊富に摂取し，オリーブオイルを用いて肉類を控える食事内容である．

現時点での認知機能の維持に寄与しており，日々の食生活に意識を向けることが重要である．

2 運動

運動活動が認知機能に対してどのような影響をもつかについては，近年着目されており，生活習慣と認知症の関係が注目されるなか，身体活動が低いことが喫煙や肥満などに比べ，認知症発症に大きなインパクトをもつことが，リスク別にみた患者数推計から明らかになった[8]．

運動の脳への影響に関してもさまざまな報告があり，身体活動が高いと前頭葉や海馬の脳容量や萎縮に良好な影響を与える[9]，高い身体活動の維持が白質病変進展の抑制に働く[10]，身体活動レベルの高さとAβの蓄積レベルの逆相関[11]などである．具体的に運動療法は，有酸素運動や筋力増強訓練を用いたものがあり（図1-17），下記のようにとらえるとわかりやすい．

●準備運動・ホームプログラム

ストレッチ，基礎的な筋力トレーニング，バランス運動などがある．

●有酸素運動

心拍数による運動強度の確認を徹底し，運動強度と継続時間を調整する．方法としては，段差昇降，歩行を取り入れることが多い．段差昇降が危険な高齢者は，手すりを利用して安全性を確認

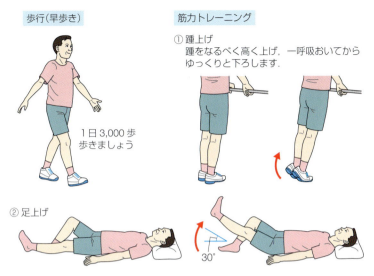

図1-17 運動の例

する.

●健康講座

現在の日常的な生活習慣における身体活動を参考として身体活動に関する行動目標を立ててもらう. 短期目標・長期目標を設定し, 遂行を宣言するように指導する.

●脳賦活運動(コグニサイズ)

脳の賦活を促すため, 二重課題の要素を取り込んだコグニサイズが実施されることが多い. 運動中に, 負荷課題を追加することで, 同時に2つ以上のことを遂行する能力を高めることをコンセプトとしている. 下記の4つが実施されることが多い.

①歩行＋会話, ②歩行＋計算, ③段差昇降＋しりとり, ④ステップ＋記憶

3 学習

学習を通じて高齢者の認知機能の改善を目指す方法として, 認知トレーニングがある. 認知トレーニングとは, 構造化された認知的な課題(トレーニング)を繰り返し実施し, 認知機能の維持・向上を目指す介入のことである. これまでに作業記憶トレーニング[12], 処理速度トレーニング[13], 記憶方略トレーニング[14], 音読・計算トレーニング(学習療法)[15], 脳トレゲームを用いた認知トレーニングなど多くの認知トレーニングが提案されてきた. 介入中にトレーニングした認知機能だけでなく, トレーニングしていないさまざまな認知機能も向上することが報告されている.

4 生活習慣病

a. 糖尿病

縦断的研究のシステマティックレビューによれば, 糖尿病が認知症発症のリスクであることが示されている. より長い糖尿病罹病期間, 糖尿病治療薬の投与が行われていないこと, 低血糖発作の回数が多いことも認知機能低下と関連している. 代表的な研究の1つであるロッテルダム研究では, 研究開始時に認知症を認めない6,370名を対象としている. そのうち692名の糖尿病患者を認め, 平均2.1年の追跡期間中に126名が認知症と診断された. その結果から糖尿病を有する場合, 認知症の発症リスクは2倍に増加すると報告され

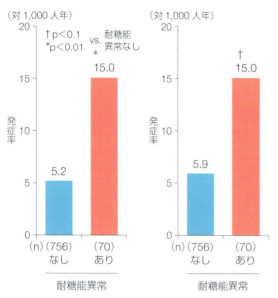

図1-18 糖尿病と認知症―耐糖能異常と認知症発症率の関連

耐糖能異常のある群は、ない群に比較して、アルツハイマー型認知症、血管性認知症ともに有意に増加する。
(Ott A, Stolk RP, van Harskamp F, et al: Diabetes mellitus and the risk of dementia: The Rotterdam Study. Neurology 53: 1937-1942, 1999 より)

た[16]。同様の結果は久山町コホート研究でも示されている（図1-18）[17]。

b. 高血圧

高血圧は動脈硬化、低灌流、白質病変、脳梗塞などのメカニズムにより認知機能低下と関連する。特に、中年期の高血圧治療は心血管疾患予防につながる結果が得られている（図1-19）[18]。降圧薬（カルシウム拮抗薬）の有用性を評価するためのランダム化二重盲検比較試験では、血圧がコントロールされた降圧薬服用群が、非服用群に比し、認知症の新規発症が55％低かったとの報告がある[19]。

c. 肥満と喫煙

認知症のない高齢者980人を平均4年間追跡調査した研究で、日々の摂取カロリーが低い群、やや低い群、やや高い群、高い群の4群に分類し、それらと認知症発症の関連を調べた結果、カロリー摂取量の最も低い群に比し、最も高い群では、認知症発症リスクは約1.5倍高いことがわかった[20]。

喫煙に関して、遺伝的危険因子 ApoE4 をもたない場合には、認知症発症の約5倍の危険因子になることが証明されている[21]。

d. 慢性腎臓病（CKD）

CKD 患者は CKD がない人に比べ、潜在性の脳血管障害を有する頻度が高い。いくつかの横断調査で、CKD と認知症の関係は明らかにされている。なかでも、Heart and Estrogen/Progestin Replacement Study において冠動脈疾患を有する80歳未満の1,015人の女性を解析し、eGFR が $10 mL/分/1.73 m^2$ 低下するたびに認知機能低下のリスクが15〜25％上昇するとされた[22]。しかし、多くの研究で CKD と認知機能低下の関連は指摘されているが、メカニズムは十分には証明されていない。

上記の **a〜d** で示したように、生活習慣病と認知症の関係は強く、生活習慣を見直し、危険因子を管理することが認知症予防につながることは明らかである。

5 絵画療法

日頃アートに接する機会が少ない人にとって、絵の具を使った創作活動や絵画鑑賞は苦手と感じるかもしれない。しかし、アートの多様な表現は、脳に刺激を与えるだけでなく、アートを通してのコミュニケーションは精神的な健康改善につながり、創作活動は複数の脳領域を活性化させるのに有効とされている。1枚の絵を描くためには視覚対象を認知し、色や形態に関する情報を処理するために腹側皮質視覚路を含む視覚野のある後頭葉が機能し、作業計画を立てるためには遂行機

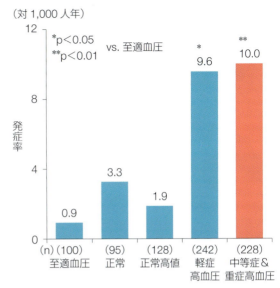

図1-19 高血圧症と認知症—血圧レベルと認知症発症率の関連
中等症から重症の高血圧症は，血管性認知症を有意に増加させる原因になる．
(関田敦子，清原 裕：危険因子としての生活習慣病．Brain Nerve 62：709-717, 2010 より一部改変)

能を担う前頭前野が働く．実際に絵を描いたり，色を塗ったりする過程では，色や形の記憶が保存されている側頭葉を使い，触覚と関連がある体性感覚皮質や細かい指の作業を行うには運動野も活動する[23]．絵画療法には，対話型絵画鑑賞プログラムと，参加型創造的ワークショップがある．前者では，作品を観て感じたこと，発想したことを参加者同士のコミュニケーションを通して共有していくことがポイントになる．後者は，アーティストの指導のもと，多様な素材と方法論を用いて，毎週の宿題も含め2〜3週間で作品を仕上げるプログラムである．ワークショップは，皆でコミュニケーションをとって共同で制作するものと，個別に制作する作品が取り混ぜて実施される．

6 音楽療法

知的活動のなかでも，楽器演奏などの活動を行っているほうが，認知症の発症リスクが下がることが報告されている[24]．音楽活動による認知症への介入は，補完代替医療の1つである音楽療法として広く認知され，さまざまな対象，場面で実施されている．日本音楽療法学会は，音楽療法を「音楽のもつ生理的，心理的，社会的働きを用いて，心身の障害の回復，機能の維持改善，生活の質の向上，行動の変容などに向けて，音楽を意図的，計画的に使用すること」と定義しており，音楽・楽器演奏が患者に生理的・神経心理学的な影響を与えることが示されている．音楽療法の実際として，ピアノ，ギター，和太鼓，タンバリン，カスタネット，マラカスなどさまざまな楽器を用いて，①リズム・曲を覚える，②規則性に沿って演奏する，③複数の動作を同時に行う，などが取り組まれている（図1-20）．

7 通所サービス（リハビリテーション）

全国老人保健施設協会が2013年に公表した「通所リハビリテーションにおける認知症短期集中リハビリテーションの有用性に関する調査研究事業報告書」によれば，認知課題や運動トレーニング，作業療法などのリハビリテーションで，認知機能が改善するとされ，通所サービスによる認

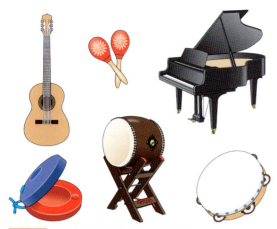

図1-20 音楽療法でよく使われる楽器
音楽療法では，ピアノ，ギター，和太鼓，タンバリン，カスタネット，マラカスなどさまざまな楽器が多用される．

知機能向上に対する効果が期待されている．先行研究においても，通所サービス利用は認知機能だけでなく，身体機能や日常生活活動の改善，死亡率低下に効果的であることが示されている[25]．さまざまな運動機能や認知機能レベルの利用者を対象とした通所サービスにおいて，認知課題や身体活動量を向上させる運動トレーニング，音楽療法などを組み合わせるプログラムを提供し，継続することが重要である[26]．また，さまざまな人との交流によりコミュニケーションを図り，楽しい通所サービスにすることが認知症予防につながるといえよう．

■文献

1. Petersen RC, Smith GE, Waring SC, et al: Mild cognitive impairment: clinical characterization and outcome. Arch Neurol 56: 303-308, 1999
2. Lopez OL, Jagust WJ, Dulberg C, et al: Risk factors for mild cognitive impairment in the Cardiovascular Health Study Cognition Study: part 2. Arch Neurol 60: 1394-1399, 2003
3. Zhang X, Cai X, Shi X, et al: Chronic Obstructive Pulmonary Disease as a Risk Factor for Cognitive Dysfunction: A Meta-Analysis of Current Studies. J Alzheimers Dis 52: 101-111, 2016
4. Shankle WR, Amen DG（著），石橋哲，大谷良（訳）：アルツハイマー病が予防できる．pp199-206，医歯薬出版，2008
5. Shankle WR, Amen DG（著），石橋哲，大谷良（訳）：アルツハイマー病が予防できる．pp167-176，医歯薬出版，2008
6. Llewellyn DJ, Lang IA, Langa KM, et al: Vitamin D and risk of cognitive decline in elderly persons. Arch Intern Med 170: 1135-1141, 2010
7. Scarmeas N, Stern Y, Tang MX, et al: Mediterranean diet and risk for Alzheimer's disease. Ann Neurol 59: 912-921, 2006
8. Ozawa M, Ninomiya T, Ohara T, et al: Dietary patterns and risk of dementia in an elderly Japanese population: the Hisayama Study. Am J Clin Nutr 97: 1076-1082, 2013
9. Barnes DE, Yaffe K: The projected effect of the risk factor reduction on Alzheimer's disease prevalence. Lancet Neurol 10: 819-828, 2011
10. Erickson KI, Raji CA, Lopez OL, et al: Physical activity predicts gray matter volume in late adulthood: the Cardiovascular Health Study. Neurology 75: 1415-1422, 2010
11. Gow AJ, Bastin ME, Muñoz Maniega S, et al: Neuroprotective lifestyles and the aging brain: activity, atrophy, and white matter integrity. Neurology 79: 1802-1808, 2012
12. Liang KY, Mintun MA, Fagan AM, et al: Exercise and Alzheimer's disease biomarkers in cognitively normal older adults. Ann Neurol 68: 311-318, 2010
13. Takeuchi H, Taki Y, Kawashima R: Effects of working memory training on cognitive functions and neural systems. Rev Neurosci 21: 427-449, 2010
14. Takeuchi H, Kawashima R: Effects of processing speed training on cognitive functions and neural systems. Rev Neurosci 23: 289-301, 2012
15. Hering A, Rendell PG, Rose NS, et al: Prospective memory training in older adults and its relevance for successful aging. Psychol Res 78: 892-904, 2014
16. Kawashima R: Mental exercises for cognitive function: clinical evidence. J Prev Med Public Health 46（Suppl 1）: S22-S27, 2013
17. Ott A, Stolk RP, van Harskamp F, et al: Diabetes mellitus and the risk of dementia: The Rotterdam Study. Neurology 53: 1937-1942, 1999
18. 関田敦子，清原裕：危険因子としての生活習慣病．Brain Nerve 62: 709-717, 2010
19. 冨本秀和，大谷良：血管性認知症．新井平伊（総合監修），認知症予防テキストブック，pp49-64，日本早期認知症学会，2015
20. Forette F, Seux ML, Staessen JA, et al: Prevention of dementia in randomised double-blind placebo-controlled Systolic Hypertension in Europe（Syst-Eur）trial. Lancet 352: 1347-1351, 1998
21. Luchsinger JA, Tang MX, Shea S, et al: Caloric intake and the risk of Alzheimer disease. Arch Neurol 59: 1258-1263, 2002
22. Ott A, Slooter AJ, Hofman A, et al: Smoking and risk of dementia and Alzheimer's disease in a population-based cohort study: the Rotterdam Study. Lancet 351: 1840-1843, 1998
23. Kurella M, Yaffe K, Shlipak MG, et al: Chronic kidney disease and cognitive impairment in menopausal women. Am J Kidney Dis 45: 66-76, 2005

24. Lusebrink VB: Art therapy and the brain: an attempt to understand the underlying processes of art expression in therapy. Art Ther J Am Art Ther Asso 21: 125-135, 2004
25. Verghese J, Lipton RB, Katz MJ, et al: Leisure activities and the risk of dementia in the elderly. N Engl J Med 348: 2508-2516, 2003
26. Kuzuya M, Masuda Y, Hirakawa Y, et al: Day care service use is associated with lower mortality in community-dwelling frail older people. J Am Geriatr Soc 54: 1364-1371, 2006

〔大谷 良〕

第2章
診断に有用な画像検査

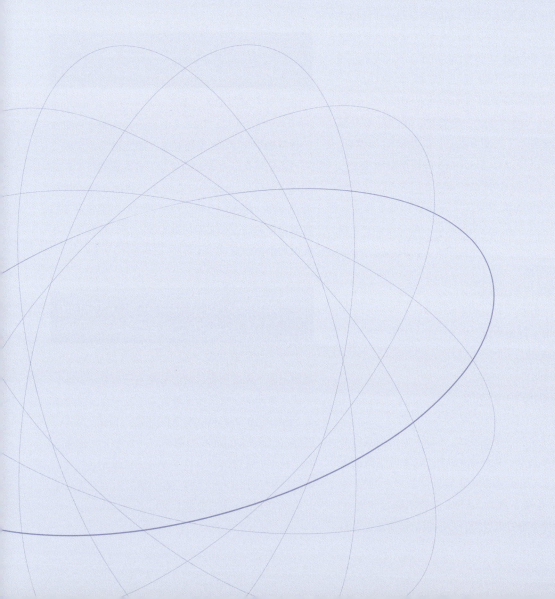

第2章　診断に有用な画像検査

1 脳のパーセレーション

1 概要

　脳の構造と機能を結びつけるために，脳の各部位の機能をマッピングしたり脳の各部位の機能的および構造的連結を調べたりする研究が進んでいる．このためには，脳の細胞構築や機能に基づいた定型的な区域分け（パーセレーション）が必要となる．脳の大きさには個人差があるため，このパーセレーションを個人の脳に適応するためには標準脳とよばれる定型的な脳に変形させる必要がある．この標準脳には通常 Montreal Neurological Institute（MNI）が開発した標準脳(http://imaging.mrc-cbu.cam.ac.uk/imaging/MniTalairach)が用いられ，脳の3次元座標(X, Y, Z)から脳の各構造を知ることができる．この MNI 座標を，さらにタライラッハ Talairach の標準脳図譜での座標(X′, Y′, Z′)に変換することにより，ブロードマン Brodmann 分類による皮質領域を特定することができる．その変換式は，前交連よりも頭側では，

　　$X' = 0.9900X$

　　$Y' = 0.9688Y + 0.0460Z$

　　$Z' = -0.0485Y + 0.9189Z$

前交連よりも尾側では，

　　$X' = 0.9900X$

　　$Y' = 0.9688Y + 0.0420Z$

　　$Z' = -0.0485Y + 0.8390Z$

となる．

　タライラッハの標準脳は，1個人の剖検脳に基づくものであり，生体脳の MRI による脳画像と異なることから，多数の正常脳に基づく MNI の標準脳が考案された．MNI の標準脳はタライラッハの標準脳で欠けている小脳や脳幹部を含んでいるが，機能局在を示すブロードマン領野の特定に関してはタライラッハの標準脳が優れているため，このような座標変換が行われている．タライラッハ座標からブロードマン領野を特定するにあたっては，University of Texas Health Science Center at San Antonio（http://www.talairach.org/）の開発した Talairach Daemon というフリーウェアが役立つ．

2 ブロードマン分類によるパーセレーション（図2-1）

　ドイツの解剖学者であるブロードマン Korbinian Brodmann は，1909年にヒトの大脳皮質組織の神経細胞を Nissl 染色して，細胞構築が類似している領域をひとまとめにし，各皮質野に1から52までの番号を付すことにより詳細な脳図譜をつくった．現在，このブロードマンの番号が大脳皮質の機能局在の表示に最もよく用いられており実用的価値が高い．

3 Automated Anatomical Labeling (AAL)によるパーセレーション（図2-2）

　フランスの研究者グループにより開発された，機能画像への応用を目的としたパーセレーション手法．標準的な統計画像解析のフリーウェアである Statistical Parametric Mapping（http://www.fil.ion.ucl.ac.uk/spm/）の解析ツールとして開発され，種々の画像解析ソフトウェアに導入されている．MNI 座標上で大脳を90か所，小脳を入れると全部で116か所に分割している．

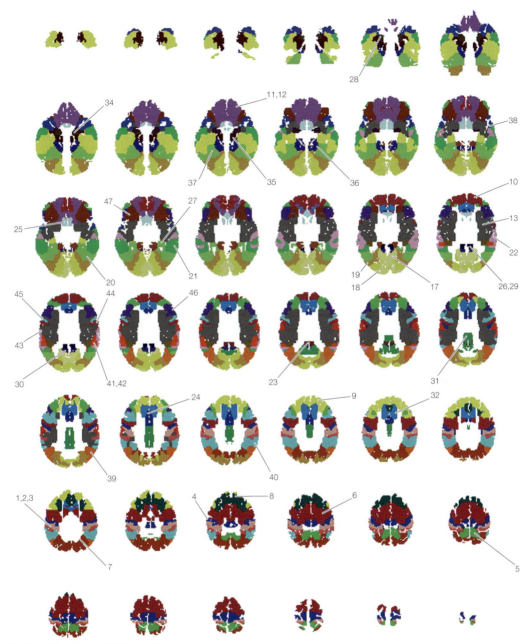

図 2-1 ブロードマン分類によるパーセレーション

1, 2, 3：primary somatosensory cortex 一次体性感覚野, 4：primary motor cortex 一次運動野, 5：somatosensory association cortex 体性感覚連合野, 6：premotor and supplementary motor cortex 前運動野・補足運動野, 7：somatosensory association cortex 体性感覚連合野, 8：frontal eye fields 前頭眼野, 9：dorsolateral prefrontal cortex 背外側前頭前野, 10：frontopolar area 前頭極, 11：orbitofrontal area 眼窩前頭野, 12：orbitofrontal area 眼窩前頭野, 13：insular cortex 島皮質, 17：primary visual cortex 一次視覚野, 18：visual association cortex 二次視覚野, 19：associative visual cortex 視覚連合野, 20：inferior temporal gyrus 下側頭回, 21：middle temporal gyrus 中側頭回, 22：superior temporal gyrus 上側頭回, 23：ventral posterior cingulate gyrus 腹側後部帯状回, 24：ventral anterior cingulate gyrus 腹側前部帯状回, 25：subgenual cortex 梁下野, 26：ectosplenial cortex 脳梁膨大後部の膨大外部, 27：piriform cortex 梨状葉皮質, 28：posterior entorhinal cortex 後部嗅内皮質, 29：retrosplenial cingular cortex 脳梁膨大後部帯状回, 30：part of cingulate cortex 帯状回の一部, 31：dorsal posterior cingulate cortex 背側後部帯状回, 32：dorsal anterior cingulate cortex 背側前部帯状回, 34：anterior entorhinal cortex 前部嗅内皮質, 35：perirhinal cortex 嗅周囲皮質, 36：parahippocampal gyrus 海馬傍回, 37：fusiform gyrus 紡錘状回, 38：temporopolar area 側頭極, 39：angular gyrus 角回, 40：supramarginal gyrus 縁上回, 41：primary and auditory association cortex 聴覚野, 42：primary and auditory association cortex 聴覚野, 43：primary gustatory cortex 一次味覚野, 44：pars opercularis 下前頭回弁蓋部, 45：pars triangularis Broca's area 下前頭回三角部, 46：dorsolateral prefrontal cortex 背外側前頭前野, 47：inferior prefrontal cortex 下前頭前野

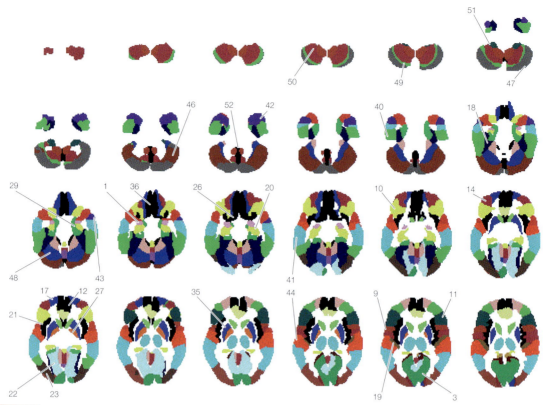

図 2-2 ▶ Automated Anatomical Labeling によるパーセレーション（次頁に続く）

1：Amygdala (amygdala)扁桃体，2：Angular (angular gyrus)角回，3：Calcarine (calcarine gyrus)鳥距，4：Caudate (caudate)尾状核，5：Cingulum_Ant (anterior cingulate gyrus)前部帯状回，6：Cingulum_Mid (middle cingulate gyrus)中部帯状回，7：Cingulum_Post (posterior cingulate gyrus)後部帯状回，8：Cuneus (cuneus)楔部，9：Frontal_inf_Oper (inferior frontal operculum)下前頭回弁蓋部，10：Frontal_inf_Orb (inferior orbitofrontal gyrus)下眼窩前頭回，11：Frontal_inf_Tri (pars triangularis)下前頭回三角部，12：Frontal_Med_Orb (medial orbitofrontal gyrus)内側眼窩前頭回，13：Frontal_Mid (middle frontal gyrus)中前頭回，14：Frontal_Mid_Orb (middle orbitofrontal gyrus)中眼窩前頭回，15：Frontal_Sup (superior frontal gyrus)上前頭回，16：Frontal_Sup_Medial (medial superior frontal gyrus)内側上前頭回，17：Frontal_Sup_Orb (superior orbitofrontal gyrus)上眼窩前頭回，18：Fusiform (fusiform gyrus)紡錘状回，19：Heschl (Heschl's gyrus)ヘシェル回，20：Hippocampus (hippocampus)海馬，21：Insula (insula)島，22：Lingual (lingual gyrus)舌状回，23：Occipital_Inf (inferior occipital gyrus)下後頭回，24：Occipital_Mid (middle occipital gyrus)中後頭回，25：Occipital_Sup (superior occipital gyrus)上後頭回，26：Olfactory (olfactory cortex)嗅皮質

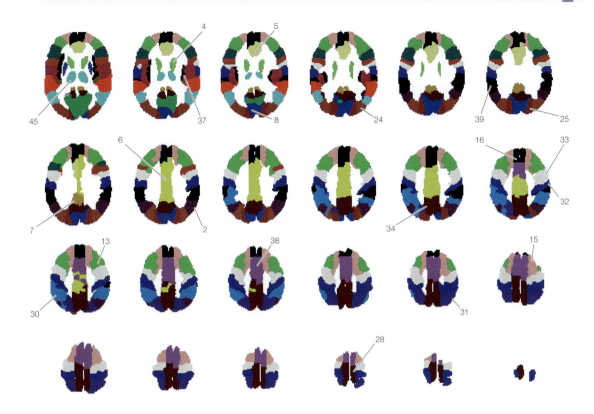

図2-2 Automated Anatomical Labelingによるパーセレーション（続き）

27：Pallidum (pallidum) 淡蒼球，28：Paracentral_Lobule (paracentral lobules) 傍中心小葉，29：Parahippocampal (parahippocampal gyrus) 海馬傍回，30：Parietal_Inf (inferior parietal cortex) 下頭頂葉皮質，31：Parietal_Sup (superior parietal cortex) 上頭頂葉皮質，32：Postcentral (postcentral gyrus) 中心後回，33：Precentral (precentral gyrus) 中心前回，34：Precuneus (precuneus) 楔前部，35：Putamen (putamen) 被殻，36：Rectus (rectal gyrus) 直回，37：Rolandic_Oper (Rolandic operculum) ローランド弁蓋部，38：Supp_Motor_Area (supplementary motor area) 補足運動野，39：SupraMarginal (supramarginal gyrus) 縁上回，40：Temporal_Inf (inferior temporal gyrus) 下側頭回，41：Temporal_Mid (middle temporal gyrus) 中側頭回，42：Temporal_Pole_Mid (middle temporal pole) 中側頭極，43：Temporal_Pole_Sup (superior temporal pole) 上側頭極，44：Temporal_Sup (superior temporal gyrus) 上側頭回，45：Thalamus (thalamus) 視床，46：Cerebellum_Crus1 (superior semilunar lobule) 上半月小葉，47：Cerebellum_Crus2 (inferior semilunar lobule) 下半月小葉，48：Cerebellum_3_4_5_6 (cerebellar cortex) 小脳皮質，49：Cerebellum_7b (cerebellar cortex) 小脳皮質，50：Cerebellum_8_9 (cerebellar cortex) 小脳皮質，51：Cerebellum_10 (cerebellar cortex) 小脳片葉，52：Vermis (cerebellar vermis) 小脳虫部

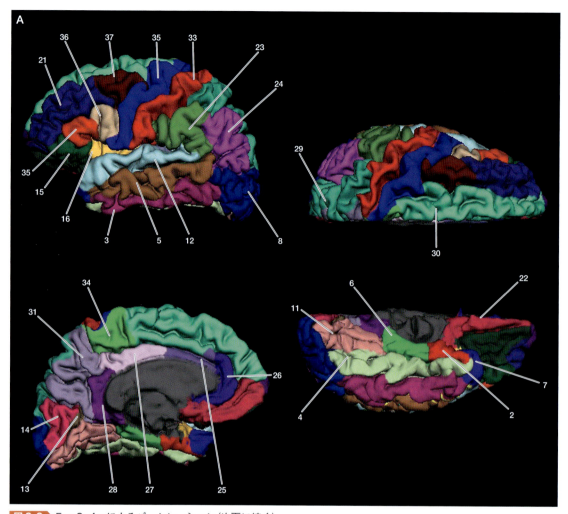

図 2-3 ▶ FreeSurfer によるパーセレーション（次頁に続く）

A：脳表像，B：横断像．

1：cerebellar cortex 小脳皮質，2：entorhinal cortex 嗅内皮質，3：inferior temporal cortex 下側頭葉皮質，4：fusiform gyrus 紡錘状回，5：middle temporal cortex 中側頭葉皮質，6：parahippocampal gyrus 海馬傍回，7：temporal pole 側頭極，8：lateral occipital cortex 外側後頭葉皮質，9：amygdala 扁桃体，10：hippocampus 海馬，11：lingual cortex 舌状皮質，12：superior temporal cortex 上側頭葉皮質，13：pericalcarine cortex 傍鳥距皮質，14：cuneus 楔部，15：lateral orbitofrontal cortex 外側眼窩前頭葉皮質，16：insula 島，17：putamen 被殻，18：pallidum 淡蒼球，19：thalamus 視床，20：caudate 尾状核，21：rostral middle frontal cortex 吻側中前頭葉皮質，22：medial orbitofrontal cortex 内側眼窩前頭葉皮質，23：supramarginal gyrus 縁上回，24：inferior parietal cortex 下頭頂葉皮質，25：caudal anterior cingulate cortex 尾側前部帯状皮質，26：rostral anterior cingulate cortex 吻側前部帯状皮質，27：posterior cingulate cortex 後部帯状皮質，28：isthmus cingulate cortex 峡部帯状皮質，29：superior parietal cortex 上頭頂葉皮質，30：superior frontal cortex 上前頭葉皮質，31：precuneus 楔前部，32：precentral cortex 中心前皮質，33：postcentral cortex 中心後皮質，34：paracentral cortex 傍中心皮質，35：pars triangularis 下前頭回三角部，36：pars opercularis 下前頭回弁蓋部，37：caudal middle frontal cortex 尾側中前頭葉皮質

4 FreeSurfer によるパーセレーション（図2-3）

　米国 Massachusetts General Hospital の医用生体画像のために，Athinoula A. Martinos Center で開発された脳画像解析ソフトウェアである FreeSurfer で用いられているパーセレーション．標準脳における定型的なパーセレーションを逆変形により，各個人の脳に合わせ込んでいる．FreeSurfer は Linux または Mac OS で作動する．

（松田博史）

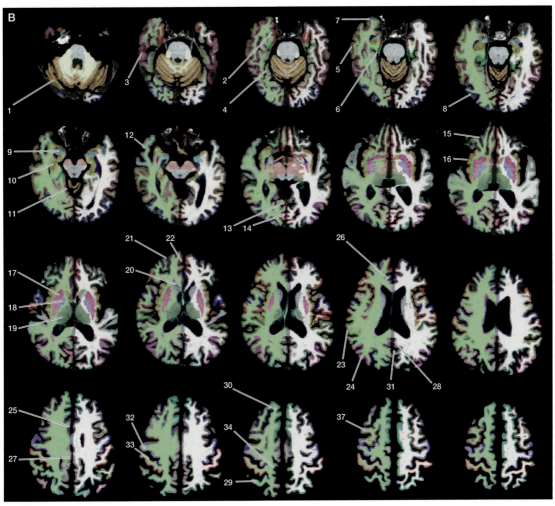

図2-3 ▶ FreeSurferによるパーセレーション(続き)

第2章 診断に有用な画像検査

2 CT・MRI

1 頭部CT画像を用いた認知症の診断

computed tomography（CT）検査は，人体の多方向からX線を照射し，透過されたX線を検出器で測定することで組織のX線吸収値を求め，画像表示を行う検査方法である．短時間で撮影できるため，長時間安静がとれない人にも施行可能であり，外来患者に対し同日緊急検査が可能な施設が多いというメリットがある一方，正常組織と病変のコントラスト，白質と灰白質などの組織間のコントラスト，萎縮や形態の評価といった面ではmagnetic resonance imaging（MRI）に劣る．また，認知症の好発年齢を考えると問題になることは少ないかもしれないが，X線を照射するため被験者の被曝の問題がある．

実臨床においては，認知症を疑った症例全例に施行するというよりは，MRIが禁忌の症例や，転倒・頭部外傷の既往がある症例，軽度の意識障害や片麻痺などの神経学的異常を伴う症例，亜急性の経過をとる症例などで，慢性硬膜下血腫や脳腫瘍といった治療可能な認知症を鑑別する目的で初診時に施行されることが多いと思われる．ある程度進行したアルツハイマー型認知症では，頭部CTでも側頭葉内側部の萎縮をとらえることができる（図2-4A）．また，特発性正常圧水頭症に特徴的な脳室拡大，脳底槽やシルヴィウス裂の拡大と高位円蓋部のくも膜下腔狭小化，いわゆるdisproportionately enlarged subarachnoid-space hydrocephalus（DESH）所見も頭部CTで指摘できることが多い（図2-4B）．転倒や頭部外傷歴のある症例などで，慢性硬膜下血腫が検出されることがある（図2-4C）．硬膜下血腫は血腫の時期によっては脳実質と等吸収に近い吸収値を呈して判別しづらくなることや（図2-4D），両側に存在すると正中構造の偏倚を伴わなくなる（図2-4E）ことがあるため，画像を読影する際に注意が必要である．

2 頭部MRI画像を用いた認知症の診断

a. MRIの注意点

MRIは核磁気共鳴現象を利用して生体内部の情報を画像化する方法である．CTよりも形態の評価，正常組織と病変のコントラスト，白質と灰白質などの組織間のコントラストに優れ，撮像法の適切な選択により病変の背景病理を類推することが可能となるメリットがある．CTと異なり，放射線被曝が全くない非侵襲的な検査である．一方で，多くの施設では予約検査として後日に施行することが多く，前述したような治療可能な認知症を早期に鑑別する必要がある症例においては，即日のCT施行が優先されることがある．また，MRIによるリスクとしては静磁場やRFパルスによるものが挙げられる．MRI検査室内は常に高磁場が発生しており，磁性体持ち込みによる事故のリスクがあるため，MRI検査室の安全管理が重要となる．またRFパルスによるリスクとして発熱があり，体内金属では高磁場による牽引や脱落以外に，発熱による熱傷の危険がある．鉄分を含んだ入れ墨やマスカラでの熱傷の報告もある．カラーコンタクトレンズの中に酸化鉄を含むものがあり，添付文書でもMRI検査に際してはレンズを外すよう記載されている．体内埋め込み

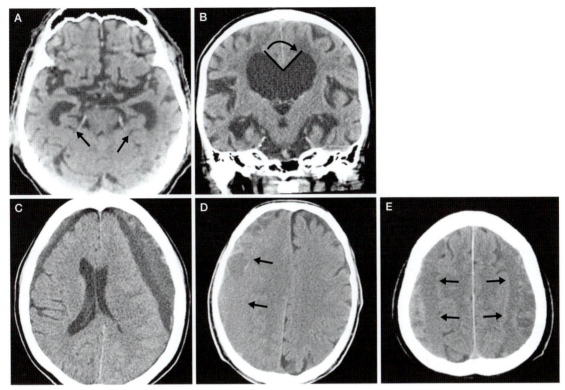

図2-4　CTで評価可能な認知症疾患
A：アルツハイマー型認知症（80歳代，女性）　CT横断像．側脳室下角の開大，側副溝の開大（矢印）から側頭葉内側部の萎縮が読み取れる．
B：特発性正常圧水頭症（60歳代，男性）　CT冠状断像．脳室拡大，両側シルヴィウス裂の開大がみられ，相対的に高位円蓋部のくも膜下腔は狭小化している．脳室角は90度未満になっている（矢印）．
C：慢性硬膜下血腫（70歳代，女性）　CT横断像．両側の慢性硬膜下血腫を認める．正中構造の右への偏位がみられる．
D：慢性硬膜下血腫（60歳代，男性）　CT横断像．右側に慢性硬膜下血腫を認める（矢印）が，大部分が正常な皮質と同程度の吸収値を呈している．
E：慢性硬膜下血腫（80歳代，男性）　CT横断像．両側に慢性硬膜下血腫を認めており（矢印），正中構造の偏倚がみられない．

の金属や装置などの体内インプラントについては，静磁場やRFパルスによる影響がそれぞれのデバイスにより起こりうるため，MRI検査の適合性について事前にチェックする必要があるとともに，検査可能であってもデバイス近傍の画像情報の欠損やアーチファクトによる画質低下に留意する必要がある．MRIガントリーが狭く細長いこと，検査が比較的長時間にわたることから閉所恐怖症により検査が行えないこともある．抗不安薬の内服などにより予定どおり適切に検査可能なこともあり，検査予約段階でその可能性を聴取して準備しておくことも重要と思われる．認知症の診断という点から当てはまるケースは少ないと思われるが，胎児に対するMRI検査の安全性は確立されておらず，器官形成期以前の妊婦および胎児の検査は施行しないほうがよいとされている．

b. 撮像法

MRIは現在の認知症の画像診断において最も重要な役割をはたすが，それぞれの認知症の原因疾患が呈する特徴的な画像所見をとらえるために，最適な撮像条件を理解する必要がある．脳萎縮のような形態の評価には，T1強調画像が標準的に撮像される．アルツハイマー型認知症で早期にみられる内側側頭部の選択的萎縮を評価するに

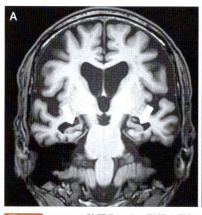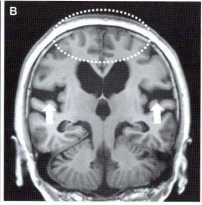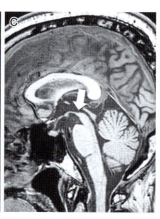

図 2-5 MRI T1 強調像による形態の評価が有用な認知症疾患
A：アルツハイマー型認知症(80 歳代，男性)　T1 強調冠状断像．両側海馬の萎縮を認める(矢印)．
B：特発性正常圧水頭症(70 歳代，女性)　T1 強調冠状断像．脳室拡大やシルヴィウス裂などの脳溝の開大(矢印)がみられる一方で，高位円蓋部のくも膜下腔が狭小化する(点線囲い)という，いわゆる DESH の所見を認める．
C：進行性核上性麻痺(60 歳代，男性)　T1 強調矢状断像．中脳被蓋の萎縮がみられる(矢印)．

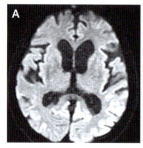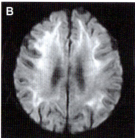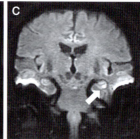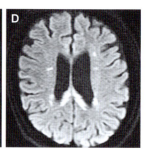

図 2-6 MRI 拡散強調像の所見が診断に有用な認知症疾患
A：クロイツフェルト・ヤコブ病(70 歳代，女性)　拡散強調横断像．大脳皮質に沿った高信号を認める．尾状核や被殻前方も高信号を呈している．
B：神経核内封入体病(50 歳代，女性)　拡散強調横断像．皮質直下に線状から弧状の高信号が認められる．
C：一過性全健忘(60 歳代，男性)　拡散強調冠状断像．左海馬に小高信号域(矢印)がみられる．
D：軸索スフェロイド形成を伴う遺伝性びまん性白質脳症(20 歳代，男性)　拡散強調横断像．脳梁や深部白質に高信号を認める．

は，冠状断を用いると海馬や海馬傍回の形態，萎縮の程度が認識しやすくなる(図 2-5A)．特発性正常圧水頭症においては，DESH 所見や脳室角の評価に冠状断が重要である(図 2-5B)．進行性核上性麻痺でみられる中脳被蓋の萎縮は，矢状断を用いるととらえやすく，その特徴的な形態からハミングバードサインやペンギンシルエットサインとよばれている(図 2-5C)．グラディエントエコー法による薄いスライス厚の 3 次元 T1 強調画像を撮像すると，横断像，矢状断像，冠状断像の 3 方向での視覚的評価が可能となるとともに，後述する voxel based morphometry (VBM)などの画像解析も可能となるため有用である．梗塞巣や虚血性変化を評価するためには T2 強調画像や fluid attenuated inversion recovery (FLAIR)画像が撮像される．拡散強調画像 diffusion weighted imaging (DWI)は急性期梗塞の評価に重要なのはもちろんのこと，さまざまな認知症の原因疾患で診断のキーとなる情報が得られることがあり，比較的短時間で撮像可能なこともあって頻用されている．クロイツフェルト・ヤコブ病では大脳基底核や大脳皮質に高信号域を認める(図 2-

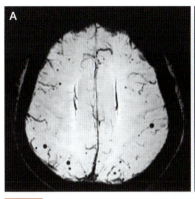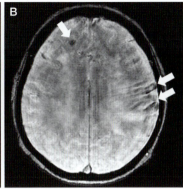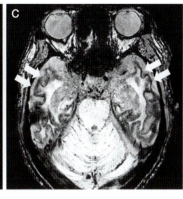

図2-7 MRI SWI の所見が有用な認知症疾患

A：アルツハイマー型認知症，脳アミロイド血管症(70歳代，女性)　SWI 横断像．臨床的にアルツハイマー型認知症を呈する症例において，皮質や皮質下に微小出血と思われる低信号域を多数認めている．脳アミロイド血管症の合併が示唆される．
B：血管内リンパ腫(70歳代，女性)　SWI 横断像．皮質や皮質下白質に低信号域が描出され，出血性病変の併存と考えられる(矢印)．
C：神経梅毒(60歳代，男性)　SWI 横断像．側頭葉の皮質に沿って低信号域がみられる(矢印)．

6A)．皮質に沿った DWI での高信号域は，低酸素脳症，低血糖脳症，けいれん後脳症などでもみられることがあり，病歴や継時的変化，異常所見の分布に注意を払う必要がある．神経核内封入体病では皮質直下に線状から弧状の高信号域を呈する(図2-6B)．特異性の高い所見と考えられているが，fragile X-associated tremor/ataxia（FX-TAS）症候群でも認めたことが報告されている．一過性全健忘では海馬 CA1 に小高信号域が検出される(図2-6C)．微小な異常のため薄いスライスで撮像した横断像と冠状断の両者で評価するのが望ましいことと，異常を検出しやすい時期があること(発症24〜72時間)に注意したい[1,2]．軸索スフェロイド形成を伴う遺伝性びまん性白質脳症 hereditary diffuse leukoencephalopathy with axonal spheroids（HDLS）*では大脳白質や脳梁，錐体路の病変に一致して高信号を認める(図2-6D)．通常の梗塞との違いは異常信号が遷延することである[3]．T2*強調画像や susceptibility-weighted imaging（SWI）は磁化率効果を鋭敏に反映するため，微小な出血性病変の検出が可能となる．多発する皮質/皮質下出血あるいは微小出血は脳アミロイド血管症が存在する根拠となり，小血管性認知症の診断や脳アミロイド血管症に関連した炎症(炎症性脳アミロイド血管症)の診断に役立つ(図2-7A)[4,5]．また，血管内リンパ腫においては，DWI で高信号となる梗塞様病変に微小な出血性変化が併存することがしばしばあり，SWI でこれを検出することが診断のきっかけとなりうる(図2-7B)．血管内リンパ腫では，そのほかに髄膜に沿った造影増強効果や橋に橋中心性髄鞘崩壊症に類似した病変を認めることが報告されており[6,7]，これらの所見にも注意を払いたい．そのほかにも，神経梅毒において側頭極の皮質下に T2 強調画像や FLAIR で高信号を呈する以外に，SWI で前頭葉や側頭葉を中心とした皮質に沿った低信号を呈することが報告されており[8]，自験例でもこれを認めている(図2-7C)．側頭極の病変については，認知症を伴うものとしてほかに cerebral autosomal dominant arteriopathy with subcortical infarcts and leukoencephalopathy（CADASIL），cerebral autosomal recessive arteriopathy with subcortical infarcts and leukoencephalopathy（CARASIL），筋強直性ジストロ

---

*近年，ALSP（adult-onset leukoencephalopathy with axonal spheroids and pigmented glia）の呼称が推奨されている．

フィー，前頭側頭葉変性症，前頭側頭型認知症を伴う筋萎縮性側索硬化症でも認められることから[9]，SWI の所見は鑑別の一助となる可能性がある．造影 MRI については，認知症の診断において全例に施行する必要はないと考えられるが，亜急性に進行する症例や悪性腫瘍の既往がある症例においては癌性髄膜炎を鑑別するために必要なことがある．高齢者では腎機能障害が存在する頻度が高く，また元々腎機能障害がなくても認知症発症の影響で脱水をきたしていることがあり，遅発性副作用としての腎性全身性線維症のリスクに留意して適切な検査前の腎機能評価が望まれる．

MRI では撮像法によっては，脳機能の評価を行うことが可能である．脳血流を描出する arterial spin labeling (ASL) は血液のプロトンを内因性造影剤として用いる方法であり，造影剤を用いることなく無侵襲に脳血流情報を直接画像化することが可能である．数分で撮像が可能なため MRI のルーチン撮像に組み込むことができ，また PET や SPECT と異なり放射線被曝もなく，繰り返しの測定も容易である．アルツハイマー型認知症において，頭頂葉を中心とする特異的な血流低下パターンが得られると報告されている[10]．そのほかにも，拡散テンソル画像を用いて神経束の拡散異方性低下や拡散能上昇の有無などを評価する手法や，安静時や課題時の機能的 MRI なども認知症診断への応用が研究されつつあるが，日常臨床での適用にはまだ至っていない．

c. 画像解析法

認知症の原因疾患には神経変性疾患が多く，この場合には萎縮の評価が診断に重要な役割をはたす．視覚的評価が基本となるが，早期診断として軽微な萎縮をとらえる際や，加齢などの影響で脳全体に萎縮が存在する場合には，視覚的評価のみでは診断精度が低くなってしまうことがある．また，迂回回や後部帯状回など，視覚的に萎縮がとらえづらい領域も存在する．こうした問題を解決するために，さまざまな画像解析法が試みられている．日常臨床で比較的簡便に行えるのが，用手的な面積測定を利用する方法である．正中矢状断像を用いて，用手的に中脳被蓋と橋の面積比を算出して中脳被蓋の萎縮を評価することで，進行性核上性麻痺をパーキンソン病や多系統萎縮症から鑑別することが可能と報告されている[11]．中脳被蓋と橋の面積に加えて中小脳脚や上小脳脚の幅を計測することで，さらに正確に進行性核上性麻痺をパーキンソン病や多系統萎縮症から鑑別できるとされる[12]．脳体積の測定については，米国で開発された FreeSurfer (http://surfer.nmr.mgh.harvard.edu/) というソフトウェアを用いることで，全脳領域の詳細な脳構造の体積や大脳皮質厚の測定値を得ることが可能である．ただし現状では，1症例の測定結果を得るために時間がかかること，脳実質の抽出が不良の場合は測定値の信頼性が落ちてしまうため，用手的な修正を加える必要があることなどさまざまな問題点が残っており，日常臨床で一般的に用いられるには至っていない．

脳体積の絶対値を測定するのではなく，統計学的に測定する手法として VBM がある．VBM では，各個人の脳をすべて標準脳の形態に変換したうえで，ボクセル単位で統計学的解析を行い，さまざまな神経疾患における脳体積の減少など脳形態の特徴を同定する．米国の MathWorks 社が開発している数値解析ソフトウェアである MATLAB® 上で動く Statistical Parametric Mapping (SPM) で VBM 処理が可能であり，世界中で広く用いられている．VBM 処理では，MRI を灰白質，白質，脳脊髄液の各コンパートメントに自動的に分割する組織分割と，解剖学的標準化が重要である．解剖学的標準化においては，従来の SPM では離散コサイン変換が用いられてきたが，最近では，より正確な標準化が可能な diffeomorphic anatomical registration using exponentiated Lie algebra (DARTEL) とよばれる非線形変換が SPM に応用されている．これにより，灰白質のみならず白質画像も精度よく標準脳に変換できる．

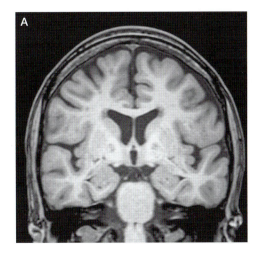

図2-8 VSRAD®による萎縮の検出が有用な認知症疾患
A：アルツハイマー型認知症（70歳代，女性）T1強調冠状断像．視覚による評価では海馬や海馬傍回の萎縮は明瞭ではない．
B：Aと同一症例（VSRAD® advance）．VSRAD® advanceでは，アルツハイマー型認知症の疾患特異関心領域に選択的な萎縮が検出される．

MATLAB® を用いずに Windows PC 上で単独で動作する VBM ソフトウェアとして，voxel-based specific regional analysis system for Alzheimer's disease（VSRAD®）が開発されている．VSRAD® ではあらかじめ搭載された健常高齢者の脳画像データベースと統計学的に比較することにより，個々の患者の局所脳容積が評価できる．VSRAD® の最新バージョンは VSRAD® advance とよばれ，SPM8 と DARTEL 手法を組み合わせたものである[13]．VSRAD® advance は本邦の多数の施設で用いられており，嗅内皮質，扁桃，海馬を含む側頭葉内側部に標的関心領域を設定し，この標的関心領域がどの程度萎縮しているか，また，全脳に比べてどの程度特異的に萎縮しているかを算出することでアルツハイマー型認知症の診断に寄与している（図2-8）．白質萎縮の評価も可能であり，大脳皮質基底核変性症や進行性核上性麻痺の診断に役立つ可能性が報告されている[14]．

■文献

1. Sedlaczek O, Hirsch JG, Grips E, et al: Detection of delayed focal MR changes in the lateral hippocampus in transient global amnesia. Neurology 62: 2165-2170, 2004
2. Ryoo I, Kim JH, Kim S, et al: Lesion detectability on diffusion-weighted imaging in transient global amnesia: the influence of imaging timing and magnetic field strength. Neuroradiology 54: 329-334, 2012
3. Bender B, Klose U, Lindig T, et al: Imaging features in conventional MRI, spectroscopy and diffusion weighted images of hereditary diffuse leukoencephalopathy with axonal spheroids (HDLS). J Neurol 261: 2351-2359, 2014
4. Danve A, Grafe M, Deodhar A: Amyloid beta-related angiitis: a case report and comprehensive review of literature of 94 cases. Semin Arthritis Rheum 44: 86-92, 2014
5. 柳下 章：認知症の MRI．最新医学 71 増刊：625-630, 2016
6. Yamamoto A, Kikuchi Y, Homma K, et al: Characteristics of intravascular large B-cell lymphoma on cerebral MR imaging. AJNR Am J Neuroradiol 33: 292-296, 2012
7. Iwamuro M, Kimura K, Kondo E, et al: Hyperintense Lesion in the Pons in Intravascular Lymphoma. Intern Med 54: 2421-2422, 2015
8. Pesaresi I, Sabato M, Doria R, et al: Susceptibility-weighted imaging in parenchymal neurosyphilis: identification of a new MRI finding. Sex Transm Infect 91: 489-492, 2015
9. 柳下 章：神経内科疾患の画像診断．p85, 秀潤社, 2011
10. Wierenga CE, Hays CC, Zlatar ZZ: Cerebral blood flow measured by arterial spin labeling MRI as a preclinical marker of Alzheimer's disease. J Alzheimers Dis 42 (Suppl 4): S411-S419, 2014
11. Oba H, Yagishita A, Terada H, et al: New and reliable MRI diagnosis for progressive supranuclear palsy. Neurology 64: 2050-2055, 2005
12. Quattrone A, Nicoletti G, Messina D, et al: MR imaging index for differentiation of progressive supranuclear palsy from Parkinson disease and the Parkinson variant of multiple system atrophy. Radiology 246: 214-221, 2008
13. Matsuda H, Mizumura S, Nemoto K, et al: Automatic voxel-based morphometry of structural MRI by SPM8 plus diffeomorphic anatomic registration through exponentiated lie algebra improves the diagnosis of probable Alzheimer Disease. AJNR Am J Neuroradiol 33: 1109-1114, 2012
14. Sakurai K, Imabayashi E, Tokumaru AM, et al: The feasibility of white matter volume reduction analysis using SPM8 plus DARTEL for the diagnosis of patients with clinically diagnosed corticobasal syndrome and Richardson's syndrome. Neuroimage Clin 7: 605-610, 2014

〈杉山淳比古，佐藤典子，松田博史〉

第2章　診断に有用な画像検査

3 SPECT

1 SPECT検査とは

シングルフォトン核種を標識したトレーサーを投与し，脳の分布の断層像を撮像する．近年，CTと一体化したSPECT/CTが広く用いられており，深部の放射線の吸収減衰補正の精度が向上し，また，重畳画像による位置情報の精度向上も得られている．本書ではドパミントランスポーターイメージングは別途項目が設けられているので，その他の診療に用いることができる脳SPECT検査として，脳血流SPECT検査とイオマゼニルSPECT検査（ベンゾジアゼピン受容体密度測定）について述べる．

2 脳血流SPECT検査

本邦で一般的に利用可能な薬剤の特徴を表2-1に示す．本邦では，^{99m}Tc-HMPAOは，使用前24時間以内に1度以上溶出を行ったことのある過テクネチウム酸ナトリウム（^{99m}Tc）注射液ジェネレータを使用し，溶出後2時間以上経過していない溶出液を使用して標識を行う必要があり，これらの制限を加味すると使用が困難である施設が多い．^{123}I-IMPと^{99m}Tc-ECDの違いは表2-1に示したとおり，画質，分布，時間分解能である．脳血管障害においては血流の忠実な評価が必要で，^{123}I-IMPが優れると評価されることが多いが，認知症の早期診断に関する報告は^{99m}Tc-ECDが多く，エステラーゼ活性により修飾される血流分布も認知症診断においてはむしろ有利になっている可能性もある．また，いずれの薬剤においても注意すべき点は，賦活の影響を考慮し，トレーサーの投与から分布が決まるまでの間，必ず一定の状況を保つことである．通常は静かな暗室で安静状態を保つことが望ましい．閉眼・開眼のいずれかは議論の分かれるところであるが，いずれにしても，光刺激を抑制する必要がある．同じスペースに装置が数台設置されているなど，暗室にできない状況の場合は，目隠しを利用する．音刺激については耳栓を利用する，刺激の少ない音楽を流すなどにて対応する．安静静止の難しい患者が多い認知症診断においては，数分で分布の

表2-1　脳血流SPECT検査用トレーサーの特徴

^{123}I-IMP	^{99m}Tc-HMPAO	^{99m}Tc-ECD
画質は^{99m}Tcと比し良くない	画質が良い	画質が良い
分布が決定するまで5分以上	分布は2分以内に決定	分布は2分以内に決定
病変部と健常部のコントラスト良好	高血流領域ほど逆拡散あり追従性不良	高血流領域での追従性不良
脳血流情報は投与後1時間以内	標識時の制限 標識率も時間とともに劣化	脳内分布は投与後変化 ^{99m}Tc-HMPAOほどの撮像開始時間の任意性はない
	血球内での代謝と血清蛋白との結合により血管腫などの血液プールを反映する	集積はエステラーゼ活性により修飾される
	小脳，大脳基底核が高い	後頭葉内側が高い 内側側頭葉が低い

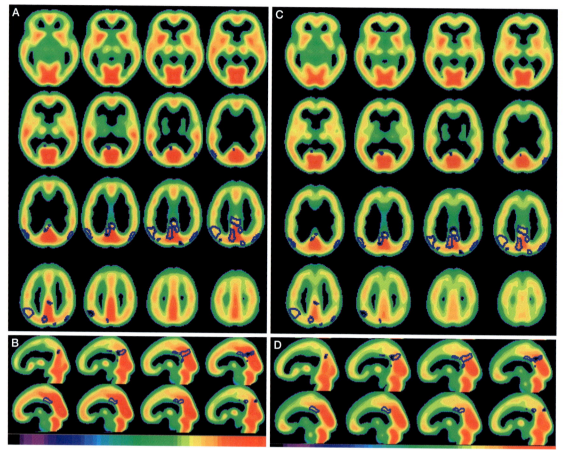

図 2-9 健常者平均 ^{99m}Tc-ECD 脳血流 SPECT 画像

A：60 歳代の健常者平均横断像．B：60 歳代の健常者平均矢状断像．C：80 歳代の健常者平均横断像．D：80 歳代の平均矢状断像．
いずれも参考のため，青囲みで，初期アルツハイマー病で血流低下が観察される疾患特異領域が示されている．後部帯状回〜楔前部の血流は健常者においては周囲皮質よりも高血流で，加齢とともに減少している．参考のため初期アルツハイマー病で血流低下が観察される疾患特異領域を青囲みで重畳している．この領域の血流低下が加齢によるものかアルツハイマー病による病的なものか，視覚的に判別することは非常に難しい．このため，Z スコア画像を作成して各年齢の健常者群と患者画像の比較を行うことは重要である．

決まる ^{99m}Tc-ECD は有利である．認知機能障害が高度で，鎮静が必要な場合は，分布が決まったあと，^{99m}Tc-ECD では静脈投与の数分後以降に鎮静を開始する．

脳血流量の定量評価に関して，血管障害においては定量値を測定し，局所脳血流量の絶対値に低下があるかどうかを問題とする場合が多い．びまん性の大脳皮質平均血流量の低下は，変性疾患では抑うつ状態やパーキンソン病，レビー小体型認知症，進行期アルツハイマー病にて観察されるが，定量値の変化よりも全脳での相対的低下域あるいは増加域の分布の評価が鑑別診断においては

重要となる．相対的分布を確認するために，標準脳変換を行って，健常者群と各患者個人の画像の形態を同じ形態にして，健常者群と比較し何標準偏差分の差があるかをボクセルごとに表示した Z スコア画像〔Z＝(健常者平均−個人のボクセル値)/健常者標準偏差〕での評価を行い，初期の軽微な血流低下域の分布をとらえる．元々，健常者でも脳血流量には左右差があり，一般的に優位半球で血流は高くなっている．また，各領域によって定常状態での血流分布が異なり，特に初期アルツハイマー病で低下のみられる後部帯状回〜楔前部は安静時血流が元々高く，病的な軽微な低下を

視覚的にとらえるのは困難となっている．Zスコア画像作成のためのツールとしては富士フイルムRIファーマ株式会社のeZISニューロ®と日本メジフィジックス株式会社のAZE VirtualPlace 隼の脳統計解析パッケージがある．図2-9にeZISに搭載されている60歳代および80歳代の健常者群の平均画像と，初期アルツハイマー病にて有意の血流低下が観察される疾患特異領域を重畳した画像を提示する．この画像から，後部帯状回〜楔前部の血流は健常者においては周囲皮質よりも高血流で，加齢とともに減少することがわかる．これらの領域に血流低下があるのかどうか，また，あったとしても加齢によるものかアルツハイマー病による病的なものか，視覚的に判別することは非常に難しいことがわかる．

3 ベンゾジアゼピン受容体密度SPECT検査

トレーサーとしては ^{123}I-iomazenil（ベンザイン® 注）が利用される．中枢性のベンゾジアゼピン投与後3時間の画像がベンゾジアゼピン密度を反映すると考えられている．

保険収載されている検査目的はてんかんにおける焦点検索であるが，神経機能残存の評価が可能と考えられており，文献的には認知症においても，ハンチントン病における基底核での集積低下[1]や血管性認知症における前頭葉での強い集積低下によるアルツハイマー病との判別の可能性について[2]などの報告がある．

■文献

1. Pinborg LH, Videbaek C, Hasselbalch SG, et al: Benzodiazepine receptor quantification in Huntington's disease with [^{123}I] omazenil and SPECT. J Neurol Neurosurg Psychiatry 70: 657-661, 2001
2. Hanyu H, Kume K, Sato T, et al: Regional differences in cortical benzodiazepine receptors of Alzheimer, vascular, and mixed dementia patients. J Neurol Sci 323: 71-76, 2012

〈今林悦子〉

第2章 診断に有用な画像検査

4 PET

1 PET 検査とは

ポジトロン核種を投与し，放出される 511 keV のガンマ線をシンチレーターにより収集し，断層像を撮像する．現在，ほとんどの機種が CT や MRI と一体化した複合機となっている．CT による吸収減弱補正は PET/CT では SPECT/CT と同様に外部照射のデータから実施される．PET/MRI でも近年さまざまな撮像法とソフトウェアが開発されて，放射線吸収を推測・計算し，比較的良好な画像が得られるようになっている．

認知症において有用な検査としては，脳糖代謝をみる ^{18}F-FDG-PET 検査，分子イメージングとしてアミロイド PET，タウ PET の実施がいくつかの施設で実現している．ほかにはトレーサーを合成することによって，さまざまな神経受容体あるいは神経伝達物質イメージングを行うことができる．炭素や酸素，フッ素などポジトロン放出核種は SPECT と異なり，生理的化合物の標識が容易な点も特徴である．別項にて記載されている SPECT で測定可能なベンゾジアゼピン受容体密度やドパミントランスポーターは，PET 検査でも測定することができる．

本項では認知症診断において重要な，^{18}F-FDG-PET 検査，アミロイド PET 検査，タウ PET 検査について記載する．

2 ^{18}F-FDG-PET 検査

グルコースは脳の唯一のエネルギー源で，好気的に代謝される．アストロサイトで最も多く消費されており，脳糖代謝はシナプス活動を反映するものと考えられている．現在，悪性腫瘍の検出目的で全身に広く利用されているグルコースの1つの水酸基を ^{18}F で置き換えた PET 用トレーサーである ^{18}F-FDG も，元来は脳糖代謝測定用に開発されたトレーサーである．生理的条件下では血流と代謝は比例して，脳の神経活動を反映していると考えられているが，シナプス活動に伴う血流増加は，アストロサイトによる脳細動脈拡張によるものと考えられている．SPECT よりも解像度に優れ，糖代謝の脳内分布を知ることによって，変性疾患の診断にも役立つ検査である．米国では 2006 年よりアルツハイマー病と前頭側頭葉変性症の鑑別に ^{18}F-FDG-PET 検査を用いることが，米国食品医薬品局にて承認されている．^{18}F-FDG-PET 画像に統計学的解析手法を用いた場合，アルツハイマー病かどうかについては 90% 以上の判別能が報告されている[1]．

^{18}F-FDG-PET 検査では，投与後脳内分布の 70% ほどが決まるまでの約 20 分の間，静かな暗室で安静状態を保たなければ，視覚刺激などの賦活が反映された画像となってしまう．図 2-10 に ^{18}F-FDG を暗室にて静脈投与し 20 分間安静を保った画像（図 2-10A）と，明るい部屋で坐位にて静脈投与し，その後歩行にて待機室に移動したときの画像（図 2-10B）を示す．明るい部屋で静脈投与した場合に，後頭葉内側面から外側に広がる視覚刺激に伴うと考えられる賦活が明らかである．

3 アミロイド PET 検査

病理学的なアミロイド蓄積の有無は，アミロイド PET あるいは髄液中アミロイド蛋白濃度の低下の評価により判定できる．アミロイド PET に

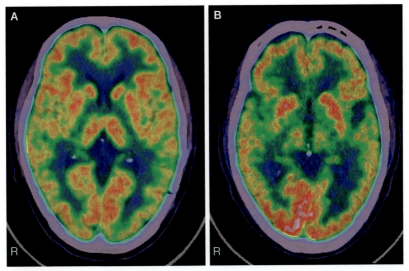

図 2-10 ▶ ¹⁸F-FDG-PET/CT 画像
投与 45 分後に 10 分間撮像．
A：静かな暗室にて安静臥位にて ¹⁸F-FDG を静脈投与し，20 分間同じ状態を保ち，その後撮像された画像．大脳皮質の糖代謝は比較的均一となっている．
B：明るい部屋で坐位にて ¹⁸F-FDG を静脈投与し，歩いて待機室に移動し，その後撮像した．右後頭葉内側から外側の糖代謝は他の領域よりも亢進している．視覚障害があり，左後頭葉の糖代謝亢進は右と比し乏しいものの，他の大脳皮質よりも糖代謝は亢進している．

よるアミロイド蓄積は明瞭な異常所見としてとらえられることがほとんどで，陰性から陽性への移行は非常に急速に起こると考えられている．アミロイド蓄積はアルツハイマー病における最も早期のイベントの 1 つで，アミロイド蓄積の有無を評価することで，アルツハイマー病の早期診断が可能なのではないかと考えられてきた．しかし，アミロイド蓄積が始まってからアルツハイマー病の発症までには 15～20 年ほどかかるとされており，より正確に発症時期をとらえることのできるバイオマーカーが探索されている．認知機能障害のみられない健常者でもアミロイド PET 陽性と判定され，その確率はおおむね，60 歳代で 10％，70 歳代で 25％，80 歳代では 50％ と高齢者においては高率である．発症前の健常者を含め，アルツハイマー病の根治的治療薬開発のための治験においては，スクリーニング目的のアミロイド PET 検査がすでに行われているが，根治的治療法が市場に登場するまでは，無症候者に対するアルツハイマー病の発症前診断といったいわゆる検診目的での使用は不適切であることが，日本核医学会，日本認知症学会，日本神経学会の 3 学会合同で作成されている「アミロイド PET イメージング剤合成装置の適正使用ガイドライン」（http://www.jsnm.org/japanese/15-06-09）にて定められている．

2003 年に報告されて以来，世界的に最も利用が進んでいるトレーサーは ¹¹C-PiB（Pittsburgh compound B）であるが，¹¹C は半減期が 20 分であるため，院内での自家合成が必要で，汎用性に乏しい．このため，半減期が 2 時間であり，デリバリーも可能な ¹⁸F により標識された薬剤が次々と開発されている．これらの ¹⁸F により標識された薬剤は，米国食品医薬品局で承認を受ける際に画像評価法についても厳しい規制を設けられており，それぞれの薬剤ごとに定められた方法にてトレーニングを受け，資格をもった読影医が評価しなければならないことになっている．図 2-11 に

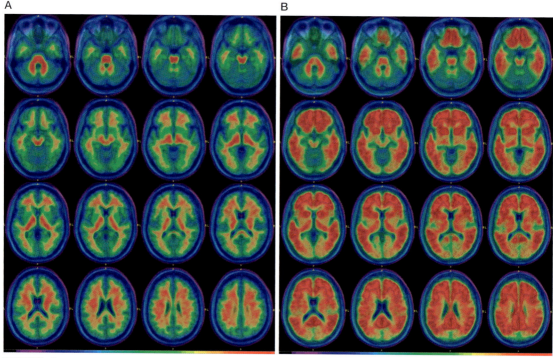

図 2-11 ¹¹C-PiB によるアミロイド PET 画像
静脈投与 50 分後より 20 分間の撮像を行い,小脳皮質を参照領域とした SUVR 画像.
A:標準脳変換後の健常者群平均画像を MRI に重畳したもの.白質には off target 集積が確認されるが,大脳皮質に異常集積増加域はみられず,アミロイド集積陰性の画像である.白質への off target 集積を異常集積ととらえてはいけない.
B:標準脳変換後のアルツハイマー病患者群平均画像を MRI に重畳したもの.大脳皮質にびまん性に異常集積増加がみられている.

¹¹C-PiB による実際のアミロイド PET 画像を示す.

4 タウ PET 検査

アミロイドの蓄積がアルツハイマー病を発症するあまりにも前に飽和してしまい,アミロイド PET による発症時期の推測は難しい.このため,アミロイドは標識せず,タウを標識できる PET 薬剤の開発が期待されていたが,実現し,2013 年に世界に先駆けて日本からの報告がなされた[2].新規薬剤も順次開発され,現在,研究利用が進められている.タウを標識できる薬剤としては,この 2013 年に報告された ¹¹C-PBB3 に加え,¹⁸F-THK シリーズ,¹⁸F-AV-1451(¹⁸F-T807)の 3 剤が知られている.現在,他のタウオパチー疾患での評価も進められている.

■文献

1. Herholz K, Salmon E, Perani D, et al: Discrimination between Alzheimer dementia and controls by automated analysis of multicenter FDG PET. Neuroimage 17: 302-316, 2002
2. Maruyama M, Shimada H, Suhara T, et al: Imaging of tau pathology in a tauopathy mouse model and in Alzheimer patients compared to normal controls. Neuron 79: 1094-1108, 2013

(今林悦子)

第 2 章　診断に有用な画像検査

5　MIBG心臓交感神経シンチグラフィ

1　MIBGとは

　自律神経の1つである交感神経は，神経終末からノルアドレナリンを分泌する．^{123}I-3-iodobenzylguanidine（MIBG）は，グアネチジン類似の構造式をもつノルアドレナリンの生理的アナログである．MIBGはシナプス前の交感神経終末でノルアドレナリンと同様に摂取され，シナプス小胞で貯蔵され，シナプス小胞から開口放出される物質である（図2-12）．放出された後には，シナプス後の交感神経受容体とは結合せず生理的活性を示さない．また放出されたMIBGはuptake-1*により再取り込みされるが，一部は血液中へ溢れ出していく．またノルアドレナリンとは異なりカテコール-O-メチル基転移酵素（COMT）やモノアミン酸化酵素（MAO）による代謝を受けないので，代謝の影響が除外できる．心臓には交感神経が密に存在することにより，^{123}Iで標識されたMIBGにより心臓交感神経を画像化することができる．交感神経終末以外で心臓に分布する割合は10%以下と少なく，特異性の高い画像化が可能である．

　パーキンソン病やレビー小体型認知症では，神経変性の原因物質とされるレビー小体が脳内だけではなく早期から全身に分布している．脳内にあるドパミン神経だけでなく，心臓を含む全身の交感神経も早期から障害される．パーキンソン病では，80～90%の患者でMIBG心筋集積が低下するが，発症早期の軽症例では正常のこともある．

ただし，正常例でも経年的に心筋集積が低下するとされている．レビー小体型認知症では，パーキンソン病よりもさらにMIBG心筋集積が低下しており，早期から無集積の例が多くみられる．また，レビー小体型認知症ではパーキンソニズムの有無にかかわらずMIBG心筋集積は低下しているが，安静時の心機能に問題はない．

　最近，レム睡眠行動障害がパーキンソン病やレビー小体型認知症の発症に関連する症状として注目されている．レム睡眠時には脳は覚醒時に近い活動をしているが，全身の骨格筋は緊張が低下しているため，通常であれば夢でみたことを行動に起こすことはない．しかし，レム睡眠行動障害は何らかの原因で筋緊張の抑制が障害されるために，夢でみたことをそのまま行動に移してしまう．レム睡眠行動障害では，MIBG心臓集積が高率に低下している．このようにMIBG心臓交感神経シンチグラフィは，パーキンソン病と症状が類似した他のパーキンソン症候群との鑑別，またレビー小体型認知症と症状が類似した他の認知症性疾患との鑑別が主な目的である．

2　MIBG心臓交感神経シンチグラフィ検査

　MIBG心臓交感神経シンチグラフィは^{123}I-MIBGを通常111 MBq安静時に静注し，15～30分後（早期像），3～4時間後（晩期像）の2回，胸部正面のプレイナ像を撮像し，心臓交感神経の分布と機能を評価する（図2-13）．心臓への集積率は投与量の1～3%である．心筋の全体的な集積に加齢や性別の影響はみられない．ただし，男性では心筋下壁の集積が前壁の集積に比べ高齢者ほ

---

*uptake-1とは，神経軸索膜に局在するアミンポンプによるノルアドレナリンの高親和性取り込みをいう．なお，uptake-2とは神経外組織への低親和性取り込みをいう．

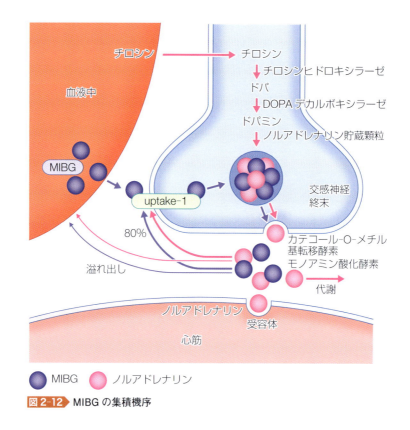

図 2-12 MIBG の集積機序

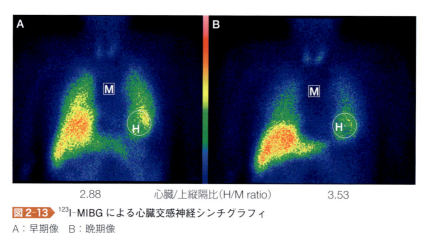

2.88　　　　心臓/上縦隔比（H/M ratio）　　　　3.53

図 2-13 ^{123}I-MIBG による心臓交感神経シンチグラフィ
A：早期像　B：晩期像

ど低い傾向にある．

　神経変性疾患では心臓全体の集積が低下するので，プレイナ正面像で評価すれば十分である．レビー小体型認知症では，心臓に集積がほとんどみられないことが多く，読影は容易である．しかし，心臓集積がわずかでもみられる症例では，その程度を定量化する必要がある．その際には，プレイナ胸部正面像で心臓全体（H）と上縦隔（M）に関心領域 region of interest（ROI）を設定し，MIBG のカウントの比（H/M 比）を求め MIBG の心臓集積程度を数値化する．また，早期像から晩期像に至るまでに MIBG がどのくらい心臓から排出されたかを洗い出し率 washout rate（WR）という指標を用いて算出し，心臓交感神経機能を

評価する．パーキンソン病やレビー小体型認知症ではWRが亢進する．

3 MIBG低下の要因

MIBG集積低下の要因としては，早期像では心臓交感神経の脱神経による交感神経終末密度の減少が主になるが，そのほか，交感神経終末にあるノルアドレナリントランスポーターの障害，ノルアドレナリンがノルアドレナリン顆粒小胞に取り込まれるときに働く顆粒モノアミントランスポーターの障害，ノルアドレナリンとの競合などがある．晩期像ではこれらに加えて交感神経活動の亢進による開口分泌の増加，ノルアドレナリン障害による再取り込み低下がある．またノルアドレナリン小胞内でのMIBG保持能力の低下の可能性も推定される．

（松田博史）

6 ドパミントランスポーター SPECT

1 イオフルパンSPECT

　パーキンソン病やレビー小体型認知症は，黒質線条体ドパミン神経細胞が変性する疾患であり，その神経終末に存在するドパミントランスポーター密度が低下していることが知られている．N-ω-フルオロプロピル-2β-カルボメトキシ-3β-(4-^{123}I-ヨードフェニル)ノルトロパン(^{123}I-FP-CIT，イオフルパン)は，線条体ドパミン性ニューロンのシナプスにおけるドパミントランスポーターに高い親和性を有する(図2-14)．本剤は投与3～6時間後の短時間で高画質の画像が得られる．SPECT検査診断用放射性医薬品として開発された．

　正常では，尾状核と被殻からなる線条体に勾玉状の集積が左右対称性に認められる(図2-15)．SPECTの分解能から尾状核と被殻の集積を区別することは困難なことが多い．また，分解能の点から尾状核体の集積は低くみえ，尾状核尾の集積はみられない．脳幹部において，中脳被蓋に軽度の集積がみられる．イオフルパンはセロトニントランスポーターにも結合するが，その親和性はドパミントランスポーターへの親和性の約1/3と低いため，セロトニントランスポーター密度の視覚的評価はできない．

2 鑑別疾患

　イオフルパンSPECTの保険適用としては，シナプス前ドパミン障害があるパーキンソン症候群の早期診断，シナプス前ドパミン障害がないパーキンソン症候群との鑑別，およびレビー小体型認知症とアルツハイマー型認知症との鑑別が認められている．レビー小体型認知症の診断基準では，

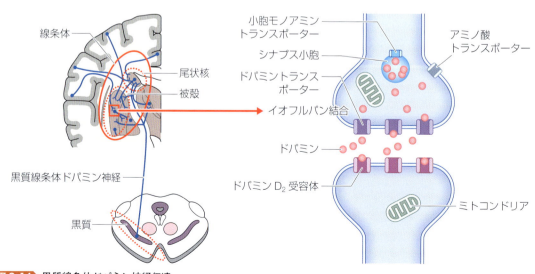

図2-14　黒質線条体ドパミン神経伝達

6 | ドパミントランスポーターSPECT

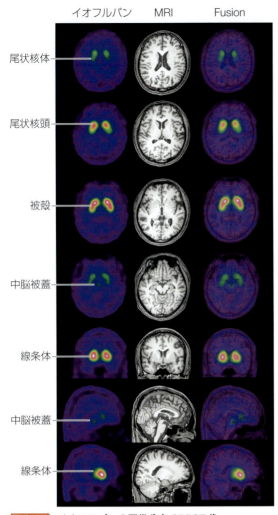

図 2-15 イオフルパンの正常分布 SPECT 像

イオフルパン SPECT での線条体集積の低下が示唆的特徴として挙げられている．シナプス前ドパミン障害があるパーキンソン症候群には，パーキンソン病，進行性核上性麻痺，パーキンソニズムのある多系統萎縮症，大脳皮質基底核変性症などがある．パーキンソニズムがみられる段階では，線条体のドパミン発現量はすでに半分以下に低下しているとされており，これらの疾患をイオフルパン SPECT で鑑別することは難しい．シナプス前ドパミン障害がない病態として，薬剤性パーキンソニズム，血管性パーキンソニズム，正常圧水頭症，ウィルソン病などのパーキンソン症候群や本態性振戦がある．

3 診断法

イオフルパン SPECT の診断においては，線条体集積が勾玉状か，または線条体の後方の集積が低下したコンマ状か，集積に左右差がみられないか，バックグラウンド集積の程度はどれぐらいかなどの視覚的な定性評価が基本である．しかし，軽度の集積低下をとらえたり，縦断的な観察を行ったり，鑑別診断をより正確に行おうとしたりする場合には定量評価が必要となってくる．パーキンソン病では，非対称性に線条体集積が特に後方で低下するので，定性評価のみでも異常を検出しやすい．一方，レビー小体型認知症では線条体集積が全体的に低下する傾向がある．このため，定性評価のみでは正常な線条体集積を示すアルツハイマー型認知症との鑑別が難しい場合がある．また加齢により線条体集積は年 0.5～2.5% 程度の低下を示すが，パーキンソン病では年 6～13% の低下を示すとされていることからも，縦断的な定量評価が重要である．この定量評価においては，イオフルパン投与の 3 時間から 6 時間後における平衡状態での特異的集積と非特異的集積のカウント比である特異的結合比 specific binding ratio (SBR) から，トランスポーター濃度を推定することができる．

（松田博史）

第3章

知っておきたい
認知症の病理

第3章 知っておきたい認知症の病理

1 アミロイドβ（Aβ）

1 Aβ

　アミロイドとは，コンゴーレッド染色で橙赤色に染まり，偏光顕微鏡で緑色偏光を示す細胞外沈着物の病理学的総称で，電子顕微鏡では8〜15 nmの線維構造を示す．アミロイドβ amyloid β-protein（Aβ）は，脳血管アミロイドから分子量4 kDaの蛋白質として1984年にGlennerらにより同定された．翌年Mastersらは，老人斑 senile plaquesも同じAβ蛋白質から構成されていることを証明した．1987年には前駆体であるβアミロイド前駆体蛋白質 Aβ precursor protein（APP）の遺伝子座が21番染色体上に位置することが明らかにされた．脳内ではAβは，細胞外沈着物である老人斑と血管壁の2つの部位に沈着する．

2 Aβの産生

　APPは，約700アミノ酸残基からなるⅠ型膜貫通蛋白質（N末端が細胞外腔にある）で，多くはαセクレターゼの切断後，γセクレターゼによる切断を受け非アミロイド産生経路として放出されている．APPの一部は，N末端がβセクレターゼによる切断を受け，C末端はγセクレターゼによる切断を経て老人斑の構成成分であるAβとなり，アミロイド産生経路となる．APPは，神経保護，神経突起伸長，シナプス形成促進，細胞増殖などの神経栄養作用や細胞接着作用，シナプス小胞の軸索輸送機能などの生理的機能があると報告されている．
　細胞内で産生されたAβの大部分は細胞外に分泌される．髄液や血漿中に検出されるAβは分泌Aβに由来し，一定の濃度で存在し，産生と分解のバランスにより決定されている．
　Aβの主要な分子として，40アミノ酸残基のAβ40と，疎水性・凝集性が非常に高いAβ42がある．産生・分泌されるAβの約90％はAβ40であるが，脳内に最初に沈着し，老人斑の主要成分となるのはAβ42である．脳血管アミロイドにおける沈着はAβ42から始まるが，Aβ40が優位に沈着する．ただし，脳血管アミロイドのなかでも毛細血管に沈着する場合はAβ42が優位である．

3 アルツハイマー病とAβ

　アルツハイマー病 Alzheimer's disease（AD）の病理診断では，Aβの凝集体，すなわち老人斑の広範な蓄積は不可欠な所見であり，Aβの脳内沈着はADの最も早期の病変と考えられている．
　家族性ADの原因遺伝子としては，アミロイド前駆体蛋白遺伝子 amyloid precursor protein（*APP*），プレセニリン1 presenilin 1（*PS1*）遺伝子，*PS2*遺伝子の3種が同定されている．これらの病因遺伝子産物，APP, PS1, PS2はいずれもAβ産生，凝集，蓄積に関与している．また遺伝的危険因子として，アポリポ蛋白E apolipoprotein E（*APOE*）遺伝子のε4多型が晩期発症型家族性ADや孤発性ADの危険因子となる．ダウン症は，*APP*が存在する第21染色体がトリソミー（3倍体）になっており，中年期以降においてAD様の脳病理所見を呈することが知られている．

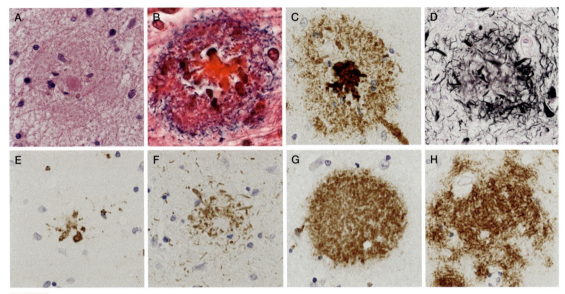

図3-1 ▶ 老人斑
古典的老人斑（A〜F）はHE染色（A），メセナミン銀染色（B），Aβ免疫染色（C）ではコアが強く染色され，周辺部のハローの部分は淡い染色性を示す．Gallyas-Braak染色（D）では変性突起が嗜銀性を示し，CD68陽性マクロファージの出現（E）を認める．タウ陽性を示す変性突起（F）．原始老人斑（G）とびまん性老人斑（H）．

4 老人斑

灰白質において神経細胞の間隙の基質部分をニューロピル（神経線維網）とよぶが，老人斑はニューロピルに沈着する．老人斑はその形態から以下のように分類されている．

a. 古典的老人斑

中心にアミロイド線維の集塊（コア）を有し，その周囲にやや粗なアミロイド沈着（ハロー）が認められる（図3-1A〜F）．ハローの周囲を腫大した変性神経突起やミクログリア，アストロサイトの突起が取り囲んでいる．古典的老人斑 classic or neuritic plaque はアルツハイマー病の連合皮質，扁桃核，海馬台に多数認められ，運動野や視覚野では少ない傾向がある（図3-2）．免疫組織学的には，コアの部位はAβ40に富み，辺縁部はAβ42が多い．

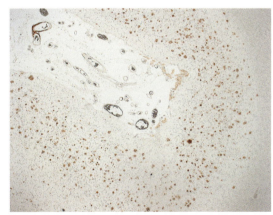

図3-2 ▶ アルツハイマー病の大脳皮質連合野の老人斑（Aβ免疫染色）

b. 原始老人斑

原始老人斑 primitive plaque は球状のアミロイドの沈着を示し，古典的老人斑とは異なり中心部にコアは認められない（図3-1G）．免疫組織学的には，Aβ42に富み，変性神経突起は目立たない．原始老人斑は皮質の表層に多く，古典的老人斑は皮質深層により多くみられる．線条体の老人

死亡年齢	age-related plaque score			
＜50	0	C	C	C
50〜75	0	B	C	C
75＜	0	A	B	C
neuritic plaque/ 1 mm² あたり	none	1〜5	6〜19	20≦
Aβ 免疫染色/ 1 mm² あたり				

図 3-3 老人斑の CERAD スコア
アルツハイマー病の組織所見　0＝なし，A＝不確実，B＝疑い，C＝確実
(Mirra SS, Heyman A, McKeel D, et al : The Consortium to Establish a Registry for Alzheimer's Disease (CERAD). PartⅡ. Standardization of the neuropathologic assessment of Alzheimer's disease. Neurology 41 : 479-486, 1991 より一部改変)

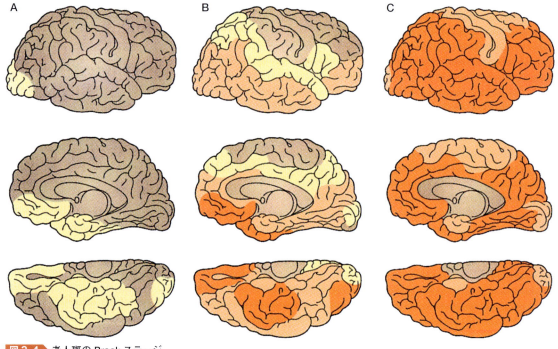

図 3-4 老人斑の Braak ステージ
老人斑は，新皮質連合野から始まり，辺縁系，海馬を経て，一次運動野，感覚野，視覚野に進展する.
(Braak H, Braak E : Neuropathological stageing of Alzheimer-related changes. Acta Neuropathol 82 : 239-259, 1991 より一部改変)

斑は，原始老人斑の形態を示すことが多い．

c. びまん性老人斑

　びまん性老人斑 diffuse plaque は，不規則な輪郭と不定形な構造を示し，アミロイドを検出するチオフラビンやコンゴーレッド染色では検出されず，変性突起はみられない(図 3-1H). 免疫組織学的には Aβ42 に富んでいるが，超微形態では線維形成性が乏しいことが特徴である[1]. びまん性老人斑は AD 以外に，生理的加齢やレビー小体型認知症の脳でも認められる．

1 | アミロイドβ（Aβ）

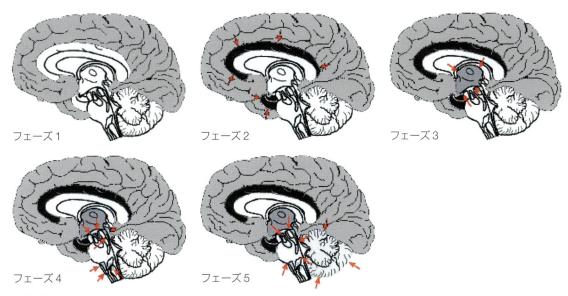

図 3-5 Aβ の Thal フェーズ
Thal Aβ 分類（抗 Aβ 免疫染色による分類）
フェーズ 1：新皮質，フェーズ 2：嗅内野，海馬 CA1，帯状回，フェーズ 3：扁桃核，島，線条体，視床，視床下部，前脳基底部コリン作動性マイネルト核，フェーズ 4：CA4，脳幹部（中心灰白質，赤核，上丘，黒質，下オリーブ核，延髄網様体），フェーズ 5：小脳分子層，橋網様体，縫線核，青斑
(Braak H, Alafuzoff I, Arzberger T, et al: Staging of Alzheimer disease-associated neurofibrillary pathology using paraffin sections and immunocytochemistry. Acta Neuropathol 112：389-404, 2006 より一部改変)

A	Thal phase for Aβ plaques[4)]	B	Braak NFT stage[3)]	C	CERAD neuritic plaque score[2)]
0	0	0	None	0	None
1	1 or 2	1	I or II	1	Sparse
2	3	2	III or IV	2	Moderate
3	4 or 5	3	V or VI	3	Frequent

図 3-6 アルツハイマー病神経病理診断のための ABC スコア
2012 年のアルツハイマー病神経病理診断では，アミロイド β（A）では Thal 分類を示し，0 はなし，1 は phase 1 と 2，2 は phase 3，3 は phase 4 と 5．(B)は NFT は Braak 分類を示し，0 はなし，1 は stage I と II，2 は III と IV，3 は V と VI．(C)は CERAD スコアを示し，0 はなし，1 は sparse，2 は moderate，3 は frequent を示す．
(Montine TJ, Phelps CH, Beach TG, et al: National Institute on Aging-Alzheimer's Association guidelines for the neuropathologic assessment of Alzheimer's disease: a practical approach. Acta Neuropathol 123：1-11, 2012 より一部改変)

d. cotton wool plaque

　PS1 遺伝子変異によって発症する家族性 AD では，円形ないし楕円形の辺縁が比較的明瞭な Aβ 沈着が認められ，cotton wool plaque とよばれている．

e. アルツハイマー病の病理診断評価

　老人斑の評価には，CERAD 基準（図 3-3）[2)]，Braak 分類（図 3-4）[3)]，Thal 分類（図 3-5）[5)]があり，2012 年の National Institute on Aging-Alzheimer's Association guidelines の AD の病理学的基準[6)]では，Thal 分類（図 3-5）と CERAD 基準（図 3-3），神経原線維変化の評価として Braak

分類[4]（「タウ」の項参照）が推奨され，それらを組み合わせた ABC スコアにより，神経病理学的所見と臨床的認知症との蓋然性を評価する方法を提示した（図3-6, 7）．

5 脳アミロイド血管症

脳アミロイド血管症 cerebral amyloid angiopathy（CAA）は，脳血管にアミロイドが沈着する病態の総称で，高齢者や AD でしばしば認められ，再発性あるいは多発性の皮質微小出血（図3-

| A | C | AD neuropathologic change |||
| | | B |||
		0 or 1	2	3
0	0	Not[1]	Not[1]	Not[1]
1	0 or 1	Low	Low	Low[2]
	2 or 3[3]	Low	Intermediate	Intermediate[2]
2	Any C	Low[4]	Intermediate	Intermediate[2]
3	0 or 1	Low[4]	Intermediate	Intermediate[2]
	2 or 3	Low[4]	Intermediate	High

図3-7 アルツハイマー病神経病理診断 ABC スコアを用いた臨床的認知症との蓋然性

A：Thal 分類による Aβ/amyloid plaque score, B：Braak 分類による NFT stage, C：CERAD 法による neuritic plaque score

1) Aβ や neuritic plaque を欠き，内側側頭葉に NFT が出現する場合には，AD 以外の疾患を考慮する．
2) 広範な NFT の出現を伴い，Aβ の沈着があるものの neuritic plaque が多くない場合にはタウオパチーを考慮する．そのような場合には，AD の NFT ステージを分類する Braak 分類に合致しない可能性がある．
3) 多数の neuritic plaque があるのに Thal フェーズが低いことはまれであり，diffuse plaque の可能性を検討し，他の疾患の可能性を考慮する．
4) NFT ステージが低く，広範な Aβ/neuritic plaque がある場合には，血管障害やレビー小体病，海馬硬化の共存を考慮する．非 AD 病変などの追加検索を考慮する．

(Montine TJ, Phelps CH, Beach TG, et al: National Institute on Aging-Alzheimer's Association guidelines for the neuropathologic assessment of Alzheimer's disease: a practical approach. Acta Neuropathol 123: 1-11, 2012 より一部改変)

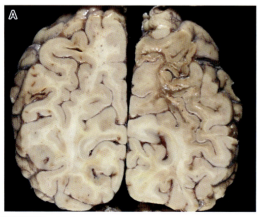
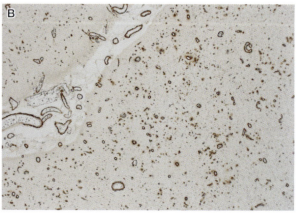

図3-8 脳アミロイド血管症による微小出血と軟化巣
A：微小出血の多発と軟化巣, B：Aβ 免疫染色

8)，脳葉型出血（図3-9），皮質微小梗塞や白質脳症の原因となる．

CAAでは，大脳や小脳のくも膜下腔や実質内の動脈や小動脈，毛細血管や静脈にAβが沈着するが，大脳基底核，視床，脊髄や白質の血管の沈着はまれである．CAAは老人斑の密度や神経原線維変化 neurofibrillary tangle（NFT）の出現量とは関連していない．CAAの血管壁の病理学的変化は，免疫組織学的にAβが沈着していても血管壁の変化が乏しいものから，血管障害を合併する例では血管壁の二重化，硝子化，閉塞，微小動脈瘤様変化，フィブリノイド壊死など高度な変化を認める（図3-10）．CAAのアミロイド沈着は血管平滑筋，血管周囲細胞に生じ，血管中膜，血管周囲腔からの組織間液の排出を通じての沈着機序と関連している．

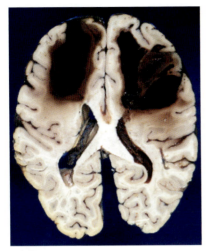

図3-9 脳アミロイド血管症による脳葉型脳出血

6 Aβ関連血管炎

CAAでは血管炎を伴うことがあり，Aβ関連血管炎 Aβ-related angiitis/inflammation（ABRA）として注目されている[7〜9]．ABRAは頭頂後頭葉

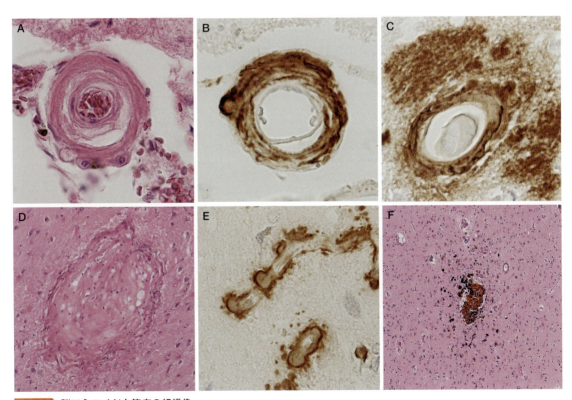

図3-10 脳アミロイド血管症の組織像
A：血管壁の二重化（HE染色），B：血管壁のAβ沈着（Aβ免疫染色），C：血管壁と周囲へのAβ沈着（免疫染色），D：血管壁の閉塞，E：毛細血管壁へのAβ沈着（Aβ免疫染色），F：微小出血（HE染色）

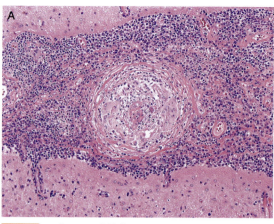
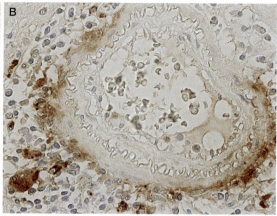

図 3-11 アミロイド血管炎
くも膜下腔には，血管壁に多核巨細胞の出現を伴う炎症細胞浸潤を認め(A)，血管壁の外膜には Aβ40 の沈着と Aβ40 を貪食したマクロファージの出現を認める(B).

が好発部位で，主としてくも膜下腔の血管壁に沈着した Aβ に対して免疫反応が惹起され，多核巨細胞を伴う肉芽腫性血管炎を生じ，原発性中枢神経系血管炎のなかでも病理学的に独立した疾患単位として考えられている(図 3-11).ステロイドや免疫抑制薬が奏効する例が存在し，脳生検による早期診断が推奨される．脳生検はステロイドの治療前に行うこと，そして病巣の髄膜とくも膜下腔の血管，皮質・白質を含む組織採取が望ましい．

7 アミロイド仮説

AD の発症では，Aβ が AD 発症のカスケードの最上流にあるというアミロイド仮説が広く受け入れられている．Aβ 沈着が神経細胞障害を起こし，タウの異常な凝集を引き起こして神経細胞の機能障害をもたらし，認知症が顕在化するという仮説である．現在開発中の AD 治療法の多くは，この仮説を前提にしている．しかし能動免疫による Aβ ワクチン療法は，脳炎を引き起こすことで開発が中止されたこと，ワクチン療法で Aβ 沈着は減弱したものの臨床的な認知症の改善はみられなかったことから，少なくとも進行した AD での Aβ 沈着除去は，有効な治療法にならない可能性が示唆された．

■文献

1. Yamaguchi H, Haga C, Hirai S, et al: Distinctive, rapid, and easy labeling of diffuse plaques in the Alzheimer brains by a new methenamine silver stain. Acta Neuropathol 79: 569-572, 1990
2. Mirra SS, Heyman A, McKeel D, et al: The Consortium to Establish a Registry for Alzheimer's Disease (CERAD). Part II. Standardization of the neuropathologic assessment of Alzheimer's disease. Neurology 41: 479-486, 1991
3. Braak H, Braak E: Neuropathological stageing of Alzheimer-related changes. Acta Neuropathol 82: 239-259, 1991
4. Braak H, Alafuzoff I, Arzberger T, et al: Staging of Alzheimer disease-associated neurofibrillary pathology using paraffin sections and immunocytochemistry. Acta Neuropathol 112: 389-404, 2006
5. Thal DR, Rüb U, Orantes M, et al: Phases of A β-deposition in the human brain and its relevance for the development of AD. Neurology 58: 1791-1800, 2002
6. Montine TJ, Phelps CH, Beach TG, et al: National Institute on Aging-Alzheimer's Association guidelines for the neuropathologic assessment of Alzheimer's disease: a practical approach. Acta Neuropathol 123: 1-11, 2012
7. 山田新一，熱田直樹，茂木禧昌，他：早期のステロイド治療が有効であった中枢神経の肉芽腫性血管炎の 1 例．臨床神経学 43：503-506，2003
8. 吉田眞理，三室マヤ，橋詰良夫，他：脳肉芽腫性血管炎と β アミロイド沈着．神経内科 70：180-187，2009
9. 小倉礼，守吉秀行，中井紀嘉，他：$\varepsilon4/\varepsilon2$ のアポリポ蛋白 E 遺伝子型を有した Amyloid-β-related cerebral angiitis の 1 例．臨床神経学 55：561-566，2015

（吉田眞理）

第3章 知っておきたい認知症の病理

2 タウ

1 タウ

タウは分子量約5万の微小管結合蛋白 microtubule associated proteins（MAPs）で，チュブリン結合蛋白 tubulin associated unit（tau）として同定された．タウはチュブリンを架橋することにより，物質輸送にかかわる微小管の重合促進と安定化に作用する．

タウ遺伝子 microtubule associated protein tau（*MAPT*）は，第17番染色体長腕17q21.2に存在し，選択的スプライシングにより，6種類のアイソフォームが形成される（図3-12）．微小管との結合にかかわる繰り返し配列が4つの4リピートアイソフォーム（4R）と，3つの3リピートアイソフォーム（3R）に大別される．ADの神経原線維変化 neurofibrillary tangles（NFT）の構成成分はリン酸化されたタウである[1]．ADのNFTは6種類すべてのタウアイソフォームから構成され，超微形態的にねじれ細管 paired helical filament（PHF）という線維構造をとり，リン酸化やユビキチン化などの修飾を受けて蓄積している（図3-13）[2]．タウの異常蓄積をきたす病態は孤発性，家族性疾患も含めてタウオパチーと総称するが，疾患ごとに特徴的な封入体が形成され，蓄積する細胞の種類，蓄積するタウのアイソフォーム，過剰なリン酸化部位，断片化などの修飾に違いがある．タウ蓄積は神経変性疾患以外にも炎症や外傷などさまざまな病態で報告されている（表3-1）．

2 孤発性タウオパチー

代表的な孤発性タウオパチーの各疾患に特徴的

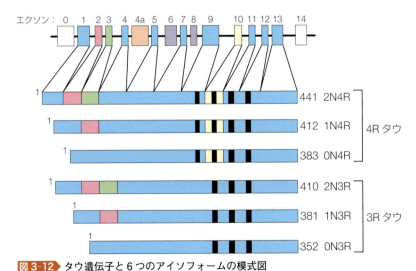

図3-12 ▶ タウ遺伝子と6つのアイソフォームの模式図
ヒトのタウ遺伝子（*MAPT*）は16のエクソンより構成され，エクソン2，3および10の選択的スプライシングにより6つのアイソフォームがつくられる．上段の3つのアイソフォームは4Rタウ，下段の3つのアイソフォームは3Rタウとなる．

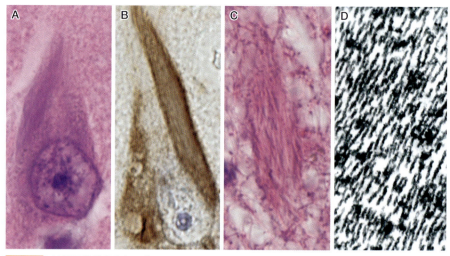

図 3-13 ▶ 神経原線維変化（NFT）
A：好塩基性の火炎状 NFT．B：タウ陽性 NFT．C：細胞体が消失した後に残存する ghost tangle．
D：NFT の超微形態．束状に配列した 80 nm 周期のねじれ細管 paired helical filament から構成されている．
A，C：HE 染色，B：AT8 免疫染色
（吉田眞理：タウオパチーの神経病理学．Brain Nerve 65：1445-1458, 2013 より）

表 3-1 ▶ タウ蓄積を認める疾患

アルツハイマー病
神経原線維型老年期認知症
石灰化を伴うびまん性神経原線維変化病
グアム島/紀伊半島の筋萎縮性側索硬化症-パーキンソン認知症複合
ピック病
進行性核上性麻痺
大脳皮質基底核変性症
嗜銀顆粒病
globular glial tauopathy
ダウン症候群
第 17 番染色体に連鎖する前頭側頭型認知症パーキンソニズム（*MAPT* 変異）
前頭側頭葉変性症（*C9ORF72* 変異）
筋強直性ジストロフィー
ニーマン・ピック病タイプ C
static encephalopathy of childhood with neurodegeneration in adulthood（SENDA）
PLA2G6-associated neurodegeneration（PLAN）
Gerstmann-Sträussler-Scheinker disease
家族性英国型認知症
家族性デンマーク型認知症
脳炎後パーキンソニズム
亜急性硬化性全脳症
SLC9A6-related mental retardation
慢性外傷性脳症

な封入体の形態と局在，タウのアイソフォームを示す（表 3-2）．封入体は，Gallyas-Braak 嗜銀染色（GB 染色）で高感度に可視化されるものが多く，タウの免疫染色で蓄積を確認する[3]．

AD，石灰化を伴うびまん性神経原線維変化病 diffuse neurofibrillary tangles with calcification（DNTC）[4,5]，NFT 型老年期認知症 senile dementia of the NFT type（SD-NFT）[6]，グアム島

表 3-2 孤発性タウオパチーの神経細胞，グリア細胞内封入体とタウアイソフォーム

疾患	神経細胞	グリア細胞	タウアイソフォーム
AD*	NFT neuropil thread		3R＋4R
DNTC*	NFT neuropil thread		3R＋4R
PiD	Pick body（図 3-16） Pick cell	ramified astrocyte, coiled body, thread	3R
PSP	NFT（globose 型；図 3-17A，B） pretangle	tufted astrocyte（図 3-17C） coiled body, thread	4R
CBD	pretangle（図 3-17F） NFT ballooned neuron（図 3-17E）	astrocytic plaque（図 3-17G） coiled body, thread	4R
AGD	AG（図 3-18） pretangle ballooned neuron	bush-like astrocyte coiled body	4R
GGT	variable tau pathology in anterior horn cell	globular oligodendroglial inclusions（図 3-19A） coiled body-type inclusions globular astrocytic inclusion（図 3-19B）	4R

3R：3 リピートタウ，4R：4 リピートタウ，AD：Alzheimer's disease，AGD：argyrophilic grain dementia，CBD：corticobasal degeneration，DNTC：diffuse neurofibrillary tangles with calcification，GGT：globular glial tauopathy，PiD：Pick disease，PSP：progressive supranuclear palsy．＊AD や DNTC では，グリア細胞の封入体はきわめて少数．

や紀伊半島の筋萎縮性側索硬化症-パーキンソン認知症複合の NFT は 3R タウと 4R タウの両者から構成されている（図 3-14）[2]．

AD, SD-NFT, DNTC では主として大脳皮質の神経細胞に火炎状の flame-shaped NFT が出現する（図 3-13）[2]．また神経突起には neuropil thread（NT）とよばれる糸状の蓄積を認める（図 3-14）[2]．NFT は神経細胞が変性し消失した後も，ghost tangle として残存する（図 3-13）[2]．ghost tangle は海馬や海馬傍回にしばしばみられる．NFT の超微形態では，束状に配列した 80 nm 周期の PAF から構成されている．NFT は，Braak の NFT ステージ（図 3-15）[7]，リン酸化タウ抗体を用いた免疫染色による AT8 ステージ分類[8]による評価方法が国際標準として用いられている．

ピック病 Pick disease（PiD）では胞体内に類円形の 3R タウから構成されるピック球を形成する（図 3-16）．ピック球は，ヘマトキシリン・エオジン染色では淡い好塩基性を示し，Bodian 染色，Bielschowsky 染色，Campbell-Switzer 法で嗜銀性を示し，Gallyas-Braak 染色では嗜銀性を欠く（図 3-16）．大脳皮質の II，V，VI 層に多数出現し，海馬歯状回顆粒細胞，海馬錐体細胞に好発し，扁桃核，尾状核，被殻，前障，マイネルト核，青斑核によく観察される．免疫組織学的にはリン酸化タウ抗体，リン酸化ニューロフィラメント抗体，一部がユビキチン抗体に陽性を示す．超微形態的にはピック球は直細管と PAF が不規則に配列して細胞内小器官が内部にみられる．AD, DNTC, SD-NFT, PiD では主として神経細胞内にタウが凝集し細胞変性をきたす．

進行性核上性麻痺 progressive supranuclear palsy（PSP）[9]と大脳皮質基底核変性症 corticobasal degeneration（CBD）[10]では 4R タウの封入体が形成される（図 3-16）．PSP と CBD では AD や DNTC, PiD に比してグリア細胞のタウの蓄積が際だっている．PSP と CBD は，アストロサイトの封入体が異なっており，PSP では tufted

第3章 知っておきたい認知症の病理

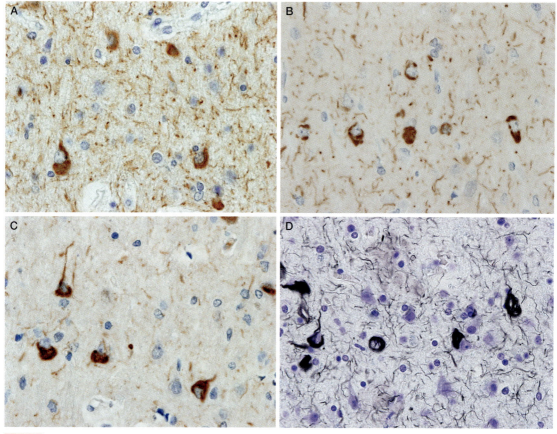

図 3-14 ▶ NFT のタウの病理像
NFT と neuropil thread はリン酸化タウ(A), 3R タウ(B), 4R タウ(C), GB 染色(D)に陽性を示す.
A: AT8 免疫染色, B: RD3 免疫染色, C: RD4 免疫染色, D: GB 染色
(吉田眞理: タウオパチーの神経病理学. Brain Nerve 65: 1445-1458, 2013 の Fig 2 より一部改変)

astrocyte, CBD では astrocytic plaque とよばれ, 疾患特異性が高く両者は共存しない(図3-17)[11]. PSP では, 渦巻き型を示す globose 型の NFT が基底核や脳幹部諸核の神経細胞に出現し, オリゴデンドログリアの coiled body や thread を皮質や白質に認める(図3-17). CBD では, ballooned neuron とよばれる腫大した神経細胞と, pretangle とよばれるタウの免疫染色で線維形成の乏しいびまん性のタウ沈着を示す神経細胞を多数認める(図3-17). CBD では NFT の形成は乏しい. また多数の thread の形成を認めることが特徴である(図3-17). PSP と CBD は, 淡蒼球, 視床下核, 黒質, 小脳歯状核, 前頭葉などの大脳皮質の病変分布に共通性があるため, しばしば臨床診断と病理診断が逆転することが生じる. しか

し, 両者のタウの細胞病理像は異なっていて, 形態学的に鑑別が可能である.

嗜銀顆粒性認知症 argyrophilic grain dementia (AGD)[12]は, 嗜銀性顆粒状構造物 argyrophilic grain (AG)が大脳辺縁系領域の灰白質のニューロピルに出現する 4R タウオパチーである. 高齢者の側頭葉内側に高頻度に出現し, 非アルツハイマー型認知症の背景病理として重要である(図3-18).

Globular glial tauopathy (GGT)は, オリゴデンドログリアやアストロサイトに小球状 globular の 4R タウ陽性封入体を認めることを特徴とする(表3-2, 図3-19)[13]. GGT の頻度は低いが臨床的に前頭側頭型認知症, PSP や運動ニューロン疾患が疑われる症例の鑑別疾患として重要で

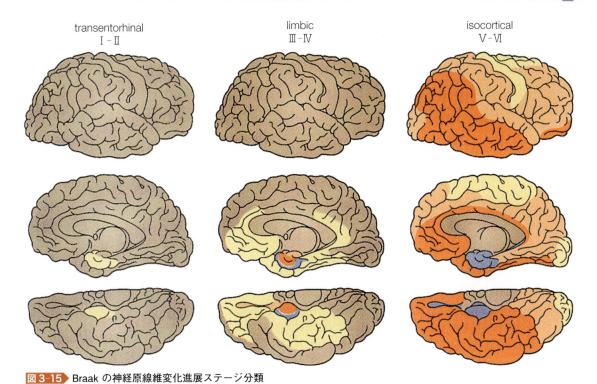

図 3-15 Braak の神経原線維変化進展ステージ分類

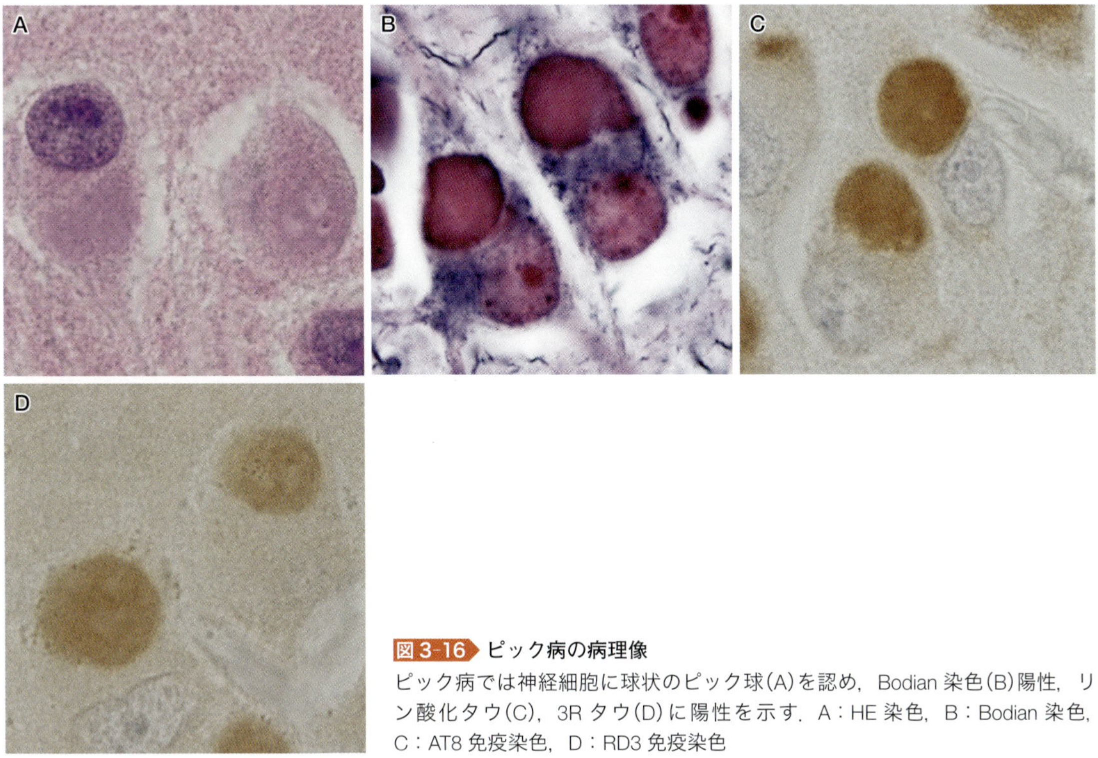

図 3-16 ピック病の病理像

ピック病では神経細胞に球状のピック球（A）を認め，Bodian 染色（B）陽性，リン酸化タウ（C），3R タウ（D）に陽性を示す．A：HE 染色，B：Bodian 染色，C：AT8 免疫染色，D：RD3 免疫染色

第3章 知っておきたい認知症の病理

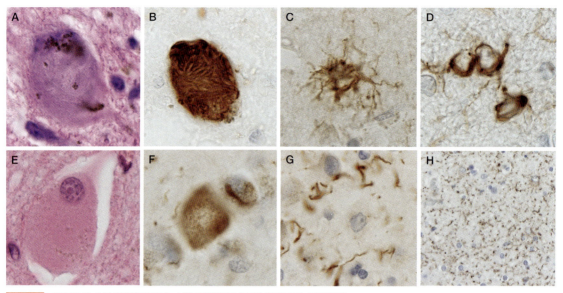

図3-17 進行性核上性麻痺（PSP）と大脳皮質基底核変性症（CBD）の病理像
PSPでは4Rタウ陽性のglobose型NFT（A, B），tufted astrocyte（C），coiled body（D）を認める．CBDではballooned neuron（E），4Rタウ陽性のpre-tangle（F），astrocytic plaque（G），thread（H）を認める．A, E：HE染色　B〜D, F〜H：RD4免疫染色

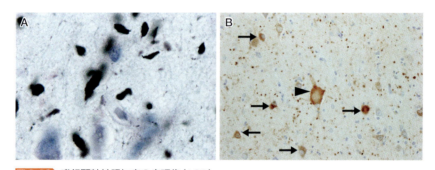

図3-18 嗜銀顆粒性認知症の病理像（AGD）
嗜銀顆粒（A），ballooned neuron（矢尻）とpretangle（矢印）（B）．A：Gallyas-Braak染色，B：AT8免疫染色

ある．

3　FTDP-17

第17番染色体に連鎖する前頭側頭型認知症（frontotemporal dementia linked to chromosome 17（FTDP-17）の遺伝子異常の多くが，*MAPT*遺伝子に変異を示すものであることが解明された．現在40以上の*MAPT*遺伝子変異が確認されている．臨床的にパーキンソニズムや前頭側頭型認知症を呈し，病理学的にはNFTを形成するタイプ，ピック球を形成するタイプ，神経細胞とグリア細胞に4Rタウのみが蓄積するタイプなどがある．その後FTDP-17にはタウ遺伝子近傍に存在するプログラニュリン（*GRN*）に変異を示す群も発見された（88頁で解説する）．

4　加齢とタウ

NFTは生理的加齢により側頭葉内側面の嗅内野から経嗅内野に出現するが，高齢に至ってもNFTは出現するものの老人斑はないか，あるい

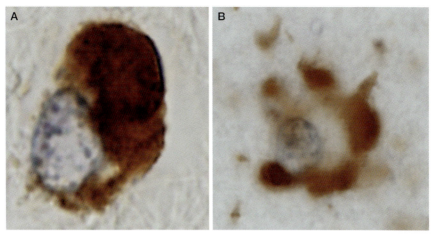

図 3-19 globular glial tauopathy（GGT）の病理像
GGT ではオリゴデンドログリア（A）やアストロサイト（B）に球状の 4R タウ陽性封入体が出現する（RD4 免疫染色）．

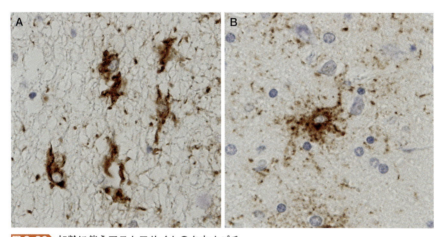

図 3-20 加齢に伴うアストロサイトのタウオパチー
軟膜下，脳室上衣下，血管周囲，大脳皮質および白質のアストロサイトに thorn shaped astrocyte（A），granular/fuzzy astrocyte（B）が出現する（AT8 免疫染色）．

は少数にとどまる病理像を示す群があり，primary age-related tauopathy（PART）[14]と呼称することが提案されている．加齢に伴いアストロサイトに 4R タウが蓄積する病態 age-related tau astrogliopathy（ARTAG）[15]が存在する（図 3-20）．

■文献

1. Nukina N, Ihara Y: One of the antigenic determinants of paired helical filaments is related to tau protein. J Biochem 99: 1541-1544, 1986
2. 吉田眞理：タウオパチーの神経病理学．Brain Nerve 65: 1445-1458, 2013
3. 吉田眞理：タウオパチー．病理と臨床 33：262-272, 2015
4. Shibayama H, Kobayashi H, Nakagawa M, et al: Non-Alzheimer non-Pick dementia with Fahr's syndrome. Clin Neuropathol 11: 237-250, 1992
5. Kosaka K: Diffuse neurofibrillary tangles with calcification: a new presenile dementia. J Neurol Neurosurg Psychiatry 57: 594-596, 1994
6. Yamada M: Senile dementia of the neurofibrillary tangle type（tangle-only dementia）: neuropathological criteria and clinical guidelines for diagnosis. Neu-

ropathology 23: 311-317, 2003
7. Braak H, Braak E: Neuropathological stageing of Alzheimer-related changes. Acta Neuropathol 82: 239-259, 1991
8. Braak H, Alafuzoff I, Arzberger T, et al: Staging of Alzheimer disease-associated neurofibrillary pathology using paraffin sections and immunocytochemistry. Acta Neuropathol 112: 389-404, 2006
9. Steele JC, Richardson JC, Olszewski J: Progressive supranuclear palsy. a heterogeneous degeneration involving the brain stem, basal ganglia and cerebellum with vertical gaze and pseudobulbar palsy, nuchal dystonia and dementia. Arch Neurol 10: 333-359, 1964
10. Rebeiz JJ, Kolodny EH, Richardson EP Jr: Cortico-dentatonigral degeneration with neuronal achromasia: a progressive disorder of the late adult life. Trans Am Neurol Assoc 92: 23-26, 1967
11. Komori T, Arai N, Oda M, et al. Astrocytic plaques and tufts of abnormal fibers do not coexist in corticobasal degeneration and progressive supranuclear palsy. Acta Neuropathol 96: 401-408, 1998
12. Braak H, Braak E: Argyrophilic grain disease: frequency of occurrence in different age categories and neuropathological diagnostic criteria. J Neural Transm (Vienna) 105: 801-819, 1998
13. Ahmed Z, Bigio EH, Budka H, et al. Globular glial tauopathies (GGT): consensus recommendations. Acta Neuropathol 126: 537-544, 2013
14. Crary JF, Trojanowski JQ, Schneider JA, et al: Primary age-related tauopathy (PART): a common pathology associated with human aging. Acta Neuropathol 128: 755-766, 2014
15. Kovacs GG, Ferrer I, Grinberg LT, et al: Aging-related tau astrogliopathy (ARTAG): harmonized evaluation strategy. Acta Neuropathol 131: 87-102, 2016

〔吉田眞理〕

第3章 知っておきたい認知症の病理

3 TDP-43, FUS

1 ピック病の疾患概念の変遷と前頭側頭葉変性症

　Arnold Pick は 20 世紀初頭に，前頭側頭葉の前方に萎縮が限局し失語症などの大脳の巣症状を呈する疾患を報告し，「ピック病」とよばれるようになった．「ピック病」の病理診断では，前頭側頭葉前方の葉性萎縮が重視され，ピック球の有無は問われなかったために，複数の疾患が含まれる結果となった．1990 年代にスウェーデンの Lund と英国の Manchester のグループが，大脳の前方領域に病変が局在する症例に対して前頭側頭葉変性症 frontotemporal lobar degeneration（FTLD）[1,2]という疾患概念を提唱し，臨床症状を前頭側頭型認知症 frontotemporal dementia（FTD），意味性認知症 semantic dementia（SD），進行性非流暢性失語症 progressive nonfluent aphasia（PNFA）の 3 型に分類したが，「ピック病」の病理学的定義は依然として不明確であった．

　一方，FTLD が提唱された時代はアミロイド β，タウ，α シヌクレインなどの蛋白が同定され，神経病理学的診断は，封入体の構成蛋白により診断，分類される時を迎えていた．現在ではピック病は，3 リピートタウ陽性ピック球を認める症例と定義される．歴史的に「ピック病」とされていた症例の多くが，タウやシヌクレインに陰性でユビキチンにのみ陽性を示す封入体 ubiquitinated inclusions（UI）をもつことから，ユビキチン陽性神経細胞内封入体を伴う前頭側頭葉変性症（FTLD-U）と呼称された．FTLD-U の多くは，運動ニューロン疾患 motor neuron disease（MND）を合併することも特徴であった．従来，筋萎縮性側索硬化症 amyotrophic lateral sclerosis（ALS）では認知機能は侵されないと考えられていたが，本邦を中心に，認知症を伴う ALS（ALS-D）あるいは運動ニューロン疾患を伴う初老期認知症の一群の存在が明確となり，これらの疾患も大脳皮質に UI を伴っていた[3-5]．ALS の病理診断では，下位運動ニューロンである舌下神経核や脊髄前角運動ニューロンに，Bunina 小体に加えて UI である線維状封入体 skein-like inclusions（SLI），あるいは球状の round inclusions（RI）の有無が指標であった．FTLD-U，ALS-D，ALS にみられる UI の構成蛋白の解明が大きな課題となっていたが，2006 年に trans-activation response region（TAR）DNA-binding protein of 43 kDa（TDP-43）蛋白から構成されていることが同定され，大きな突破口となった[6,7]．TDP-43 蛋白の凝集，蓄積を基盤とする疾患は，TDP-43 プロテイノパチーと総称される．臨床症候には FTD を用い，病理学的用語には FTLD を用いるようになっている．FTLD はタウや TDP-43，fused in sarcoma（FUS）などの封入体に蓄積，凝集する蛋白により分類され（表 3-3）[8]，TDP-43 プロテイノパチーを伴う FTLD や ALS は，FTLD-TDP，ALS-TDP と記載する．

2 TDP-43 プロテイノパチー

　TDP-43 の遺伝子 TAR DNA-binding protein（*TARDBP*）は，染色体 1p36.22 上に存在し，414 個のアミノ酸から構成され，神経系を含め全身臓器の核内に発現して，遺伝子の転写や選択的スプライシングの調整，mRNA の安定化にかかわるとされている．

第3章 知っておきたい認知症の病理

表3-3 前頭側頭葉変性症（FTLD）の分類

封入体の構成蛋白	疾患名, サブタイプ	遺伝子
FTLD-tau	ピック病 大脳皮質基底核変性症 進行性核上性麻痺 嗜銀顆粒性認知症 globular glial tauopathy 神経原線維変化型老年期認知症 FTDP-17-tau	*MAPT*
FTLD-TDP	Types A〜D	*GRN*, *VCP*, *C9ORF72*, *TARDBP*
FTLD-FUS	非定型 FTLD-U 神経細胞性中間径フィラメント封入体病 好塩基性封入体病	*FUS*
FTLD-UPS	FTD-3	*CHMP2B*
FTLD-ni	DLDH	

CHMP2B: charged multivesicular body protein 2B, FTD-3: frontotemporal dementia linked to chromosome 3, FTLD: frontotemporal lobar degeneration, FUS: fused in sarcoma, *GRN*: progranulin gene, *MAPT*: microtubule associated protein tau, ni: no inclusions, *TARDBP*: transactive response DNA binding protein, TDP: TDP-43, UPS: ubiquitin proteasome system, *VCP*: valosin containing protein, *C9ORF72*: chromosome 9 open reading frame 72
(Mackenzie IRA, Neumann M, Bigio EH, et al: Nomenclature and nosology for neuropathologic subtypes of frontotemporal lobar degeneration: an update. Acta Neuropathol 119: 1-4, 2010 より一部改変)

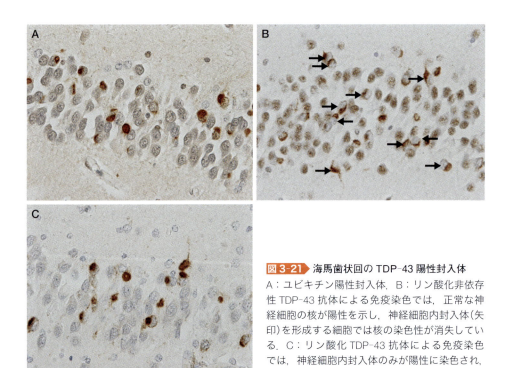

図3-21 海馬歯状回の TDP-43 陽性封入体
A：ユビキチン陽性封入体．B：リン酸化非依存性 TDP-43 抗体による免疫染色では，正常な神経細胞の核が陽性を示し，神経細胞内封入体（矢印）を形成する細胞では核の染色性が消失している．C：リン酸化 TDP-43 抗体による免疫染色では，神経細胞内封入体のみが陽性に染色され，核には染色性がみられない．

FTLD や ALS の封入体は，神経細胞内封入体 neuronal cytoplasmic inclusions (NCI)，変性神経突起 dystrophic neurites (DN)，神経細胞核内封入体 neuronal intranuclear inclusions (NII) の3つに大別され，グリア細胞質内封入体は glial cytoplasmic inclusions (GCI) とよばれる．下位

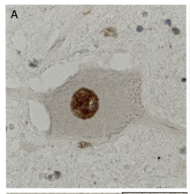
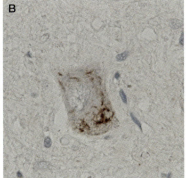
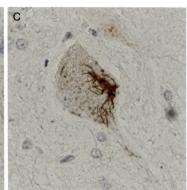
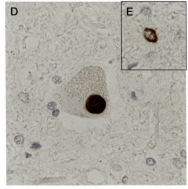

図 3-22 脊髄前角の TDP-43 陽性封入体
A：リン酸化非依存性 TDP-43 抗体による免疫染色では，正常な前角神経細胞の核が陽性を示す．B：リン酸化非依存性 TDP-43 抗体による免疫染色で，skein-like inclusions を形成する細胞の核の染色性は消失している（リン酸化 TDP-43 抗体による免疫染色）．C：skein-like inclusions．D：round inclusions．E：glial cytoplasmic inclusions．

運動ニューロンの SLI, RI も TDP-43 陽性を示す．核蛋白である TDP-43 は，リン酸化非依存性の抗体では正常な細胞の核が陽性に染色されるが，封入体形成細胞では核の染色性が喪失する（図 3-21，22）．

FTLD-TDP の病理は，封入体の形態と分布を基にタイプ A〜D に亜型分類される（表 3-4）[9]．タイプ A では，皮質Ⅱ層に多数の NCI と短い DN を認め，behavioral variant of FTD（bvFTD）と PNFA の臨床像をとる（図 3-23）．タイプ B では皮質全層に NCI がみられ，DN は少数で，bvFTD と MND with FTD の臨床像をとる（図 3-24）．タイプ C では皮質Ⅱ層に多数の長い DN を認め，NCI は少数であり，SD と bvFTD の臨床像を示す（図 3-25）．タイプ D は皮質全層に多数の短い DN と NII が出現し，NCI はまれである．

欧米の FTLD-TDP の亜型では，タイプ A が 41％，タイプ B が 34％，タイプ C が 25％ と報告されている[10]．本邦の FTLD-TDP ではタイプ B が最も多い．

3　FTLD-TDP と遺伝子変異

欧米の FTLD では 25〜40％ に家族歴があるとされ，FTLD-TDP ではグラニュリン granulin（*GRN*）変異例はタイプ A，chromosome 9 open reading frame 72（*C9orf72*）変異例はタイプ A あるいは B，バロシン含有蛋白 valosin-containing protein（*VCP*）は遺伝性骨パジェット病と FTD を伴う封入体筋炎にみられ，タイプ D の病理を示す（表 3-4）．*TARDBP* 変異ではタイプ B の病理を示すが，家族性 ALS の表現型をとるものが多く，FTD の臨床像はまれである．欧米の家族性 FTLD は *GRN* と *C9orf72* の変異例が多いが，本邦での変異例はまれであり，家族性 FTLD の頻度が本邦で低いことと関連している．

4　FTLD-TDP と運動ニューロン障害

FTLD-TDP は，下位運動ニューロン障害優位の ALS や，上位運動ニューロン障害優位の原発性側索硬化症のような運動ニューロン障害を伴う

表 3-4 ▶ FTLD-TDP の組織学的分類

タイプ	大脳皮質病変	臨床病型	運動ニューロン障害	遺伝子異常
Type A	多数の NCI 多数の短い DN 皮質 II 層優位	bvFTD PNFA	PLS ALS	GRN C9orf72
Type B	中等度の NCI 少数の DN 皮質全層	bvFTD MND with FTD	ALS	C9orf72 TARDBP
Type C	多数の長い DN 少数の NCI 皮質 II 層優位	SD bvFTD	PLS	
Type D a	Many short DN Many lentiform N II Few NCI All layers	Familial IBMPFD	ALS	VCP

ALS: amyotrophic lateral sclerosis, bvFTD: behavioural variant frontotemporal dementia, C9orf72: chromosome 9 open reading frame 72, DN: dystrophic neurites, *GRN*: progranulin gene, IBMPFD: inclusion body myopathy with Paget's disease of bone and frontotemporal dementia, MND: motor neuron disease, NCI: neuronal cytoplasmic inclusions, N II: neuronal intranuclear inclusions, PNFA: progressive non-fluent aphasia, PLS: primary lateral sclerosis, SD: semantic dementia, *TARDBP*: TAR DNA-binding protein, *VCP*: valosin-containing protein gene
(Mackenzie IR, Neumann M, Baborie A, et al: A harmonized classification system for FTLD-TDP pathology. Acta Neuropathol 122: 111-113, 2011 より一部改変)

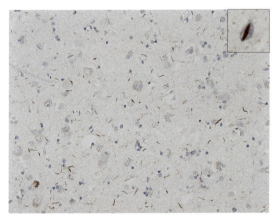

図 3-23 ▶ FTLD-TDP タイプ A の病理像
短い神経突起を多数認め，神経細胞内封入体は少数，レンズ状あるいはネコの目様の核内封入体を認める（右上）（リン酸化 TDP-43 抗体による免疫染色）．

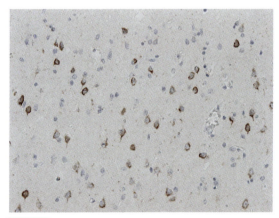

図 3-24 ▶ FTLD-TDP タイプ B の病理像
神経細胞内封入体を多数認め，変性神経突起は少数（リン酸化 TDP-43 抗体による免疫染色）．

ことが多い．一方 ALS においても，前頭側頭葉や基底核などに TDP-43 陽性封入体を認めることは少なくない．TDP-43 陽性封入体の広がりから，病理学的には ALS は運動ニューロン系を越えて多系統への変性を潜在的にもつ疾患であることがわかる．FTLD-TDP と ALS-TDP は，TDP-43 プロテイノパチーを基盤とした共通した機序が推測され，病理診断では脊髄の検索が重要となる．

5 FUS

FTLD-U の大部分が FTLD-TDP であることが判明したのちにも，タウでも TDP-43 でもな

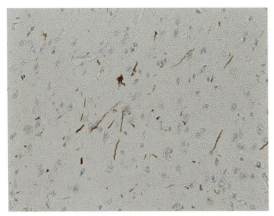

図3-25 FTLD-TDP タイプCの病理像
長い神経突起を認め,神経細胞内封入体は少数(リン酸化TDP-43抗体による免疫染色).

いFTLD-Uがあることが知られていた.2009年に,TDP-43と同じくRNA結合蛋白であるFUS(fused in sarcoma)の遺伝子変異が,若年発症で好塩基性封入体を伴う家族性ALS(FALS type 6)の原因遺伝子であることが明らかにされた.その後,非定型FTLD-U,神経細胞性中間径フィラメント封入体病 neuronal intermediate filament inclusion disease(NIFID),好塩基性封入体病 basophilic inclusion body disease(BIBD)について多数のFUS陽性封入体の存在が判明し,これらがFTLD-FUSとしてまとめられた[11](表3-3).FTLD-FUSはbvFTDやMNDの臨床像を呈する.

6 他の神経変性疾患とTDP-43病理

グアム島/紀伊半島のALS Parkinsonism-dementia complex(ALS/PDC),アルツハイマー病(AD),レビー小体型認知症(DLB),海馬硬化症,大脳皮質基底核変性症,進行性核上性麻痺,ハンチントン病などでTDP-43の蓄積を認める.

ADやDLBではタイプAの病理像を示し,扁桃核から辺縁系皮質に広がる傾向を示す.複数の蛋白凝集が生じる真の機序は不明だが,蛋白凝集に共通した過程の存在が推測されている.

■文献

1. Snowden JS, Neary D, Mann DM: Fronto-temporal lobar degeneration: fronto-temporal dementia, progressive aphasia, semantic dementia. New York, Churchill Livingstone, 1996
2. The Lund and Manchester Groups: Clinical and neuropathological criteria for frontotemporal dementia. J Neurol Neurosurg Psychiatry 57: 416-418, 1994
3. 湯浅亮一:痴呆を伴う筋萎縮性側索硬化症.臨床神経 10:569-577,1970
4. Mitsuyama Y, Takamiya S: Presenile dementia with motor neuron disease in Japan. A new entity? Arch Neurol 36: 592-593, 1979
5. Okamoto K, Hirai S, Yamazaki T, et al: New ubiquitin-positive intraneuronal inclusions in the extra-motor cortices in patients with amyotrophic lateral sclerosis. Neurosci Lett 129: 233-236, 1991
6. Neumann M, Sampathu DM, Kwong LK, et al: Ubiquitinated TDP-43 in frontotemporal lobar degeneration and amyotrophic lateral sclerosis. Science 314: 130-133, 2006
7. Arai T, Hasegawa M, Akiyama H, et al: TDP-43 is a component of ubiquitin-positive tau-negative inclusions in frontotemporal lobar degeneration and amyotrophic lateral sclerosis. Biochem Biophys Res Commun 351: 602-611, 2006
8. Mackenzie IRA, Neumann M, Bigio EH, et al: Nomenclature and nosology for neuropathologic subtypes of frontotemporal lobar degeneration: an update. Acta Neuropathol 119: 1-4, 2010
9. Mackenzie IR, Neumann M, Baborie A, et al: A harmonized classification system for FTLD-TDP pathology. Acta Neuropathol 122: 111-113, 2011
10. Josephs KA, Hodges JR, Snowden JS, et al: Neuropathological background of phenotypical variability in frontotemporal dementia. Acta Neuropathol 122: 137-153, 2011
11. Mackenzie IR, Munoz DG, Kusaka H, et al: Distinct pathological subtypes of FTLD-FUS. Acta Neuropathol 121: 207-218, 2011

〔吉田眞理〕

第3章 知っておきたい認知症の病理

4 αシヌクレイン

1 αシヌクレインとシヌクレイノパチー

αシヌクレイン（αSN）は，シビレエイの発電器官のシナプス前終末と核膜に存在する蛋白としてシヌクレイン synuclein と命名された[1]．ヒトαSN の cDNA は，AD 脳の老人斑に存在する非Aβ蛋白 non-Aβ component of AD amyloid（NAC）の前駆体（NACP）としてクローニングされていた[2]．1997年，常染色体優性遺伝性パーキンソン病（PD）の家系にαSN の遺伝子変異が発見され[3]，αSN 抗体がレビー小体 Lewy bodies（LB）を濃染することから，その構成蛋白であることが明らかとなった．αSN は 140 個のアミノ酸からなり，主としてシナプス前終末に局在し，脳に豊富に存在している．PD の発症と連鎖するαSN の点変異は 5 種類（A30P，A53T，E46K，H50Q，G51D）報告されていて，αSN の遺伝子領域の重複も同定されている．

αSN の機能は十分には解明されていないが，シナプスの可塑性，小胞輸送のプロセス，シャペロン様の機能，神経伝達の調節因子，シナプス前終末の機能維持，調節，可塑性に関与する可能性が示唆されている．

αSN が脳内に凝集蓄積して封入体を形成する疾患を，シヌクレイノパチーと総称する．シヌクレイノパチーの代表的疾患は，レビー小体病 Lewy body disease（LBD）と多系統萎縮症 multiple system atrophy（MSA）[4]であり，neurodegeneration with brain iron accumulation（NBIA）に分類される PLA2G6 の遺伝子変異（PLAN）でもαSN の蓄積がみられる[5]．

2 レビー小体病の病理

LBD は，PD，認知症を伴う PD（PDD），レビー小体型認知症 dementia with Lewy bodies（DLB）[6]，レビー小体を伴う自律神経不全症 pure autonomic failure with Lewy bodies（PAF

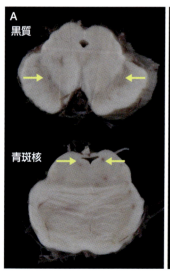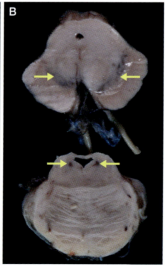

図3-26 ▶ レビー小体病の黒質，青斑核の肉眼的所見

A：レビー小体病（パーキンソン病，認知症を伴うパーキンソン病，レビー小体型認知症などを含む）では，黒質，青斑の色素脱失を認める．B：コントロール．

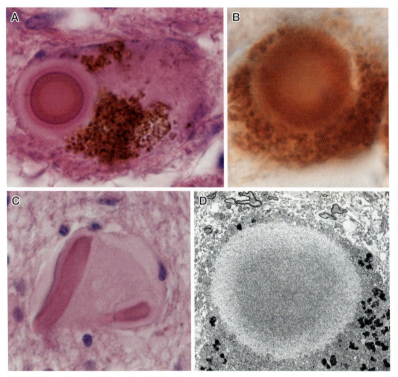

図3-27 レビー小体とレビー神経突起
コアとハローをもつ脳幹型レビー小体(A)とシヌクレイン免疫染色(B), レビー神経突起(C). 超微形態では同心円構造をとり, 中心部の高電子密度の部位と周囲に放射状に配列する線維から構成されている(D).
A, C：HE 染色, B：リン酸化αシヌクレイン免疫染色.
(小柳新策：電子顕微鏡による神経病理学のすすめ. p.178, 医学書院, 1992 より許可を得て転載)

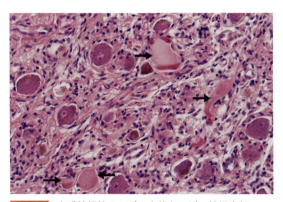

図3-28 交感神経節のレビー小体とレビー神経突起
HE 染色

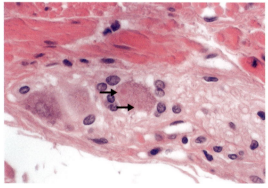

図3-29 食道 Auerbach 神経叢のレビー小体
HE 染色

with LB)を包含する名称であり, 神経細胞胞体内と神経突起にαSN 陽性の LB やレビー神経突起 Lewy neurites（LN)が出現する. LBD の剖検脳では, 黒質と青斑核のメラニン含有細胞の脱落のために黒色調が減弱する(図 3-26). 組織学的には, 迷走神経背側核, 青斑核, 黒質などに神経細胞の脱落とともに LB や LN を認め, αSN 免疫染色ではより多数の陽性構造を認める. 脳幹型 LB はコアとハローをもち, 免疫染色ではハローの部分がより陽性を示す(図 3-27). 超微形態で

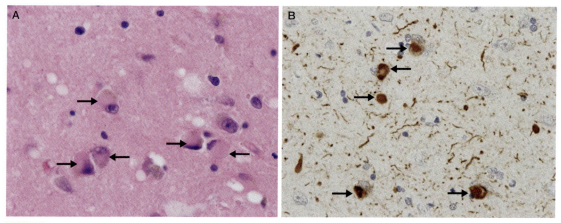

図 3-30 レビー小体型認知症（DLB）の病理像
A：皮質型レビー小体（矢印）と海綿状変化．B：リン酸化αシヌクレイン免疫染色陽性の皮質型レビー小体（矢印）と微細な神経線維．

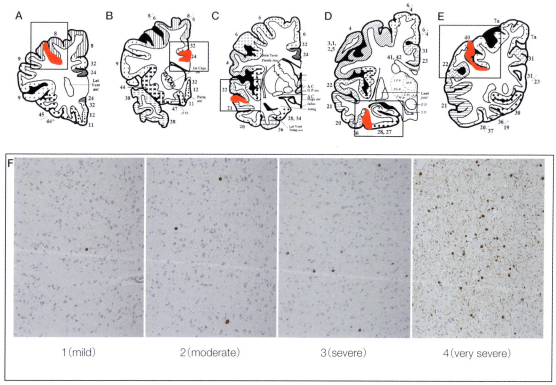

図 3-31 レビー小体型認知症の大脳皮質病変の評価
コンセンサスガイドラインに示されている大脳皮質の評価部位（赤色）を示す．
A：中前頭回，B：前部帯状回，C：中側頭回，D：経嗅内野，E：下頭頂小葉，F：100倍視野でのレビー小体の出現頻度による評価（リン酸化αシヌクレイン免疫染色）
(McKeith IG, Dickson DW, Lowe J, et al: Diagnosis and management of dementia with Lewy bodies Third report of the DLB consortium Neurology 65：1863-1872, 2005 より一部改変)

表 3-5 ▶ レビー小体関連病理の評価

Lewy body type pathology	Peripheral regions			Spinal cord	Brainstem regions				Basal forebrain/limbic regions			Neocortical regions			OB
	Others	Cardiac sympathetic fibers	SG	IML	IX-X	LC	SN	nbM	Amygdala	Transentorhinal	Cingulate	Temporal	Frontal	Parietal	
Brainstem-predominant	0-1				1-3	1-3	1-3	0-2	0-2	0-1	0-1	0	0	0	0-1
Limbic (transitional)					1-3	1-3	1-3	2-3	2-3	1-3	1-3	0-2	0-1	0	
Diffuse neocortical					1-3	1-3	1-3	2-3	3-4	2-4	2-4	2-3	1-3	0-2	

IX-X：迷走神経背側核, LC：青斑核, SN：黒質, nbM：マイネルト核, SG：交感神経節, OB：嗅球, Others：副腎, 消化管, 皮膚など
末梢自律神経系, 脊髄, 嗅球の評価-0：なし, 1：陽性像あり
(McKeith IG, Dickson DW, Lowe J, et al: Diagnosis and management of dementia with Lewy bodies Third report of the DLB consortium Neurology 65: 1863-1872, 2005 より一部改変)

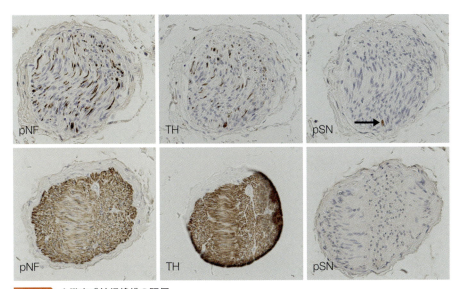

図 3-32 ▶ 心臓交感神経線維の評価
上段：パーキンソン病では心臓交感神経線維の軸索の高度脱落と抗 tyrosine hydroxylase (TH) 抗体で免疫染色性の高度低下, リン酸化αシヌクレイン免疫染色での陽性像を認める. 下段：コントロール.

は同心円構造をとり, 中心部の高電子密度の部位と周囲に放射状に配列する線維から構成されている(図 3-27). 大脳ではマイネルト核, 視床下部などに LB, LN の出現を認める. LB, LN は胸髄中間質外側核や仙髄にも好発する. また LBD では末梢自律神経系である交感神経節(図 3-28), 消化管の自律神経叢(図 3-29) などに LB, LN を認める[7]. DLB では, PD の脳幹病理像に加えて, 嗅球, 扁桃核, 海馬傍回, 帯状回, 島葉などの辺縁系に皮質型 LB が多数出現する(図 3-30). さらに進行すると, 連合野である中前頭回, 中側頭回, 下頭頂小葉などにも LB を認める. DLB の進展例では, 多数の LB, LN の出現に加えて皮質に海綿状変化が出現し, 背景組織に微細な LN の出現を認める.

DLB の病理学的評価は, 脳幹部から大脳皮質連合野における LB, LN の出現量(図 3-31) を基に, DLB コンセンサスガイドライン[8,9]に準じて行われ, 脳幹型, 辺縁系型, 新皮質型の 3 型に大別される(表 3-5 の薄茶色部分). コンセンサス

第3章 知っておきたい認知症の病理

表3-6 レビー小体型認知症の病理診断の蓋然性評価

Lewy body type pathology	NIA-Regan Low (Braak stage 0-II)	Alzheimer type pathology NIA-Regan Intermediate (Braak stage III-IV)	NIA-Regan High (Braak stage V-VI)
Brainstem-predominant	Low	Low	Low
Limbic (transitional)	High	Intermediate	Low
Diffuse neocortical	High	High	Low

(McKeith IG, Dickson DW Lowe J, et al: Diagnosis and management of dementia with Lewy bodies Third report of the DLB consortium Neurology 65：1863-1872, 2005 より一部改変)

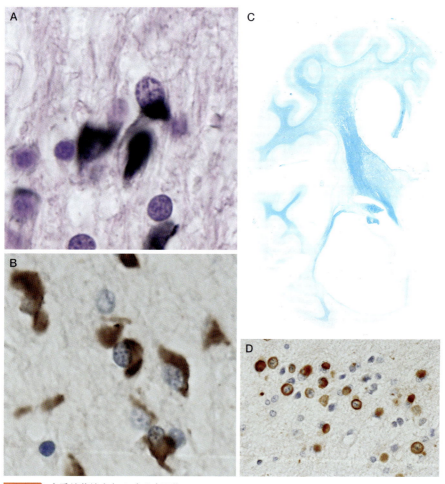

図3-33 多系統萎縮症(MSA)の病理像
A：glial cytoplasmic inclusion (GCI)のGB染色．B：リン酸化αシヌクレイン免疫染色．C：側頭葉萎縮の強いMSA長期例のKB染色．D：歯状回顆粒細胞のαシヌクレイン免疫染色陽性神経細胞内封入体．

ガイドライン[8-10]は脳幹と大脳の評価に重点をおいているが，LBDが中枢神経病理とともに末梢自律神経系にαSN陽性LB，LNが出現する全身疾患であることを考慮すると，交感神経節や副腎，消化管，心臓交感神経の病理像を加えることでLBDの全体像を把握することが可能になる(表3-5の茶色部分)．心臓交感神経の線維脱落はMIBG心筋シンチグラフィの集積低下とよく相関

し，末梢自律神経系におけるαSNの存在を疑う根拠となる（図3-32）[11]．また嗅球の検索がαSN病理の進展を考えるうえで重要である[12,13]．コンセンサスガイドライン[8-10]ではDLBの病理診断の蓋然性を，AD病理像の評価と併せて判定する．ADの病理像が高度になると，臨床的な認知症に対するレビー小体病理の重要性はより低く評価される仕組みになっている（表3-6）．

LB，LNは加齢に伴い出現するシヌクレイノパチーであるため，臨床的にパーキンソニズムを認めない症例にも観察される．また，さまざまな変性疾患などにも合併病理像として認められるため，認知症の病理学的鑑別にはLB出現の有無を，迷走神経背側核と扁桃核でスクリーニングすることが望ましい．

3 多系統萎縮症（MSA）の病理

MSAでは，自律神経障害を基盤としてパーキンソン症候群（MSA-P）や運動失調（MSA-C）をきたし，線条体黒質系（被殻優位の変性），オリーブ橋小脳系の変性が起こり，オリゴデンドログリアの胞体内のαSN陽性封入体glial cytoplasmic inclusions（GCI）が病理診断指標となる．MSAでは，GCIに加えて神経細胞内封入体neuronal cytoplasmic inclusions（NCI），神経細胞核内封入体neuronal nuclear inclusions（NNI），グリア細胞核内封入体glial nuclear inclusions（GNI），変性神経突起dystrophic neurites（DN）が病期に応じて出現する．MSAのGCIなどの封入体は，Gallyas-Braak嗜銀染色で高感度に検出され，αSN免疫染色に陽性を示す．レビー小体やレビー神経突起は嗜銀染色には陰性を示す．MSAの長期例では中心前回を含む前頭葉萎縮が強くなる．まれに高度な側頭葉萎縮を示す長期例が存在し，側頭葉に多数のNCIの出現を認める（図3-33）．

■文献

1. Maroteaux L, Campanelli JT, Scheller RH: Synuclein: A neuron-specific protein localized to the nucleus and presynaptic nerve terminal. J Neurosci 8: 2804-2815, 1988
2. Ueda K, Fukushima H, Masliah E, et al: Molecular cloning of cDNA encoding an unrecognized component of amyloid in Alzheimer disease. Proc Natl Acad Sci USA. 90: 11282-11286, 1993
3. Polymeropoulos MH, Lavedan C, Leroy E, et al: Mutation in the α-synuclein gene identified in families with Parkinson's disease. Science 276: 2045-2047, 1997
4. Wakabayashi K, Hayashi S, Kakita A, et al: Accumulation of alpha-synuclein/NACP is a cytopathological feature common to Lewy body disease and multiple system atrophy. Acta Neuropathol 96: 445-452, 1998
5. Riku Y, Ikeuchi T, Yoshino H, et al: Extensive aggregation of α-synuclein and tau in juvenile-onset neuroaxonal dystrophy: an autopsied individual with a novel mutation in the PLA2G6 gene-splicing site. Acta Neuropathol Commun 1: 12, 2013
6. Kosaka K, YoshimuraM, Ikeda K, et al: Diffuse type of Lewy body disease. A progressive dementia with numerous cortical Lewy bodies and senile changes of various degree: A new disease? Clin Neuropathol 3: 185-192, 1984
7. Wakabayashi K, Takahashi H, Takeda S, et al: Parkinson's disease: the presence of Lewy bodies in Auerbach's and Meissner's plexuses. Acta Neuropathol 76: 217-221, 1988
8. McKeith IG, Galasko D, Kosaka K, et al: Consensus guidelines for the clinical and pathologic diagnosis of dementia with Lewy bodies (DLB): report of the consortium on DLB international workshop. Neurology 47: 1113-1124, 1996
9. McKeith IG, Dickson DW, Lowe J, et al: Diagnosis and management of dementia with Lewy bodies Third report of the DLB consortium Neurology 65: 1863-1872, 2005
10. McKeith IG, Boeve BF, Dickson DW, et al: Diagnosis and management of dementia with Lewy bodies. fourth consensus report of the DLB Consortium. Neurology 89: 88-100, 2017
11. Orimo S, Uchihara T, Nakamura A, et al: Axonal α-synuclein aggregates herald centripetal degeneration of cardiac sympathetic nerve in Parkinson's disease. Brain 131: 642-650, 2008.
12. Braak H, Del Tredici K, Rub U, et al: Staging of brain pathology related to sporadic Parkinson's disease. Neurobiol Aging 24: 194-211, 2003
13. Sengoku R, Saito Y, Ikemura M, et al: Incidence and extent of Lewy body-related alpha-synucleinopathy in olfactory bulb. J Neuropathol Exp Neurol 67: 1072-1083, 2008

〔吉田眞理〕

第4章 主要疾患の病態

第4章 主要疾患の病態

1 アルツハイマー病

1 序論

アルツハイマー病 Alzheimer's disease（AD）は認知症の原因疾患のなかでも7割弱を占めるといわれ，最も頻度の高い疾患である．その大部分は高齢者で発症するため，高齢化社会の進行に伴い，確実に患者数が増加している．一方で，65歳未満で発症する若年性アルツハイマー病も存在し，就労や介護，家族の経済問題などの難題が山積し，大きな社会問題となっている．ADは，現在までに根本的な治療薬が開発されておらず，今後，疾患修飾薬の開発や，より質の高いケアが求められている疾患である．他の認知症との鑑別や合併疾患の有無の評価をしていくうえで，画像検査，髄液バイオマーカーなどを組み合わせてより正確な病態を反映したADの診断を行うことは，早期の介入やその後の臨床上のマネジメントのためにも有用である．

2 病態

a. 病理と自然経過

ADは病理学的特徴として老人斑（図4-1A）と神経原線維変化（図4-1B）を主として，海馬および大脳皮質に認める神経変性疾患である．これらは1907年にAlois Alzheimerが報告したもので，現代においてもADの病理診断基準として用いられている．老人斑の構成成分はアミロイドβ amyloid β（Aβ）という膜蛋白質で，病初期からみられ，一般的には，Aβの沈着に引き続いて神経原線維変化が出現すると考えられている．神経原線維変化の本質はリン酸化されたタウによって構成されており，神経細胞内に蓄積する．

これまでの病理学的検索では，老人斑は初期より蓄積し，シナプス障害を起こすものの，認知症の程度と相関しないとされてきた．認知症の症状は，老人斑より神経原線維変化の局在と強く相関するとされ，神経原線維変化の広がりとともに大

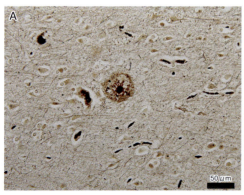 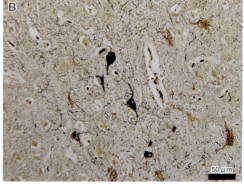

図4-1 アルツハイマー病の病理
A：老人斑．B：神経原線維変化（いずれもBielschowsky染色）

1 | アルツハイマー病

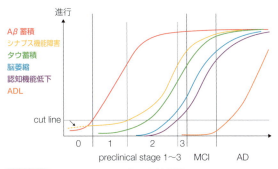

図 4-2 アルツハイマー病の自然経過

Aβ の検出感度に達する以前に神経変性が検出される場合がある(→).
MCI：軽度認知障害，AD：アルツハイマー病
(Sperling RA, Aisen PS, Beckett LA, et al: Toward defining the preclinical stages of Alzheimer's disease: recommendations from the National Institute on Aging-Alzheimer's Association workgroups on diagnostic guidelines for Alzheimer's disease. Alzheimers Dement 7: 280-292, 2011 より一部改変)

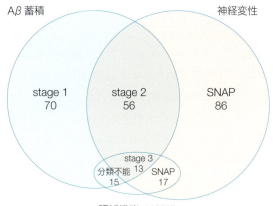

図 4-3 発症前段階(preclinical AD stage 1〜3)の概略図

Aβ：アミロイド β，SNAP：suspected non-AD pathophysiology
(Jack CR Jr, Knopman DS, Weigand SD, et al: An operational approach to National Institute on Aging-Alzheimer's Association criteria for preclinical Alzheimer disease. Ann Neurol 71: 765-775, 2012 より一部改変)

脳皮質の障害に起因する失行や失語などの症状が出現し，最終的には神経細胞の脱落により高度な脳萎縮をきたす．

　近年開発された老人斑を可視化するアミロイド PET(positron emission tomography)や髄液バイオマーカーの研究より，AD の自然経過について新たにさまざまなことが明らかになった．Sperling らによると Aβ の蓄積，すなわち老人斑の形成は AD の発症の 20 年以上も前から始まり，その後にタウが蓄積して神経原線維変化として凝集し，AD を発症するとされている(図 4-2)[1]．つまり脳内の AD 変化は，完全に無症状の時期(発症前段階)においても徐々に進行していることが示され，AD の疾患概念に大きな変革をもたらした．Sperling らは発症前段階についても 3 段階の病期(preclinical stage 1〜3)に分類している．無症候性だが脳アミロイド沈着の始まった stage 1，FDG-PET や髄液バイオマーカーにより神経障害が示された stage 2，さらに検査で軽微な認知機能障害が検出される stage 3 という研究用分類を提唱している[1]．この Sperling らの分類に基づいて認知機能が正常な 450 人を対象に，バイオマーカーと認知機能レベルをもとに，preclinical stage 1〜3 に分類した報告がある(図 4-3)[2]．AD のバイオマーカーが陰性の stage 0 の 193 人を除いた，257 人の分類は図のように示される．Aβ 病理，神経変性もしくは軽度の認知機能の低下のいずれかを認めることになる．このなかで，神経変性の徴候は示すが，アミロイド PET でアミロイド集積がない群は suspected non-AD pathophysiology(SNAP)と定義されており，Aβ の蓄積を有するという意味での広義の AD からは除外される．

　記憶障害のみを認める状態は軽度認知障害 mild cognitive impairment(MCI)として，AD の前駆段階と考えられているが，アミロイド PET によると，MCI の段階ではすでに脳内の Aβ の蓄積は飽和しているとされている[1,3]．その後，神経原線維変化の広がりとともに，認知機能低下が進行し，AD として発症する．このようにして明らかになった AD の自然経過を考えたとき，臨床的に AD と診断する時期にはすでに，脳内には老人斑が大量に蓄積し，神経原線維変化による神経細胞障害や神経脱落も認められるなど，不可逆的に病態が進行しているといっても過言ではない．ゆえに，MCI の時期，できれば発症前段階より AD 変化の進行をストップさせるような治療薬や介入法の開発が求められている．

b. 分子病態：アミロイドカスケード仮説

Aβは，主として40〜42アミノ酸から成る小さな蛋白質で，アミロイド前駆体蛋白 amyloid precursor protein（APP）とよばれる膜蛋白質からβセクレターゼとγセクレターゼという2種類の酵素によって切り出されて産生されることが知られている．γセクレターゼはAPPからAβを切り出すときのC末部分の切り出しに関係している酵素であり，その主成分はプレセニリン（後述）という蛋白質である．家族性ADの遺伝子変異の大多数を占めるのはプレセニリンの変異であり，C末部分の切断に異常が生じるためと考えられる．このようにADにおいては，Aβが産生される過程に何らかの異常が生じることで過剰にAβが産生される，もしくは通常より長いAβ（主としてAβ42）が産生されるために，正常な産生・排泄の機構が破綻することで発症すると考えられており，アミロイドカスケード仮説とよばれている（図4-4）[4]．

Aβは正常人においても，何らかの生理的役割をはたしていると考えられているが，詳細はいまだにわかっていない．Aβは神経興奮によってシナプス後膜より分泌される[5]ため，シナプス活動依存的に何らかの機能を有すると推測される．またシナプスの周囲にはβセクレターゼやγセクレターゼが濃密に分布していることからも，シナプス機能との関連が示唆される．fMRI（functional MRI）を用いた研究では，初老期に神経細胞が老化・減少してくると，残存する神経細胞が代償的に神経活動を活性化し，Aβ産生が亢進することが知られている[6]．このような段階ではAβの産生が上昇していると考えることができる．

もう一方の沈着物である神経原線維変化は，リン酸化されたタウ蛋白質が凝集したものであり，神経細胞死に直接関与すると考えられている．これまでの病理学的検索では，老人斑の形成のほうが時期的に早く起きるとされ，図4-2で示すように最近のバイオマーカー研究における結果もそれを支持する．これらの研究より，Aβが蓄積・凝集することでタウ病理が加速し，神経原線維変化が大脳皮質に広範に広がっていくとともに脳萎縮が進行し，ADを発症すると考えられているが，Aβがどのように神経原線維変化を加速させるのかという点についてはいまだ十分に解明されていない．

3 分類，遺伝

ADの大部分は65歳以上で発症する孤発型であるが，65歳未満で発症するADを若年性アルツハイマー病もしくは早発型アルツハイマー病 early onset type AD（EOAD）という．EOADのなかには遺伝的な背景をもつ症例があり，それらは家族性アルツハイマー病 familial AD（FAD）とよばれているが，FADはAD患者全体のなかでは約1%以下を占めるにすぎない．これまでのところ，FADの原因遺伝子としては，Aβの産生にかかわる蛋白質のみが同定されており，タウを含め，他の遺伝子の変異は報告されていない．最初に報告されたFADの原因遺伝子は，Aβの前駆体蛋白質であるAPPである．このロンドンの家系の解析で，APPにアミノ酸の変異が存在するとADを発症することが初めて示された．しかしながらAPPの変異は，全世界的にみてもそれほど多くの家系で報告されているわけではな

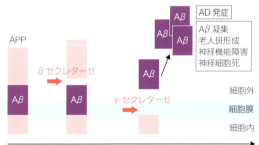

図4-4 アミロイドβ産生機構とアルツハイマー病の発症

Aβ：アミロイドβ，AD：アルツハイマー病，APP：アミロイド前駆体蛋白

(Hardy J, Selkoe DJ: The amyloid hypothesis of Alzheimer's disease: progress and problems on the road to therapeutics. Science 297：353-356, 2002 より一部改変)

い．現在，FADのなかで最も変異が数多く報告されているのは，プレセニリン1(PSEN1)，プレセニリン2(PSEN2)であり，これらの蛋白質は，APPよりAβを切り出す酵素であるγセクレターゼの主成分である．これらの変異は，遺伝的には常染色体優性遺伝形式をとり浸透率も高い．FADでは，これらのAPPやPSEN1，PSEN2に病的変異が生じることにより，Aβの産生・蓄積が助長される．このように，FADの原因遺伝子がAβの産生にかかわる遺伝子であることが，アミロイドカスケード仮説を支持する一因にもなっている．興味深いことに，神経原線維変化の成分であるタウをコードする遺伝子である microtubule-associated protein tau (MAPT) の変異は，家族性前頭側頭型認知症をきたすとされ，FADではこの変異は報告されていない．FADの遺伝子異常はすべてAβに関連するものであり，このことからも，AβのADの発症機序への強い関与が示唆される．その一方で，タウ病変である神経原線維変化は，他の神経疾患においても出現しており，さまざまな神経細胞の変性の final common pathway とも考えられる．

また，ADの発症に関与する蛋白質として知られるアポリポ蛋白E(apolipoprotein E: ApoE)は，コレステロールや脂肪酸の運搬に重要な役割をはたすアポリポ蛋白の1つである．ApoEの遺伝子にはε2, ε3, ε4の3つの対立遺伝子があるが，ε4は現在知られている最も強力な孤発型ADの危険因子とされている[7]．孤発型において，ε4の遺伝子数が多いほどADの発症率が増加することが知られており，オッズ比は，ヘテロ接合体では約2～3倍，ホモ接合体では約15倍にもなる[8]．ApoEはAβの凝集性を促進したりAβクリアランスを低下させたりすることで，ADの病態に関与していると考えられているが，なぜADのリスクを上げるのか詳細はまだ解き明かされていない．

4 診断基準

ADの診断基準には，複数の診断ガイドラインが存在する．National Institute on Aging/Alzheimer's Association による NIA-AA 診断基準[1,9,10]，International Working Group による IWG-2 診断基準[11]，米国精神医学会の Diagnostic and Statistical Manual of Mental Disorders-5 (DSM-5)が主なものである．

NIA-AA 診断基準ではADを認知症発症前段階，つまりAβの蓄積が始まる段階からADと広義にとらえており，発症前段階(preclinical AD)，記憶障害が出現するMCIの段階(MCI due to AD)，認知症を発症したAD (AD dementia)と分類・定義している．IWG-2 診断基準においても，prodromal AD や asymptomatic at risk for AD といった，AD/MCIの前駆段階を重要視している点がNIA-AAと共通する．いずれも近年，機能画像や髄液バイオマーカーにより発症前段階が評価できるようになってきたことが，改訂診断基準に影響している．IWG-2診断基準では典型的なAD (typical AD) に加えて，非健忘型AD (atypical AD)や混合型AD (mixed AD)といった病態(後述)についても触れているのが特徴である．いずれの場合でもバイオマーカーによる診断根拠を必須としている．一方，DSM-5では，過去のDSM-IV同様に伝統的に臨床症状による診断に重きがおかれているものの，新たに各種バイオマーカーについての記載が含まれてきており，今後ますます診断に対してはバイオマーカーの貢献度が増してくるであろう．

5 症状

a. 認知機能障害

ADの症状の中核は記銘力障害である．初期に側頭葉内側の神経細胞群の変性が起きることにより，近時記憶の保持ができなくなる．そのために初期から，最近の出来事の記憶が困難となるた

め，同じことを何度も聞いたり，約束を忘れたりすることで気づかれる．やがて神経変性が広く新皮質に及ぶと，日常生活に支障をきたしてくる．このように，ADでは初期の近時記憶障害が特徴的であるために，発症初期より遅延再生の項目（記憶テストの一種で近時記憶の保持をテストするもの．記銘材料の提示後に一定の保持時間をおいて再生を求める方法）での得点低下が著しければ，他の認知症疾患とある程度は臨床的に鑑別することが可能である．

改訂長谷川式簡易知能評価スケール(HDS-R)とMini-Mental State Examination（MMSE）では，HDS-Rのほうが遅延再生の評価項目の分配点数が3点多いため，HDS-Rでより得点が低下しやすい傾向を示す．より正確に近時記憶障害を検出するためには，ストーリーを覚えてもらうWechsler Memory Scale-revised（WMS-R）の論理的記憶などを用いるとよい．WMS-Rでは直後に記憶をテストする課題と，30分後にテストする課題があるが，30分後に行う遅延再生課題では，年齢に比してより顕著な低下が示される．加齢に伴う物忘れではヒントがあると思い出すことができるが，ADの場合は新しいことを覚えるのが難しくなるため，ヒントがあっても思い出しにくい．このため，指示した言葉とは違う言葉を聞いたように勘違いする再認障害を認めることがある．遅延再生障害以外の質問で減点が目立つ場合には，すでに病態が進行期にあるか，前頭側頭型認知症 frontotemporal dementia(FTD, そのなかに behavioral variant FTD, semantic dementia, progressive non-fluent aphasia を含む概念），大脳皮質基底核変性症 corticobasal degeneration（CBD），進行性核上性麻痺 progressive supranuclear palsy（PSP）など，他の認知症疾患を考慮する必要がある．Frontal Assessment Battery（FAB）を用いた前頭葉機能評価も一考に値する．

こうしたスケールの得点だけではなく，テスト中の患者の様子もADの診断の参考になる．AD患者は評価中，答えがわからない場合には言い訳を考えだして取り繕いをすることがあり，これを取り繕い反応，もしくは場合わせ反応という．ADに比較的よく認められる反応である．それ以外にも，head turning sign(振り向き徴候)という，付き添いの家族に振り向き助けを求める特徴があり，診察時の様子を注意深く観察する必要がある．

やや進行してくると見当識障害，視空間認知障害，遂行機能障害などが加わってくる．特に，時間に対する見当識障害は比較的初期から顕著であり，月日はおおよそいえても，年を間違えることも多い．また，自分の年齢も正確に答えられなくなる．これらは，側頭葉内側の病変が大脳皮質に広がってくることにより顕在化してくる症状である．記銘力障害から始まるこのような皮質症状は，いずれも神経変性の広がりに伴って出現し，ADの中心となる症状であるため「中核症状」とよばれる．さらに高度なADでは，失行・失語・失認などのために入浴や更衣，排泄といった日常活動動作 activity of daily living（ADL）やコミュニケーションも障害される．

b. 精神症状

ADでは自発性の低下といったアパシーがみられ，発症初期もしくはMCIの時期から頻度の高い精神症状である．またうつ傾向もみられることがあり，症状を修飾している可能性を考慮しておく必要がある．病初期には物忘れを自覚する場合もあるが，通常，病識が低下していることが多く，家族に連れられて受診することも特徴である．ただし，比較的高度になるまで礼節は保たれていることが多い．

ADの進行期には，妄想，幻覚，徘徊，興奮，易怒性などの精神症状を合併し，認知症の行動・心理症状 behavioral and psychological symptoms of dementia（BPSD）といわれている．BPSDは中核症状と異なり，病気の進行に伴い悪化するとは限らず，ほとんどみられない人もいる．また，周辺の環境によりBPSDの症状が影

表 4-1 アルツハイマー病と鑑別すべき主な認知症の原因疾患

- 血管性認知症(VaD)：脳血管障害が原因の認知症であり、階段状に進行する．他の大脳巣症状を合併する．
- レビー小体型認知症(DLB)：具体的な幻視や悪夢、レム睡眠行動障害などがある．気分の変動がみられる．経過中にパーキンソニズムが出現する．
- 前頭側頭型認知症(FTD, FTLD)：性格変化や言語の間違いが特徴．初期は記憶障害が目立たない．筋萎縮性側索硬化症を合併することがある．
- 特発性正常圧水頭症(iNPH)：特徴的な歩行障害や尿失禁を併発することが多い．
- 進行性核上性麻痺(PSP)：眼球下転障害、頸部後屈、パーキンソニズムを伴う．
- 大脳皮質基底核変性症(CBD)：症状の左右差、パーキンソニズムを伴う．
- 嗜銀顆粒性認知症(AGD)：性格変化、易怒性がみられることがある．進行がゆっくりである．
- 神経原線維変化型老年期認知症(SD-NFT)：緩徐進行性であり80〜90歳以上での発症が多い．海馬の病変が中心であることより記憶障害が主体で、皮質症状が軽度である．
- クロイツフェルト・ヤコブ病(CJD)：急速に進行し、ミオクローヌスなどを認める．

響されることも多い．BPSDは介護負担の大きな要因とされ、特に被害妄想や物盗られ妄想が出てくると患者と介護者の関係が悪くなりやすい．家族や介護者には病的な特徴であることを理解してもらい、介護面で配慮するように説明することが必要である．また患者本人の立場で考えると、BPSDには相応の理由があることがある．例えば、徘徊をする患者は、昔の自宅に戻ろうと考えて家を出ることが要因であることもある．このように患者の心理状態を理解して対処することで、BPSDが軽減することもある．

ADでは中期以降に幻視がみられることもあるが、記銘力低下を高度に伴うため、幻視の内容を尋ねても詳細を覚えていないことがある．幻視は初期からはみられないため、初期からみられる場合はレビー小体型認知症 dementia with Lewy bodies (DLB) を鑑別として考えておく．

6　鑑別診断

典型的な経過をとるADでは、画像診断などを参考にすることで診断は比較的容易である．表4-1に、他の代表的な慢性経過で発症する認知症疾患との臨床上の鑑別ポイントを挙げる．ここに示すように疾患特異的な症状、例えば脳血管障害による運動感覚障害、他の神経変性疾患を示唆する具体的な幻視、パーキンソニズムなどがあれば臨床的にも鑑別は難しくない．しかしながら、嗜銀顆粒性認知症 argyrophilic gain dementia (AGD)や神経原線維変化型老年期認知症 senile dementia of the neurofibrillary tangle type (SD-NFT)は、いずれも記憶障害を呈する認知症として発症するため、厳密な意味ではADとの鑑別が困難である．こうした疾患は診断基準もまだ確定しておらず、臨床的にADと診断されている症例のなかにはこうした認知症が含まれている可能性もある．

近年、primary age-related tauopathy (PART)という疾患概念が提唱された．これはADとは異なりAβの病理像をもたず、タウの病的な蓄積のみを呈するタウオパチーに対する病理学的概念である[12]．これまで、SD-NFT(表4-1参照)、神経原線維変化優位型認知症(NFT predominant dementia)、tangle-only dementia などのさまざまな名称でよばれてきた概念を包含する．正常者、MCI、認知症患者でもみられうる所見である．定義上、前述のように神経変性の根拠は示すものの、それに先行するAβの蓄積が認められないSNAPの一部にPARTが含まれるといえる．SD-NFTは、ADと比較して認知症の進行が緩徐であることが特徴であるものの、臨床的特徴のみからADと鑑別するのは難しい場合が多い．PARTとして示されるタウの病変は、超高齢者の剖検脳で比較的頻繁にみられることが知られるようになってきており、老化現象とも密接に関連すると考えられている．PARTでは、老人斑はあったとしてもごく軽度であり、ADと異なり$APoE\varepsilon4$保因者が少ないといわれている．

さらに最近では，cerebral age-related TDP-43 with sclerosis（CARTS）という加齢性の海馬硬化にTDP-43病理を合併する病態も報告されている[13]．臨床的にADと鑑別が難しい高齢者のなかには，病理学的にはADにもPARTにも分類されない認知症が存在することを示している．さらに，高齢者では複数の病理を合併してくるため，認知症症状にどの程度これらの病理が寄与しているのか厳密に判断するのは難しい場合もありうる．

これらの疾患概念は現時点では確立されたものではなく，臨床診断ガイドラインなども整備されていない．将来的には，後述のタウPETや他のモダリティを用いることで臨床的に鑑別診断ができるようになることが期待される．

a. 合併疾患

AD単独では，初期からパーキンソニズムや歩行障害などを認めることはきわめてまれである．そのため，パーキンソニズムや歩行障害が出現した際には，脳血管障害，DLB，特発性正常圧水頭症 idiopathic normal pressure hydrocephalus（iNPH）などの他の合併疾患を疑い，機能画像検査を含めた精査を行う必要がある．また，病理学的にもDLBやiNPHでは，時折ADを合併することも知られており，複合的な要素で認知症をきたす場合もある[11,14,15]．AD自体が高齢者に多い疾患であるため，脊椎症や関節症などの整形外科的疾患の合併率が高いことは念頭においておく．

b. 血管性認知症

認知症では，ADに血管性認知症を合併・併存することがある．特に高齢者ではその傾向が強くなる．高血圧，糖尿病，脂質異常症などの生活習慣病は両者の共通の危険因子となるため，ADに血管病変の合併が多いのは当然の成り行きとも考えられる．過去には両者は別々の病態ととらえられてきたが，脳血管障害を有するアルツハイマー病 AD with CVD，もしくは両者を共有する混合型認知症 mixed ADという概念が理解されるようになってきた．特に孤発性のADにおいては，血管系を介したAβの排出機転が細動脈硬化症などにより障害されることでAβの蓄積が促進される可能性が示唆されており[16]，単に合併・併存するという面からのみでなく，病態面からの共通メカニズムが存在する可能性もある．こうしたことからも，AD患者の治療にあたっては，生活習慣の指導も重要になってくる．

c. サブタイプ

ADには，海馬の萎縮より始まり健忘が初発症状である典型的なタイプ以外に，いくつか非典型的なサブタイプが存在し，「非健忘型AD」と分類されることもある．言語障害が前景に立つ logopenic variantや，視覚認知障害が目立つ posterior variant，性格変化など前頭葉徴候から始まる frontal variantなどが代表的なものである（**表4-2**）[11]．何らかの原因で異常蛋白の集積や神経変性が，前頭側頭葉や後頭葉に初期から顕著に認められると，このような臨床的亜型を呈する．これらの症状はFTD，CBD，DLBと類似する点が多く，鑑別診断が難しい．しかし，経過を追ううちに記憶障害が前面に出てくることが多いため，一定期間の経過観察期間ののちにADの臨床診断を下されることがある．ただし，臨床的特徴のみでの診断は困難で，画像検査や髄液バイオマー

表4-2　非健忘型アルツハイマー病

- logopenic variant of AD：初期より言語障害を呈し，単語や文章の復唱障害，運動性失語などを呈し，進行性に増悪する．
- posterior variant of AD：初期より視空間認知障害を呈し，進行性に増悪する．Gerstmann症候群やBalint症候群を呈することもある．
- frontal variant of AD：初期より性格変化や脱抑制，遂行機能障害を呈し，進行性に増悪する．

（Dubois B, Feldman HH, Jacova C, et al: Advancing research diagnostic criteria for Alzheimer's disease: the IWG-2 criteria. Lancet Neurol 13: 614-629, 2014 より一部改変）

カーの所見を含めて総合的な診断を要する．

7 画像検査

　ADの画像所見では，CTやMRIによる形態画像で初期から内側側頭葉の萎縮がみられることが特徴的である．ただし，脳の萎縮や構造変化が検出されるのは神経細胞死がある程度進行した段階であるため，MCIの時期や病初期など症例によっては萎縮の程度が目立たない症例も存在する．海馬傍回などの内側側頭葉の萎縮の程度を相対的に数値化するソフトウェア voxel-based specific regional analysis system for Alzheimer's disease（VSRAD）（後述）も利用されており，早期より軽度の萎縮を検出し，経過観察をするのに参考になる．

　形態画像以外に脳の機能を評価する検査も参考になる．主に，脳血流をみる single photon emission computed tomography（SPECT）や，脳糖代謝をみる fluorodeoxyglucose positron emission tomography（FDG-PET）などの機能画像評価が用いられる．特に，前者は臨床的に汎用されている．MCIの段階であっても，その機能異常を検出することが可能であり，早期診断に有用である．

　進行期もしくは高齢発症のADの場合には，内側側頭葉に加えて大脳皮質がびまん性に萎縮するため，他の神経変性疾患と鑑別を要する場合もある．また，軽微な脳血管障害を合併している症例も多く，認知症の原因としてどちらが主であるのかが鑑別困難であることもある．ADであれば，後述のような治療薬を使用して進行をある程度遅らせることができるため，病態がADによって引き起こされているか否かを臨床的に鑑別しておくことが望まれる．そのような場合にも臨床的特徴に加えて，やはり機能画像での評価が有効である．ただし，機能画像検査は感度が高いが特異度は低いため，総合的に臨床診断を下す必要がある．具体的な症例については，次項を参照されたい．

　以下，画像診断に用いられる検査の特徴を列挙する．

a. CT，MRI

　CT，MRIなどの形態画像では内側側頭葉，特に海馬の萎縮を見ることが可能であるが，ADのどのステージを見ているのかを見極めることが大切である．さらに脳梗塞などの他の複合病態の有無については，画像全体で総合的に評価する必要がある．

　MRIでは，VSRADを用いた画像統計解析手法も診断に役立ち，広く臨床で用いられている．VSRADでは，海馬傍回の体積の萎縮度を正常データベースと比較して統計処理することにより，Z-scoreが算出される．Z-scoreは1つの客観的指標として有用であり，過去のデータと比較することで進行の評価にも役立つ．ただしMRIでの海馬萎縮のみで評価すると，表4-1で示したように，鑑別が必要な他の認知症であるAGD，SD-NFTによる海馬萎縮やiNPHのくも膜下腔の不均衡な拡大を伴う水頭症 disproportionately enlarged subarachnoid space hydrocephalus（DESH）所見などが含まれてしまうこともあるため，注意を要する．

b. SPECT

　ADでは比較的病初期からの両側頭頂葉・側頭葉，楔前部，および後部帯状回の血流低下が特徴である．SPECTの解像度はMRIに比べて低いため，最近は正常者の脳血流分布と比較することによる統計学的評価が用いられる．このような処理が行えるツールとしては，eZISもしくは3D-SSPというものがある．これらは解剖学的に標準化された脳画像からデータ抽出を行い，正常データベースと比較して統計解析を行うもので，その結果はZ-scoreとして算出され，AD診断の補助に使われている．ただし，機能画像においても脳血管障害や硬膜下血腫などの影響により局所

c. FDG-PET

IMP-SPECT と同様に，両側頭頂葉・側頭葉，楔前部，および後部帯状回の血流低下が特徴である．空間分解能は IMP-SPECT に勝るが，FDG-PET の保険適用疾患に認知症は含まれない．悪性腫瘍やてんかんを合併している際には，保険適用で撮影することが可能である．

d. アミロイド PET

$A\beta$ の脳内沈着を画像で見ることができる手法で，病態を反映する検査である．アミロイド PET 診断薬を静脈内投与すると，β シート構造を有する線維化した $A\beta$ があれば結合するため，その集積を確認することで，老人斑の有無を画像検査で評価することができる．線維性 $A\beta$ に結合する ^{11}C Pittsburgh compound-B (^{11}C-PiB) が開発されて[17]以来，複数のアミロイド PET 診断薬が開発されており，本邦でも現在治験が進められている．今後主流となる画像診断技術ではあるが，現時点では保険適用はなく，臨床研究目的での撮影が大半である．AD 発症前より $A\beta$ 沈着を評価できるため，AD の早期病態の探索や，根本治療の解明に役立つ技術である．集積の広がりから AD のステージの予測にも有効である．ただし，$A\beta$ の集積は病前から蓄積するため，アミロイド PET が陽性所見であったとしても，それだけで AD の臨床診断にはならない．アミロイド PET で陽性であれば，今後発症のリスクがあることを示すことは可能である．

前述のように，アミロイド PET で集積がない群は SNAP とされ，診断として AD は否定することができる[2]．通常の機能画像を含む一般検査では AD と診断される症例の 2〜3 割程度に，このような群が含まれていると考えられており，先に述べたような PART やその他の原因による認知症が背景にあることが示唆される[18]．

e. タウ PET

2013 年に初めて報告されて以来，神経原線維変化したタウに結合する薬剤も現在何種類か開発されており，アミロイド PET と同様にタウ PET として研究に用いられ始めている．AD を否定された SNAP などの病態の臨床診断にも，有効な指標になると考えられる．AD においては，老人斑よりもむしろ神経原線維変化が認知症の症状と相関するため，今後の研究で，タウ PET により臨床症状との相関性についてさらに検討されていくものと予想される．

実臨床において，形態画像と IMP-SPECT，FDG-PET による機能画像にも診断能力の限界があり，そのような場合には臨床症状の特徴や直接病態を反映する髄液バイオマーカーやアミロイド PET，タウ PET と併せての評価が有効となることが期待される．近い将来，以上のような画像検査を複数組み合わせて用いることで，かなり厳密に病態や病理像までを把握することが可能となるであろう．

他の認知症疾患との画像検査での鑑別ポイントを挙げる（表 4-3）．

8 髄液バイオマーカー

近年，髄液バイオマーカーも AD 診断に有効な指標となってきており，一部の項目は保険診療内で測定することができるようになってきた．腰椎穿刺を要するため検診などには不向きであるうえ，脊柱疾患を合併しやすい高齢者での検査は推奨されない．しかし，髄液バイオマーカー検査は，AD の病態を直接反映する検査であり，画像検査と比較して検査に要する費用は低く，アミロイド PET のような特殊な設備も必要ではないため，これらを併せて臨床診断することも有効な手

表 4-3　他の認知症疾患との画像検査での鑑別ポイント

- 血管性認知症（VaD）：形態画像により，白質や皮質の梗塞や出血などの異常信号の有無で評価できる．
- レビー小体型認知症（DLB）：IMP-SPECT での後頭葉の集積低下が特徴である．
- 前頭葉側頭型認知症（FTD，FTLD）：IMP-SPECT での前頭葉，側頭葉の集積低下が特徴である．
- 特発性正常圧水頭症（iNPH）：形態画像で，くも膜下腔の不均衡な拡大（DESH）を伴うことが特徴である．
- 進行性核上性麻痺（PSP）：形態画像での中脳の萎縮，IMP-SPECT で前頭葉の集積低下がみられる．
- 大脳皮質基底核変性症（CBD）：左右非対称の萎縮もしくは機能画像での集積低下を認める．
- 嗜銀顆粒性認知症（AGD）：アルツハイマー病と同様に海馬の萎縮が起こるが，より海馬腹側，また片側に萎縮がおきやすい．アミロイド PET で Aβ の蓄積がない，もしくは非常に軽微であることで鑑別できる．
- 神経原線維変化型老年期認知症（SD-NFT）：アミロイド PET で Aβ の蓄積がない，もしくは非常に軽微であることで鑑別できる．海馬の萎縮が認められる．
- クロイツフェルト・ヤコブ病（CJD）：MRI の拡散強調画像で大脳皮質の異常信号を認める．

立てとなる．実際に，画像検査だけでは診断が困難な AD 症例も存在し，背景に存在する病態を理解し裏づけるためにも今後，必須の検査となってくると予想される．

　AD では 42 アミノ酸から成るやや長いアミロイド β42（Aβ42）の凝集性が高く，脳表に沈着しやすいことから，この Aβ42 の沈着が AD の指標となる．Aβ42 は初期より脳内に沈着するために，逆に髄液中では病初期より，低下傾向を示すことが知られている[19]．アミロイド β40（Aβ40）は 40 アミノ酸から成り，Aβ の大部分を占めるため，Aβ42/40 の比を算出し指標とするのが一般的である．この値は AD の髄液では低下することが特徴である．血管性認知症，脳アミロイド血管症では逆の変化を認めることもある．また AD ではタウやリン酸化タウが蓄積し，髄液中では上昇してくることも特徴である[20]．CBD や PSP などのタウオパチーもタウの沈着を反映する病態であるものの，髄液中のタウの上昇は AD と比べるとそれほど大きくはない[21]．PART ではその病態を反映し，タウは上昇するが Aβ42/40 の低下はない．脳血管障害や外傷でも神経変性を反映し髄液中のタウは上昇するため，軽度の上昇であれば非特異的な変化の可能性がある．

　当院で神経変性疾患を対照に髄液採取した際のデータより，AD と非 AD 患者（non-AD）を判別しうるカットオフ値を算出したので参考データとして記載しておく[22]．Aβ42/40 の特異度が低かったが，これは対照の non-AD においても高齢

表 4-4　髄液バイオマーカー測定データ（京都大学医学部附属病院）

	カットオフ値	感度	特異度
タウ	766 pg/mL	93%	79%
リン酸化タウ（181 P）	31.7 pg/mL	83%	82%
Aβ42/40	0.038	91%	53%

AD（n=19）vs. non-AD（n=80）

者が多く含まれており，AD 発症前段階の病態を有するサンプルが含まれていたためと考えられる（表 4-4）．

　髄液バイオマーカーは脳細胞からの代謝産物であり，日内変動や運動量に関連して変化するため，なるべく慢性期に，一定の時刻に採取することが望ましい．意識障害や硬膜下血腫，脳血管障害などの急性疾患を合併している際に採取した髄液では，さまざまな影響を受けている可能性があることを考慮しておく必要がある．また測定機関によって測定キットも異なり，一概に他院の検査データと比較することは難しい．なお，タウ，リン酸化タウについては 2017 年現在，保険収載となっている．

9　症例提示

　この項では，画像検査と髄液バイオマーカー検査結果に基づき AD の臨床診断をし得た 5 症例の画像所見について解説する．

a. 症例1

進行期のAD．84歳男性，MMSE 10点（図4-5）．

認知症の罹病期間7年．MRIで海馬の著明な萎縮を認める．髄液バイオマーカー所見（タウ 987 pg/mL，Aβ42/40 0.028）においてもADに特異的な変化を呈していたが，典型例でもあり臨床症状と形態画像のみよりADと診断し得た．

b. 症例2

初期のAD．78歳男性，MMSE 24点（図4-6）．

認知機能低下は軽度であり，MRIで海馬の萎縮は軽度であるが，IMP-SPECTでは後部帯状回から頭頂葉にかけて血流低下が目立ち，髄液バイオマーカー所見（タウ 766 pg/mL，Aβ42/40

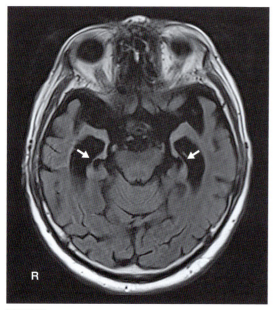

図4-5 ▶ 症例1 進行期のアルツハイマー病
両側海馬の著明な萎縮を認める（矢印）．

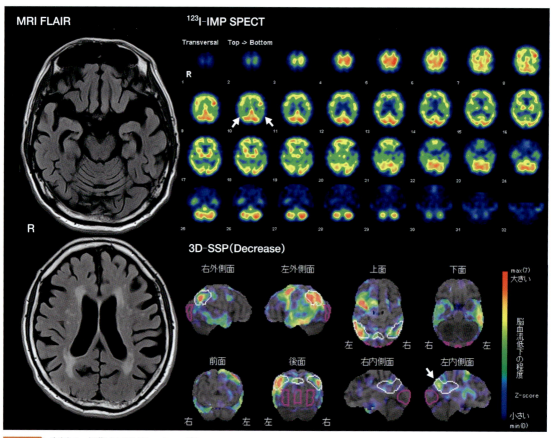

図4-6 ▶ 症例2 初期のアルツハイマー病
両側頭頂葉と後部帯状回の血流低下を認める（矢印）．

郵便はがき

料金受取人払郵便

本郷局承認

3880

差出有効期限
2021年12月31日まで
(切手はいりません)

113-8739

(受取人)
東京都文京区
本郷郵便局私書箱第5号
医学書院 (MB-3)

「認知症イメージングテキスト」編集室 行

◆ご記入いただきました個人情報は，ご注文商品・アンケート記念品の発送および新刊案内・正誤表の送付等に使用させていただきます。なお，詳しくは弊社ホームページ（http://www.igaku-shoin.co.jp）収載の個人情報保護方針をご参照ください。

ご芳名	フリガナ		
性別：男・女 年齢：　歳			
ご住所 〒□□□-□□□□	1. 自宅　2. 勤務先（必ず選択） 　　　　　　　　　都道 　　　　　　　　　府県		
勤務医・開業医・研修医(前期・後期)・看護師・薬剤師・他（　　　　）			
勤務先			
所属・学部名			
専門科名			

「認知症イメージングテキスト」アンケート

この度はご購入いただきありがとうございます。今後の改訂や新刊企画のため
みなさまの率直なご意見・ご感想・ご批判をお寄せいただければ幸いです。

アンケート回答者の中から抽選で「図書カード」をプレゼントいたします。
(抽選は定期的に行います。当選発表は賞品の発送をもってかえさせていただきます)

A. **本書をどこでお知りになりましたか** (複数回答可)
 ①店頭や学会で現物を見て　②Webサイト（
 ③書評・レビュー（媒体名：　　　　　　　　　　）④同僚・友人からの推薦
 ⑤メルマガ・SNS・口コミ（情報提供元：
 ⑥広告をみて（媒体名：　　　　　　）⑦その他（

B. **ページ数**　　①少ない　　②適当　　③多い
C. **価格の印象**　①安い　　　②適当　　③高い
D. **本書の記述**　①わかりやすい　　②適当　　③わかりにくい

E. **本書で特に使いやすい点，気に入っていただけた点をお聞かせください**

F. **本書で改良してほしい点，追加してほしい内容があればお聞かせください**

G. **よく利用される書籍があればご教示ください**

H. **今後出版を希望される書籍，その他ご意見やご要望などがあればお聞かせ
ください**

ご協力ありがとうございました

0.048)と併せて初期の AD と診断した．

c. 症例 3

進行期の若年性 AD．53 歳女性，MMSE 12 点（図 4-7）．

罹病期間は 6 年．若年発症の症例に多くみられるように，進行が比較的速く，認知機能低下は重篤であった．MRI での海馬の萎縮は目立たないが，IMP-SPECT では後部帯状回を中心に頭頂側頭連合野の血流低下がみられる．髄液バイオマーカー所見（タウ 1,519 pg/mL，Aβ42/40 0.027）においても AD に特異的な変化を呈しており，AD と診断した．本症例のように若年性 AD では，形態画像の異常は比較的軽微でも，機能画像や髄液バイオマーカーでより病態を反映した顕著な変化がみられることがある．

d. 症例 4

非典型的な AD（logopenic variant）．67 歳女性，MMSE 21 点，FAB 12 点（図 4-8）．

罹病期間は 2 年．65 歳時より言いたい言葉が言えず，会話が続かなくなった．物忘れの自覚は軽度であった．MRI では海馬の萎縮は軽度であったが，左側優位に側頭極に萎縮を認める．FDG-PET では，左側頭葉から頭頂葉にかけて集積低下が強く，前頭葉にも軽度の集積低下を認めた．左側では頭頂葉に限局して集積低下あり．FTD との鑑別を要したが，最終的には髄液バイオマーカー所見〔タウ 1,514 pg/mL，リン酸化タウ（181P）151.9 pg/mL，Aβ42/40 0.020〕と AD に特異的な変化を認めたことから AD と診断した．萎縮や代謝低下部位の分布から logopenic variant と考えられた．

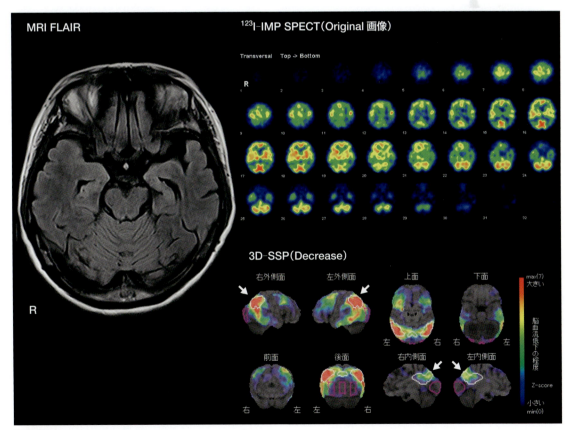

図 4-7 症例 3 進行期の若年性アルツハイマー病
後部帯状回，両側頭頂葉を中心に大脳皮質の血流低下がみられ，3D-SSP 解析で両側頭頂葉の血流低下が著明である（矢印）．

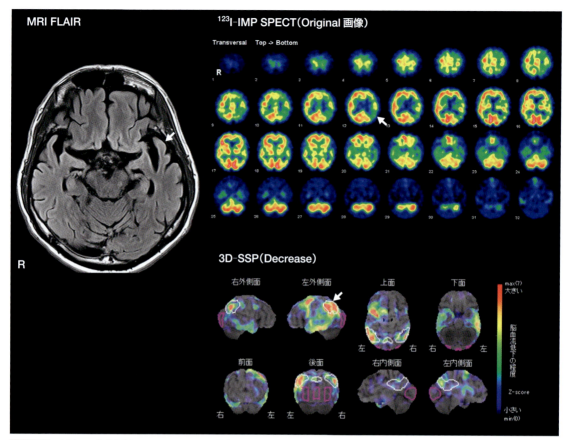

図4-8 症例4　非典型的なアルツハイマー病（logopenic variant）
両側，左側優位に側頭極に萎縮を認める（矢印）．左頭頂後頭葉に局所的な代謝低下を認める（矢印）．

e. 症例5

非典型的なAD（logopenic variant）．58歳男性，MMSE 4点，FAB 6点（図4-9）．

罹病期間は2年．56歳頃より言葉の出にくさがあり，徐々に物忘れも出現し，仕事に支障をきたすようになったため受診した．IMP-SPECT，FDG-PETでは，左楔前部・縁上回から後部側頭葉に著明な集積低下を認める．後部帯状回，左前頭前野にも血流低下があり，一部では右頭頂側頭葉にも集積低下を認める．FTDとの鑑別診断をするために，PiB-PETを撮影した．アミロイド沈着については，大脳皮質にびまん性に認め，明らかな左右差を認めなかった．髄液バイオマーカー所見〔タウ1,610 pg/mL，リン酸化タウ（181P）120 pg/mL，Aβ42/40 0.015〕では，顕著にADを示唆する変化を示しており，logopenic variantのADと診断した．

10 薬物治療

現時点では，アミロイドカスケード仮説に基づく根本治療薬は開発されていない．現時点で使用できる薬剤は2種類あり，コリンエステラーゼ阻害薬とグルタミン酸受容体拮抗薬である．いずれも疾患修飾薬ではないが，症状の進行抑制効果を有する．ADでは，コリン作動性ニューロンの脱落により認知機能が低下することから，脳内のアセチルコリン濃度を増加させるコリンエステラーゼ阻害薬がまず初期から使用される．コリンエステラーゼ阻害薬としては，ドネペジル，ガランタミン，リバスチグミンの選択肢があり，治療の主軸となっている．

薬理作用に多少の違いがあるが，まず，この3

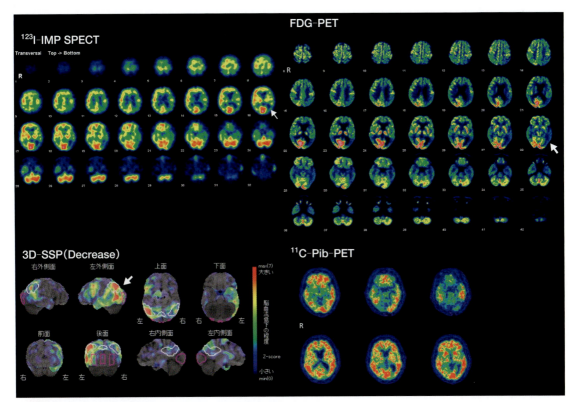

図 4-9 症例 5 非典型的なアルツハイマー病（logopenic variant）
左側優位に後部帯状回，楔前部，頭頂後頭葉での集積低下を認める（矢印）．^{11}C-PiB PET では，大脳皮質にびまん性にアミロイドの沈着を認める（矢印）．IMP-SPECT と比べると左右差は目立たない．

種類のうちのどれかから始めることがガイドラインで推奨されている．前二者は経口薬であるが，リバスチグミンのみ貼付薬である．患者の症状や介護状況などに応じて適宜使い分ける．一方，メマンチンはグルタミン酸受容体の拮抗作用により，中等度〜重度の AD に適応があり，興奮を抑え BPSD の改善にも治療効果がある．

進行期 AD には，BPSD に対する治療が重要となってくる．激しい BPSD に対しては，環境調整とともに抑肝散などの漢方薬または抗精神病薬を用いた対症療法が主となる．BPSD やその他の合併する症状を治療することで，認知症患者の ADL や介護者のストレスが改善することもあるため，患者および家族が困っている症状につき傾聴し，適切な処方を検討する．しかしながら，現時点では薬物治療には限界があるため，介護保険サービスの導入などの社会資源の活用は必須であるといえる．最近では，認知症の患者を医療につなげるために，市町において認知症初期集中支援チームを作ることが推奨され，多職種によるチームアプローチによって全人的なケアを行うことが期待されている．

11 予防

現時点では Aβ やタウの進展を阻止する方法はないが，どのような環境要因が発症に関与しているかということが徐々に明らかになっている．疫学的調査などより，中年期高血圧，糖尿病，中年期肥満，抑うつ，運動習慣の欠如，喫煙，低教育水準などの生活習慣が，AD 発症の危険因子として知られている[23]．これらの危険因子を低減することができれば，AD の発症を遅らせることが可能であるとされる．AD は，発症から 20 年以上

前の全く症状のない時期から脳内の変化が始まっているとされ，発症してから治療するよりもむしろ予防医療・先制医療が今後は重要になってくると考えられる．

12 最後に

ADは認知症で最も頻度が高く，ありふれた疾患である．これまでは，臨床症状や神経学的所見，MRIなどの形態画像のみで診断を行ってきたが，認知機能の低下という類似した徴候を示す疾患はほかにも多数あり，また他の高齢発症の病態を複合的に有することもあることから，臨床症状のみで正確に診断することは困難な場合がある．しかしながら，近年の技術的進歩により，認知障害の特徴や随伴する症状の特徴と併せて，画像検査において解剖学的病変部位を見つけ，バイオマーカーで病態を直接反映する病理を推定することで，より正確にADが診断できるようになってきた．特に，若年性AD，家族性AD，非健忘型ADなど非典型的な症例では，ADの診断が患者のQOLに与える影響が甚大であるため，正確な診断と適切なフォローアップが欠かせない．今後は，より簡便な血液診断などで診断ができるようになることが期待される．

謝辞：病理写真を提供いただいた京都大学神経内科の綾木孝先生，統計画像を作成いただいた放射線部の梶迫正明技師，放射線診断科の伏見育崇先生，機能画像を提供いただいた近未来型人間健康科学融合ユニットの澤本伸克先生に深謝する．

■文献

1. Sperling RA, Aisen PS, Beckett LA, et al: Toward defining the preclinical stages of Alzheimer's disease: recommendations from the National Institute on Aging-Alzheimer's Association workgroups on diagnostic guidelines for Alzheimer's disease. Alzheimers Dement 7: 280-292, 2011
2. Jack CR Jr, Knopman DS, Weigand SD, et al: An operational approach to National Institute on Aging-Alzheimer's Association criteria for preclinical Alzheimer disease. Ann Neurol 71: 765-775, 2012
3. Jack CR Jr, Knopman DS, Jagust WJ, et al: Tracking pathophysiological processes in Alzheimer's disease: an updated hypothetical model of dynamic biomarkers. Lancet Neurol 12: 207-216, 2013
4. Hardy J, Selkoe DJ: The amyloid hypothesis of Alzheimer's disease: progress and problems on the road to therapeutics. Science 297: 353-356, 2002
5. Kamenetz F, Tomita T, Hsieh H, et al: APP processing and synaptic function. Neuron 37: 925-937, 2003
6. Pihlajamäki M, Sperling RA: fMRI: use in early Alzheimer's disease and in clinical trials. Future Neurology 3: 409-421, 2008
7. Corder EH, Saunders AM, Strittmatter WJ, et al: Gene dose of apolipoprotein E type 4 allele and the risk of Alzheimer's disease in late onset families. Science 261: 921-923, 1993
8. Farrer LA, Cupples LA, Haines JL, et al: Effects of age, sex, and ethnicity on the association between apolipoprotein E genotype and Alzheimer disease. A meta-analysis. APOE and Alzheimer Disease Meta Analysis Consortium. JAMA 278: 1349-1356, 1997
9. Albert MS, DeKosky ST, Dickson D, et al: The diagnosis of mild cognitive impairment due to Alzheimer's disease: recommendations from the National Institute on Aging-Alzheimer's Association workgroups on diagnostic guidelines for Alzheimer's disease. Alzheimers Dement 7: 270-279, 2011
10. McKhann GM, Knopman DS, Chertkow H, et al: The diagnosis of dementia due to Alzheimer's disease: recommendations from the National Institute on Aging-Alzheimer's Association workgroups on diagnostic guidelines for Alzheimer's disease. Alzheimers Dement 7: 263-269, 2011
11. Dubois B, Feldman HH, Jacova C, et al: Advancing research diagnostic criteria for Alzheimer's disease: the IWG-2 criteria. Lancet Neurol 13: 614-629, 2014
12. Crary JF, Trojanowski JQ, Schneider JA, et al: Primary age-related tauopathy (PART): a common pathology associated with human aging. Acta Neuropathol 128: 755-766, 2014
13. Nelson PT, Trojanowski JQ, Abner EL, et al: "New Old Pathologies": AD, PART, and Cerebral Age-Related TDP-43 With Sclerosis (CARTS). J Neuropathol Exp Neurol 75: 482-498, 2016
14. Bech-Azeddine R, Høgh P, Juhler M, et al: Idiopathic normal-pressure hydrocephalus: clinical comorbidity correlated with cerebral biopsy findings and outcome of cerebrospinal fluid shunting. J Neurol Neurosurg Psychiatry 78: 157-161, 2007
15. Dugger BN, Adler CH, Shill HA, et al: Concomitant pathologies among a spectrum of parkinsonian disorders. Parkinsonism Relat Disord 20: 525-529, 2014
16. Perrotta M, Lembo G, Carnevale D: Hypertension and Dementia: Epidemiological and Experimental Evidence Revealing a Detrimental Relationship. Int J Mol Sci 17: 347, 2016
17. Klunk WE, Engler H, Nordberg A, et al: Imaging brain amyloid in Alzheimer's disease with Pittsburgh Compound-B. Ann Neurol 55: 306-319, 2004

18. Jack CR Jr: PART and SNAP. Acta Neuropathol 128: 773-776, 2014
19. Blennow K, Hampel H: CSF markers for incipient Alzheimer's disease. Lancet Neurol 2: 605-613, 2003
20. Blennow K: Cerebrospinal fluid protein biomarkers for Alzheimer's disease. NeuroRx 1: 213-225, 2004
21. Arai H, Morikawa Y, Higuchi M, et al: Cerebrospinal fluid tau levels in neurodegenerative diseases with distinct tau-related pathology. Biochem Biophys Res Commun 236: 262-264, 1997
22. Jingami N, Asada-Utsugi M, Uemura K, et al: Idiopathic normal pressure hydrocephalus has a different cerebrospinal fluid biomarker profile from Alzheimer's disease. J Alzheimers Dis 45: 109-115, 2015
23. Barnes DE, Yaffe K: The projected effect of risk factor reduction on Alzheimer's disease prevalence. Lancet Neurol 10: 819-828, 2011

〔陣上直人, 木下彩栄〕

第4章 主要疾患の病態

2 血管性認知症

1 分類

血管性認知症は脳血管障害が原因となる認知症であり，表4-5のような亜型がある[1]．

2 臨床的特徴

血管性認知症の臨床的特徴をアルツハイマー病と比較して表4-6に示す．

小血管病性認知症は血管性認知症の半数を占める．次いで多発梗塞性認知症は全体の2～3割であり，strategic single infarct dementia の頻度は少ない．このため，本項では小血管病性認知症について記載し，多発梗塞性認知症，strategic single infarct dementia については最後に付記する．

小血管病性認知症

●主な臨床症状

小血管病性認知症は，高血圧性脳小血管病が原因となる皮質下血管性認知症と脳アミロイド血管症に分類される．皮質下血管性認知症のうち特にラクナ梗塞主体のものを多発ラクナ梗塞性認知症，白質病変が主体となるものがビンスワンガー病である（コラム1参照）．

小血管病性認知症の分類は表4-7，主な臨床症状は以下のとおりである．

---

a．認知機能障害：前頭葉機能障害が主となる．
b．精神症状：アパシー，自発性の低下，易怒性，焦燥，抑うつ
c．歩行障害：血管性パーキンソニズム
d．強迫泣き笑い
e．偽性球麻痺

表4-5 血管性認知症の分類

小血管病性認知症 small vessel disease with dementia	穿通枝領域のラクナ梗塞や白質病変などの高血圧性脳小血管病，皮質領域の脳アミロイド血管症が原因となる．
多発梗塞性認知症 multi infarct dementia (MID)	主に皮質領域の大小の脳血管障害による．
戦略的な部位の単一病変による認知症 strategic single infarct dementia	高次脳機能に重要な部位の脳血管障害で生じる．
低灌流性血管性認知症	全脳の循環不全や低酸素が原因となる．
脳出血性血管性認知症	脳出血とくも膜下出血が原因となる．
その他	遺伝性血管性認知症として，CADASIL，CARASIL，遺伝性脳アミロイド血管症，MELAS，ファブリ病，RVCL などがある．

CADASIL：cerebral autosomal dominant arteriopathy with subcortical infarcts and leukoencephalopathy
CARASIL：cerebral autosomal recessive arteriopathy with subcortical infarcts and leukoencephalopathy
MELAS：mitochondrial encephalomyopathy, lactic acidosis, and stroke-like episodes
RVCL：retinal vasculopathy with cerebral leukodystrophy
(Román GC, Tatemichi TK, Erkinjuntti T, et al：Vascular dementia：diagnostic criteria for research studies. Report of the NINDS-AIREN International Workshop. Neurology 43：250-260, 1993 より)

表4-6 血管性認知症とアルツハイマー病の臨床的鑑別ポイント

特徴	血管性認知症	アルツハイマー病
発症	急激または緩徐	緩徐
進行	緩徐，階段状，動揺性	潜行性の緩徐進行
神経所見	局所神経症候	軽微または欠如
記憶障害	初期は軽度	早期から目立つ
遂行機能	早期から高度	進行期に出現
認知症のタイプ	皮質下性	皮質性
神経画像	梗塞または白質病変	海馬萎縮
歩行	しばしば早期から障害	通常は正常
心血管障害の存在	一過性脳虚血発作，脳卒中，血管危険因子	少ない

〔Román GC：Vascular dementia: distinguishing characteristics, treatment, and prevention. J Am Geriatr Soc 51（5 Suppl Dementia）：S296-S304, 2003 より一部改変〕

表4-7 小血管病性認知症の分類

皮質下領域	皮質下血管性認知症（SIVD）	多発ラクナ梗塞性認知症（ラクナ梗塞が主体）
		ビンスワンガー病（白質病変が主体）
皮質領域	脳アミロイド血管症※（CAA）	1型脳アミロイド血管症（毛細血管も侵される）
		2型脳アミロイド血管症（細小動脈に病変が限局する）

SIVD：subcortical ischemic vascular dementia
CAA：cerebral amyloid angiopathy
※老人斑，神経原線維変化などのアルツハイマー病理をさまざまな割合で合併する．

コラム1 ビンスワンガー病

　脳血管障害後に認知症が発症することは1672年にThomas Willisが記載している．その後1894年，脳動脈硬化症が認知症の原因となることをOtto Binswangerが「動脈硬化性脳萎縮症」として記載し，これが現在のビンスワンガー病の嚆矢とされている．同年にAlois AlzheimerはBinswangerと別に同様の報告を行い，1907年にそれと異なる病態としてアルツハイマー病の最初の報告をしている．図4-10は広汎白質病変を特徴とし，基底核などの穿通枝領域にラクナ梗塞が散在するビンスワンガー病の画像であり，現在では皮質下血管性認知症の一型と理解されている．

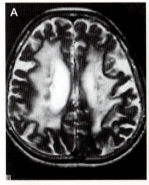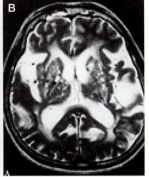

図4-10 ビンスワンガー病患者MRI T2強調画像
基底核の多発ラクナ梗塞とびまん性の白質病変を認める．

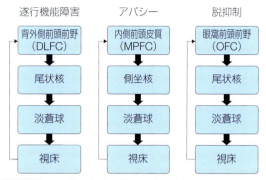

図4-11 前頭葉・視床の神経回路の模式図

(Bonelli RM1, Cummings JL: Frontal-subcortical circuitry and behavior. Dialogues Clin Neurosci 9: 141-151, 2007 より一部改変)

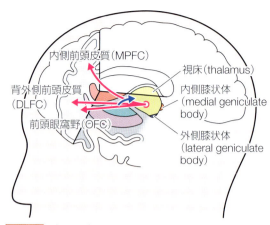

図4-12 高次脳機能障害に関連する視床・前頭葉の投射路の模式図

前頭葉の背外側前頭前野(DLFC), 眼窩前頭皮質(OFC), 前帯状回などの内側前頭皮質(MPFC)は, 基底核を介して視床に連絡する一方で, 視床からの投射を受けて前頭前野系ループを形成している.

f. 排尿障害

3　症状と発生のメカニズム

a. 前頭葉機能障害

前頭前野は背外側前頭前野 dorsolateral frontal cortex (DLFC), 眼窩前頭前野 orbitofrontal cortex (OFC), 内側前頭前皮質 medial prefrontal cortex (MPFC) に分かれている. DLFCは尾状核に出力し, 情報を統合して外界への反応を円滑にする遂行機能を担っている. その損傷でワーキングメモリー, プランニング, 反応抑制などが困難となる. MPFCは前帯状皮質を含み, 側坐核へ投射する. 意欲, 発動性に関与しており, その障害でアパシー, 自発性の低下などの症状が出現する. OFCは尾状核腹側に投射して情動制御に関与し, その損傷は脱抑制の原因となる (図4-11).

● 遂行機能障害

⇒責任病変；前頭葉(特にDLFC, 図4-12)

複雑な課題を解決するために外界からの情報を統合し, 遂行のためのルールを設定し, 状況に応じて適宜変更することで, 思考や行動を最適化する認知機能の1つである. 小血管病性認知症では遂行機能は初期から障害されるが, 海馬の障害は軽度なため記憶は比較的維持される. この点はアルツハイマー病で記憶障害が前景に立ち, 遂行機能障害はある程度進行してから出現する点と対照的である.

b. 精神症状

● 易怒性, 焦燥

⇒責任病変；前頭葉(特にOFC, 図4-12)

些細なことで怒り, じっとしていられない衝動に駆られる状態であり, 前頭葉眼窩面の障害と関連する.

● アパシー, 自発性の低下

⇒責任病変；前頭葉(特にMPFC, 図4-12)

通常は関心を抱くような刺激に対して興味を示さなくなる状態である. 気分障害として定義される抑うつと共存することが多いが, 本来は別の概念である. MPFC損傷ではアパシーを高率に認めるが, ほかの部位でも生じる場合がある.

● 抑うつ

⇒責任病変；前頭葉

血管障害に起因するうつ状態は気分の落ち込みはあるものの, 内因性うつ病にみられるような悲哀感情や自責感を伴わない点で区別され, 血管性うつ vascular depression と称される.

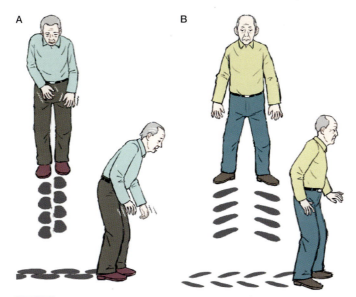

図 4-13 パーキンソニズムの原因による歩容の相違
A：パーキンソン病患者．B：血管性パーキンソニズムの患者．

c. 歩行障害

●血管性パーキンソニズム

⇒責任病変；基底核・前頭葉白質

固縮・寡動を四肢に認めるが，特発性パーキンソン病（図 4-13A）と違って症状の左右差や振戦を認めない．歩行に際し上肢の腕振りは保たれており，開脚姿勢をとり膝が外を向いて，歩隔（スタンス）が広く歩幅（ステップ）は小さい（図 4-13B）．下肢の挙上は少なく床を擦るような歩行 magnetic gait が特徴であり，症状は下半身に目立つ（lower-half parkinsonism）．黒質から基底核に投射するドパミン神経の終末はほぼ正常に保たれており，基底核，前頭葉白質病変による視床から前頭葉への投射線維 thalamocortical projection，前頭葉から皮質下諸核を経由して視床へ戻るネットワークの障害が原因と考えられる（図 4-14）．

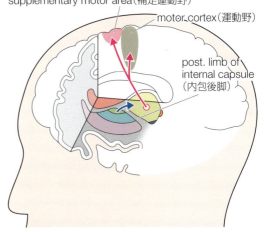

図 4-14 パーキンソニズムに関連する視床・前頭葉の投射路の模式図

視床は淡蒼球内節などの基底核から出力を受ける一方で，補足運動野，運動前野・運動野に投射する運動系ループを形成している．

d. 強迫泣き・笑い

⇒責任病変；両側皮質延髄路（図 4-15）

強迫泣き・笑いは，ふさわしくない状況で泣いたり笑ったりするもので，随意的に抑制できない．軽微な感情を伴う場合と全く伴わない場合がある．情動失禁は感情が抑制できずに表出されるもので，些細な刺激で大喜びしたり激怒したりする．強迫泣き・笑いとは別であるが，やはり血管性認知症で頻度が高い．

第4章 主要疾患の病態

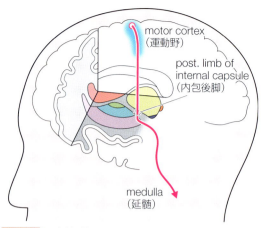

図4-15 両側皮質延髄路
偽性球麻痺や強迫泣き・笑いに関与する.

e. 偽性球麻痺

●嚥下・構音障害
⇒責任病変；両側皮質延髄路（図4-15）

　基本的には両側性の病巣によって両側皮質延髄路が障害されると偽性球麻痺が生じる．嚥下反射は維持されているが，口蓋，咽頭反射が亢進する．

f. 排尿障害

⇒責任病変；中枢の自律神経系

　排尿反射の制御は脳幹の橋排尿中枢による自律的調節と，それより上位の前脳（前頭葉，大脳基底核，視床下部など）による随意的調節が加わって行われている．これら高位排尿中枢は脳血管障害で障害されると膀胱括約筋の過活動が生じ，頻尿，尿意切迫，失禁などが生じる．

4 画像と病理

　脳血管障害が認知症の責任病変となっているか否かについては，①時間的関連性があるか（temporally-supported），②画像所見から支持されるか（neuroimaging-supported）のいずれかで判断される（図4-16）．すなわち，認知機能の低下が脳卒中発作のあと，一定期間（通常は3か月）以内

に生じる場合は認知症の原因と考えてよい．多発梗塞性認知症（図4-16A），strategic single infarct dementia（図4-16B）がこのタイプに当てはまり，明白な脳卒中発作の先行や神経症状の階段状の増悪を示す．temporally-supportedであっても，発症前から認知症が存在する場合（prestroke dementia）や，潜在性のアルツハイマー病変が脳卒中発作を契機に顕在化する場合があり，脳卒中後認知症 poststroke dementia のすべてが血管性認知症というわけではない（コラム2 参照）．

　一方，神経学的異常を説明するのに十分な程度のラクナ梗塞や白質病変が存在する場合，画像所見からそれらの異常が認知症の原因と考えられる．多発ラクナ梗塞（図4-16C）やビンスワンガー病（図4-16D）などの小血管病性認知症はこのタイプに該当し，明らかな脳卒中発作を伴わずに認知症が緩徐に進行することがある．ラクナ梗塞，白質病変などの高血圧性脳小血管病は穿通枝領域に限局するが，脳アミロイド血管症（図4-16E）は皮質領域に分布し，微小循環障害のため2次的に皮質下出血や白質病変の原因となる．このほか，脳小血管病が家族性に認められることが

> **コラム2 血管性認知障害（VCI）**
>
> 　脳卒中後に発症する認知症（脳卒中後認知症）は必ずしも血管性認知症とは限らず，脳血管障害を伴ったアルツハイマー病の場合もある．このように，従来の血管性認知症の枠組みに収まりきらない病態が存在するため，脳血管障害に起因する軽度認知障害（VCI-no dementia）から血管性認知症までを包含する概念としてVCIの診断基準が米国心臓協会から提唱されている．広義のVCIは血管性認知症を最重症型とし脳血管障害に起因する軽度認知障害（VCI-no dementia），脳卒中後認知症，混合型認知症を含むが，狭義にはVCI-no dementiaの意味で用いられる場合がある．遂行機能・注意力，記憶，言語，視空間認知機能の4つの認知領域のうち，2つ以上の障害があり日常生活に障害を及ぼしているものを認知症，1つ以上の認知領域の障害があり，日常生活動作が正常か軽度の障害にとどまるものをVCI-no dementiaとしている．

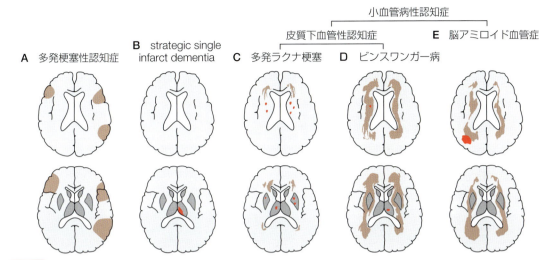

図 4-16 血管性認知症の代表的亜型の模式図
A：時間的関連から支持される多発梗塞性認知症．B：strategic single infarct dementia．C, D, E：神経画像所見から支持される小血管病性認知症がある．

あり，CADASIL（Cerebral autosomal dominant arteriopathy with subcortical infarct and leukoencephalopathy），CARASIL（Cerebral autosomal recessive arteriopathy with subcortical infarcts and leukoencephalopathy），RVCL（Retinal vasculopathy with cerebral leukodystrophy）COL4A1 関連脳小血管病，Fabry 病などがある．それぞれ，*NOTCH3*，*HTRA1*，*COL4A1*，*TREX1*，*GALA*（α galactosidase 遺伝子）が原因遺伝子とされている．

血管性認知症の診断においては，頭部 CT，MRI などの形態画像がきわめて重要である．脳主幹動脈や皮質血管の病変で生じる皮質梗塞と，脳小血管の病変で生じるラクナ梗塞，白質病変，血管周囲腔の拡大，脳微小出血などがあり，形態画像でそれぞれ描出可能である（図 4-17）．これらの検査で血管病変を認めない場合は，血管性認知症の可能性を否定してよい．

脳血流 SPECT は，アルツハイマー病の合併の可能性を除外するのに有用である．また，血管性認知症の亜型により血流パターンが異なっており，小血管病性認知症では前頭葉を中心に脳血流が低下する（図 4-18）．多発梗塞性認知症では斑状の脳血流低下を認める．strategic single infarct dementia は小病巣に一致して脳血流が低下する．

a. 白質病変

白質病変は加齢性白質病変，虚血性白質病変とも称され，若年者には認めないが加齢に伴って増加する．軽度の白質病変が症状を呈することはないが，融合性またはびまん性に進展すると脳梗塞，認知症の発症リスクとなる．また，白質病変は神経細胞間のネットワークを障害し，前頭葉機能を中心とした認知機能障害，血管性パーキンソニズム，アパシー，抑うつなどの精神症状の原因となる．

頭部 MRI では FLAIR 画像，T2 強調画像のいずれも高輝度であるが，特に FLAIR 画像で信号強度が高くなる．T1 強調画像では等輝度からやや低輝度を呈する．分布によって脳室周囲白質病変と深部白質病変に分類されるが，長連合線維，交連線維が通過する脳室周囲白質病変のほうが認知機能への影響が大きく，隣接領域間を結ぶ短連合線維が通過する深部白質病変の関与は比較的小さい．血管性認知症の白質病変は前頭葉で最も高頻度，次いで頭頂葉である（図 4-19A）．側頭極

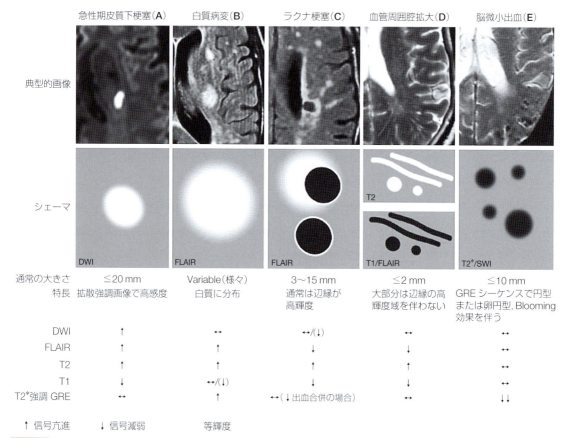

図4-17 脳小血管病変の画像の特徴

急性期皮質下梗塞は拡散強調画像で高信号を呈する(A). 白質病変(B)はT2強調, FLAIRで高信号, T1強調ではほぼ等信号, ラクナ梗塞(C)はT2強調で高信号, FLAIRで中心部が低信号, T1強調では低信号となる. 血管周囲腔拡大(D)はラクナ梗塞と類似するが, FLAIRで周辺の高輝度を伴わない点が相違する. 脳微小出血(E)はT2*強調, 磁化率強調画像で低信号である.

(Wardlaw JM, Smith EE, Biessels GJ, et al : Neuroimaging standards for research into small vessel disease and its contribution to ageing and neurodegeneration. Lancet Neurol 12 : 822-838, 2013 より一部改変)

に早期から病変を認める場合はCADASIL, CARASIL(コラム3参照), 神経梅毒, 認知症を伴う筋萎縮性側索硬化症(ALS-D), 強直性筋ジストロフィーなどの特殊な病態の鑑別診断が必要となる(図4-19B).

白質病変は梗塞のような間質液の貯留を伴う組織欠損ではなく, 白質の神経線維の減少とグリオーシス, 間質液の増加からなる. 神経線維も純粋な脱髄ではなく, 軸索障害を多少なりとも随伴している. 軽度の白質病変ではアストログリアは反応性に増加するが, 高度の病変部では突起の腫脹, 断裂(clasmatodendrosis)を呈する変性アストログリアが出現し減少する. ミクログリアの増加, オリゴデンドログリアの減少を認める(図4-20). 小血管では細動脈硬化(フィブロヒアリノーシスなど)が認められる. 大脳白質の血管支配は皮髄境界直下の弓状線維(U-fiber)領域では2重支配構造になっている. このため, 白質病変が分布する髄質動脈は比較的側副枝に乏しく, 脳室周囲の白質が乏血に陥りやすい原因となっている.

b. ラクナ梗塞(図4-21)

穿通枝領域を灌流する小・細動脈が血管壊死(アンギオネクローシス)やリポヒアリノーシスに

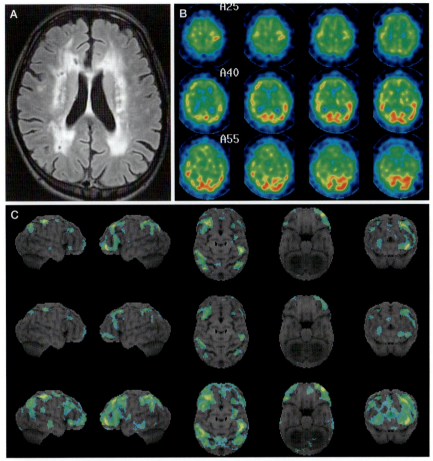

図4-18 小血管病性認知症の頭部 MRI，脳血流 SPECT（62 歳　男性）
A：頭部 MRI（FLAIR 画像），ラクナ梗塞の多発と白質病変，B：脳血流画像
C：3D-SSP 画像，左優位に両側前頭葉の血流低下を認める．

コラム3　CADASIL と CARASIL

　CADASIL は，Notch-3 遺伝子変異による常染色体優性遺伝性の血管性認知症である．多臓器小血管の平滑筋細胞の周囲に顆粒状オスミウム好性物質 granular osmiophilic material（GOM）とよぶ Notch-3 由来の物質が沈着する．その結果，血管平滑筋細胞は変性して中膜の線維化をきたす．約半数が 30 歳代に片頭痛で発症し，40 歳代から気分障害や脳卒中発作の再発を繰り返し，徐々に遂行機能，注意力の低下などの認知機能が障害される．頭部 MRI ではびまん性白質病変，基底核や視床の多発ラクナ梗塞，混合型の脳微小出血が認められ，特に側頭極の白質病変は診断的意義がある．

　CARASIL はセリンプロテアーゼの 1 種 high temperature requirement protein A1（HTRA1）の遺伝子変異による常染色体劣性遺伝性の血管性認知症である．HTRA1 のプロテアーゼ機能が喪失する結果，TGF-β ファミリーシグナルが過剰となり，小・細動脈の内膜肥厚，内弾性板の断裂，中膜の平滑筋細胞の変性を認める．症候学的には，20〜30 歳代で腰痛や禿頭で発症し，30 歳代から脳卒中発作の再発を繰り返し，徐々に遂行機能，注意力の低下などの認知機能が障害される．頭部 MRI では側頭極を含むびまん性白質病変や，基底核や視床の多発ラクナ梗塞を認める．

第4章 主要疾患の病態

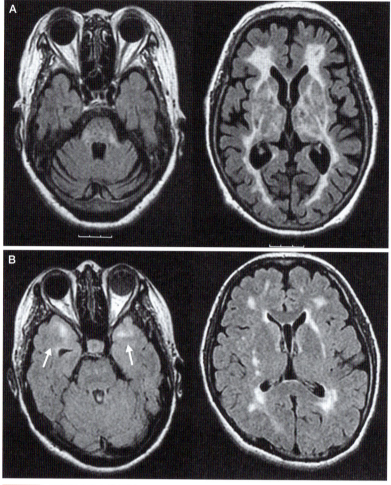

図 4-19 側頭極病変の特異性
A：皮質下血管性認知症（70歳，男性）．B：CADASIL（38歳，女性）．CADASILでは側頭極に早期から白質病変を認める（矢印：B）．

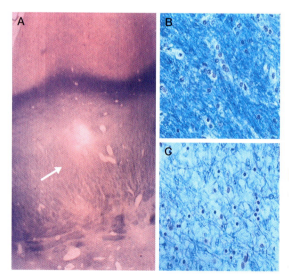

図 4-20 白質病変の組織像
A：皮質下血管性認知症患者の前頭葉部位のKlüver-Barrera染色．白質病変脳では皮髄境界直下の髄鞘は比較的保たれている．白質ではラクナ梗塞（矢印）や血管周囲腔の拡大（矢頭）が散在している．B：正常者の髄鞘染色．C：白質病変患者の髄鞘染色．白質病変では正常に比べて神経線維が減少し，オリゴデンドログリアの核も減少している．

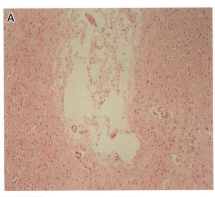
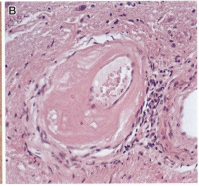

図4-21 ラクナ梗塞の組織像
A：ラクナ梗塞（hematoxylin-eosin（HE）染色）．B：血管壊死（HE染色）．血管内皮下にエオジン好性のヒアリン様物質の沈着を認める．

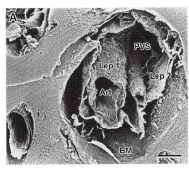
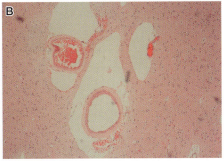

図4-22 血管周囲腔の組織像
A：血管周囲腔の走査電顕像．血管周囲腔（PVS）は脳軟膜（Lep）の内層と外層の間の間隙である．B：著明に拡大した血管周囲腔を認める（大脳基底核，HE染色）
(Pollock H, Hutchings M, Weller RO, et al: Perivascular spaces in the basal ganglia of the human brain: their relationship to lacunes. J Anat 191: 337-346, 1997 より)

より閉塞し，3〜15 mmの大きさの脳虚血による組織壊死を生じたものである．好発部位はテント上では基底核，視床，白質，テント下では橋である．テント上病変が多発すると前頭葉との線維連絡を障害し，前頭葉機能障害の原因となる．頭部MRIのT2強調画像で高輝度，T1強調画像で低輝度を呈する．FLAIR画像は間質液の存在部位では信号強度が減衰するため，大径のラクナ梗塞では中心部が等〜低輝度で周辺に高輝度の縁取りを呈する．小径のものは高輝度域のみであるが，白質病変と対照的にFLAIR信号強度がT2強調画像より低くなる．

急性期には梗塞巣では神経細胞死とグリアの増生が生じるが，続いてマクロファージや白血球（好中球，リンパ球）の浸潤が生じ，壊死組織は貪食，処理される．慢性期には辺縁にグリア瘢痕を伴う間質液の貯留した組織像を呈する．

c. 血管周囲腔拡大（図4-22）

頭部MRIのT2強調画像で高輝度，T1強調で低輝度を呈する．FLAIR画像では低輝度であるが，周辺にグリオーシスを伴わないため高輝度の縁取りが存在しない．基底核の下1/3，大脳脚の中部，島皮質下，大脳皮髄境界直下などに好発する．特に，大脳基底核部では10 mmを超すようなきわめて大きなものも存在する．

脳実質内の小動脈では内側から血管内皮，基底膜，中膜，外膜と並んでいる．穿通血管の外膜と脳実質の間に生来2重膜の層構造があり，その間隙が図4-22のように拡大したものが血管周囲腔の拡大である．間質液が貯留しているのはラクナ

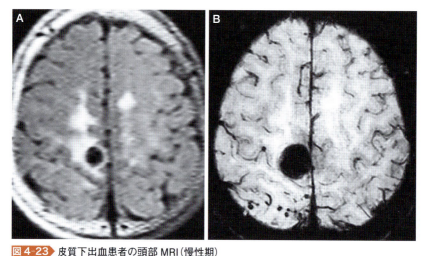

図4-23 皮質下出血患者の頭部MRI（慢性期）
A：FLAIR画像，B：磁化率強調画像（SWI）．右頭頂葉に皮質下の陳旧血腫を認め，皮質・皮質下に脳微小出血が集簇している．原因として脳アミロイド血管症が示唆される（A）．

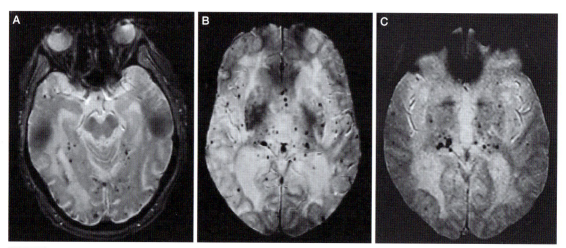

図4-24 微小脳出血の分類
A：脳葉型，B：混合型，C：深部型．混合型は脳葉領域と深部領域に微小出血を認める．

梗塞と共通であるが，梗塞と異なって病変周囲のグリオーシスを伴わない点が相違点である．

d. 脳出血（図4-23）

脳出血は被殻出血，視床出血の順に多く，それぞれ脳出血全体の5割，3割程度を占める．そのほか，皮質下出血，脳幹，小脳がそれぞれ5～10%程度存在する．頭部CTでは急性期血腫は高吸収域，慢性期にはスリット状の低吸収域を呈する．頭部MRIでは初期はむしろわかりにくいが，慢性期のT2強調画像ではヘモジデリンが低輝度に描出される．脳出血の原因の8割は高血圧性であり，病理学的には小・細動脈が血管壊死により破綻して出血したものである．皮質下出血は他の部位の出血と異なり，原因として高血圧のみならず脳アミロイド血管症の比率が高い．

e. 微小脳出血（図4-24）

微小脳出血 cerebral microbleeds（CMBs）は，周辺組織に異常構造を伴わない出血性微小病変である．頭部CT，MRIのT2強調画像，FLAIR画像など通常の撮像法では検出できない．T2*強

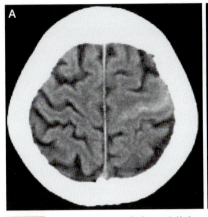

図4-25 ▶ 限局型脳表ヘモジデリン沈着症
A：頭部CT. B：頭部MRI(T2強調画像).

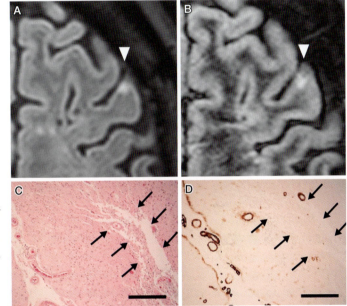

図4-26 ▶ 皮質微小梗塞の頭部MRIと病理所見
A, B：頭部MRI FLAIR, DIR画像, 矢頭(B)は皮質微小梗塞を示す. C：頭頂葉切片のHE染色. D：同部位のアミロイド免疫染色. 矢印は皮質微小梗塞を示す. 病巣周辺にアミロイド血管が多発している.

調画像や磁化率強調画像 susceptibility weighted imaging (SWI) などの鉄沈着に感度の高い撮像法で検出される. 直径5～10 mm以下の低輝度, 円形から卵円形のスポットで, 通常は無症候である. 大脳基底核, 視床などに分布する深部型 (deep CMBs), 皮質・皮髄領域直下に分布する脳葉型 (lobar CMBs), 両者の併存する混合型 (mixed CMBs) に分類され, 深部型CMBsは高血圧性脳小血管病, 深部型CMBsを伴わない純粋な脳葉型CMBsは脳アミロイド血管症が示唆される.

f. 限局型脳表ヘモジデリン沈着症(図4-25)

脳表の微小出血の痕跡で円蓋部に分布する. 原因として高齢者では脳アミロイド血管症が多く, 前頭葉, 頭頂葉に認めることが多い. 頭痛, 一過性の局所神経徴候を呈する場合があり, 一過性脳虚血発作と鑑別が必要である.

g. 皮質微小梗塞(図4-26)

数十ミクロン～5 mmの大きさで, 皮質枝や髄質血管の閉塞が原因となる. アミロイド血管症と

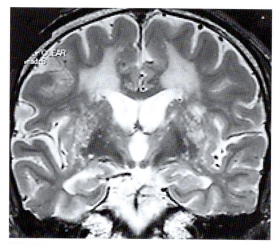

図 4-27 頭部 MRI FLAIR 画像（冠状断）
白質病変，ラクナ梗塞の多発とともに海馬の軽度の萎縮を認める．

の関連が示唆され，後頭葉に多発する．認知機能障害の原因となる．

h. 脳萎縮（図 4-27）

小血管病性認知症では脳萎縮があり，海馬も萎縮する．その程度はアルツハイマー病に比較すると軽度であり，中等度までの萎縮を認める．

i. MIBG, FP-CIT 検査

血管性パーキンソニズムと特発性パーキンソン病との鑑別に有用である．血管性認知症では心臓交感神経終末の異常はないため，MIBG は正常である．小血管病性認知症では大脳基底核のドパミン神経終末は維持されているため，FP-CIT は正常か軽度の低下にとどまる（図 4-28）．

j. 脳波検査（EEG）

脳波は正常，あるいは軽度の徐波の混入を認める．

5　主な血管性認知症

a. 多発梗塞性認知症

心原性脳塞栓症やアテローム血栓性脳梗塞を原因とし，主に大脳皮質領域の障害による血管性認知症の亜型である．閉塞血管の支配領域に一致した大脳皮質の機能障害が特徴である．

●主な臨床症状

a．運動麻痺
b．皮質症状；失語，失行，失認，ゲルストマン症候群，失読
c．記憶障害

障害血管の組み合わせや支配領域によって上記の症状がさまざまな組み合わせで出現する．

1) 前大脳動脈領域においては，帯状回の障害に伴う記憶障害，補足運動野障害に伴う超皮質性運動失語，半球離断症状などが生じる．
2) 中大脳動脈領域においては，優位半球障害では，失語，失行（観念運動，観念，構成），ゲルストマン症候群（角回，縁上回障害）などが出現する．また，劣位半球障害では，半側空間無視，病態失認，半側身体失認，着衣失行などの高次脳機能障害が出現する．
3) 後大脳動脈領域においては，海馬を含む側頭葉内側の障害によって記憶障害が生じる．そのほか，純粋失読，相貌失認，視覚性失認，地誌的見当識障害，アントン症候群（皮質盲）などが出現する．

b. 戦略的な部位の単一病変による認知症

高次脳機能に関連する部位の小病巣によって，記憶障害，アパシー，意欲・自発性の低下，せん妄，認知症などが急激に出現するが，経過とともに軽快する傾向がある．急性健忘症候群 acute onset amnesia は単独で発症する場合は血管性認知症とは区別するが，その他の随伴症状が合併し

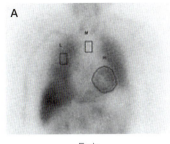

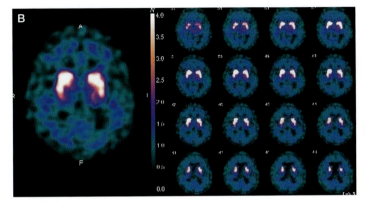

図4-28 小血管病性認知症患者の神経機能画像検査
A：MIBGの早期像(Early)，後期像(Delay)での取り込みは正常．B：FP-CITでも正常の取り込みを認める．

一過性でない場合には戦略的な部位の単一病変による認知症 strategic single infarct dementia として扱う．

● 主な臨床症状

a．記憶障害
b．精神症状；意欲・自発性の低下，アパシー
c．せん妄
d．認知症

　病変部位としては，皮質と皮質下に分類され，前者として海馬，角回，後大脳動脈領域，中大脳動脈領域，後者として視床，前脳基底部などがある．そのほか，帯状回，乳頭体・脳弓，尾状核，淡蒼球，内包膝部，脳梁膨大後域なども病変部位として重要である．症候と代表的な病変部位には，以下に示すように一定の関連がある．

1) 内側視床病変；急性期の傾眠，記銘力障害，意欲・自発性の低下，ホルネル症候群，垂直方向の眼球運動障害．
2) 海馬病変；記銘力障害，同名半盲または1/4盲，急性期の興奮や錯乱．
3) 角回症候群；失計算，失書，左右失認，手指失認．

　認知症をきたしやすい病変部位とその支配血管を表4-8に示した．

6 診療

a. 診断の考え方

　血管性認知症の診断は，脳卒中の発症と認知機能低下の間に時間的関連性（通常は3か月以内）があるか，神経画像で認められる血管病変の程度と神経学的異常の間に合理的な関連性があるか，のいずれかの根拠によって診断されている．症候学的には遂行機能や注意などの前頭葉機能の障害が中心であり，記憶障害は軽度のことが多い．

b. 検体検査

　血液脳関門障害を反映してIgG，アルブミン値の脳脊髄液/血液比が上昇する．脳脊髄液の総タウが増加，アミロイドβ42が減少することがあ

表 4-8 戦略的な部位の単一病変による認知症（優位側または両側病変）

1. 後大脳動脈領域（後交通動脈を含む）
   a) 海馬：前・中側頭動脈から分枝する海馬動脈（前半部は前脈絡叢動脈）
   b) 視床
      背内側核：脳底動脈の分枝部（脳底交通動脈）から起始する傍正中視床動脈（視床穿通動脈）が灌流する
      前角　　：後交通動脈より分枝する前乳頭体動脈（視床灰白隆起動脈/極動脈と同義）が灌流する．時に傍正中視床動脈で代用
   c) 乳頭体・脳弓
   d) 脳梁膨大後域 retrosplenial cortex
2. 中大脳動脈領域
   a) 内包膝部病変：前・下視床脚を障害
   b) 側頭茎 temporal stem 病変
   c) 角回
3. 前大脳動脈領域（前交通動脈を含む）
   a) 前脳基底部病変

るが，リン酸化タウ（pTau-181）は増加しない．

ら鑑別される．

c. 注意すべき点

アルツハイマー病が合併する頻度は偶然の期待値より大きく，アルツハイマー病に脳血管障害が合併する AD with CVD の割合は認知症全体の2～4割に及ぶ．一方，混合型認知症を脳血管病変単独でも認知症をきたす程度のものに限定すると5%程度である．海馬萎縮はアルツハイマー病，白質病変は血管性認知症の特徴であるが，両者はいずれの疾患でも認められることから，神経症状や画像から総合的に判断することが重要である．

d. 主要な疾患との鑑別

1) アルツハイマー病：小血管病性認知症に特徴的なパーキンソニズム，偽性球麻痺などの身体機能の異常は早期には出現しない．記憶が初期から障害され，人格の形骸化，取り繕いが目立つ．
2) パーキンソン病，レビー小体型認知症（DLB）：身体機能障害が早期から出現する点は類似するが歩容が異なる（図4-13）．幻覚・妄想がより高率である．
3) CBS：左右差の著しい皮質萎縮と基底核症候から鑑別される．

e. 治療の考え方

脳卒中の再発予防と，対症療法に分かれる．脳梗塞の再発予防は，小血管病性認知症ではシロスタゾール，次いでクロピドグレルを考慮する．対症療法としては以下のとおりである．

1) 認知機能障害：抗認知症薬の保険適用はないが，コリンエステラーゼ阻害薬（ドネペジル，ガランタミン，リバスチグミン），NMDA 阻害薬（メマンチン）が有効である．
2) BPSD：血管性認知症では前頭葉機能異常と関連して抑うつ，不安，焦燥，自発性の低下，アパシーなどの心理症状の頻度が高いが，徘徊などの行動異常は少ない．抑うつには SSRI，SNRI を用いる．高度の不安，焦燥には非定型抗精神病薬を可及的に少量，短期間用いる．自発性の低下，アパシーにはアマンタジン，ニセルゴリンが有効である．
3) 血管性パーキンソニズム：レボドパへの反応性は一般的には乏しいが，試してみる価値はある．

7 非典型例

血管性認知症にアルツハイマー病が合併するこ

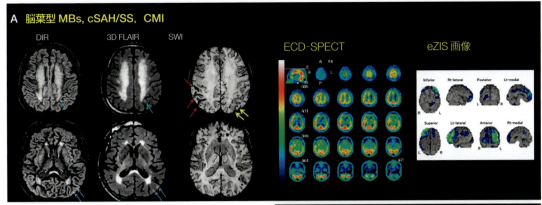

図 4-29 皮質下血管性認知症とアルツハイマー病の合併例

A：ラクナ梗塞，白質病変のほか，皮質型脳表ヘモジデリン沈着症（赤矢印），脳葉型微小出血（黄色矢印），皮質微小梗塞（青矢印）を認める．B：脳血流SPECTで前頭葉の血流低下を認める．アミロイドPETでは陽性であった．

（伊井裕一郎，木田博隆，冨本秀和：混合型認知症の診断におけるアミロイド関連微小血管病変の意義．老年精神医学雑誌26：61-67, 2015 より一部改変）

とはまれではない．両者が合併したものは混合型認知症とよばれ，認知症全体の2～6割を占めるとする報告もある．非典型例の診断は臨床症状，検査所見から総合的に判断する．

【症例】
・78歳，男性
・主訴：歩行障害，物忘れ
・既往歴：高血圧症
・生活歴：飲酒　ビール2本/日

現病歴：X-2年より，歩行に際して左に偏るようになり，近医で多発脳梗塞を指摘された．この頃より，「もの忘れ」がみられたが，生活に支障はなかった．X年になり，歩行時のふらつきが増悪し，歩幅が小さくなり，動作が緩慢になった．トイレに間に合わず尿失禁することもみられ，当科を受診した．

主要神経徴候
・歩行障害 (lower-half parkinsonism)
・両上肢，左下肢の筋強剛
・記銘力障害
・MMSE 21点（場所-2，計算-4，遅延再生-1，復唱-1，模写-1）

■**文献**

1. Román GC, Tatemichi TK, Erkinjuntti T, et al: Vascular dementia: diagnostic criteria for research studies. Report of the NINDS-AIREN International Workshop. Neurology 43: 250-260, 1993
2. Román GC: Vascular dementia: distinguishing characteristics, treatment, and prevention. J Am Geriatr Soc 51 (5 Suppl Dementia): S296-S304, 2003
3. Bonelli RM, Cummings JL: Frontal-subcortical circuitry and behavior. Dialogues Clin Neurosci 9: 141-151, 2007
4. Wardlaw JM, Smith EE, Biessels GJ, et al: Neuroimaging standards for research into small vessel disease and its contribution to ageing and neurodegeneration. Lancet Neurol 12: 822-838, 2013
5. Pollock H, Hutchings M, Weller RO, et al: Perivascular spaces in the basal ganglia of the human brain: their relationship to lacunes. J Anat 191: 337-346, 1997
6. 伊井裕一郎，木田博隆，冨本秀和：混合型認知症の診断におけるアミロイド関連微小血管病変の意義．老年精神医学雑誌26：61-67, 2015

（冨本秀和）

第4章 主要疾患の病態

3 レビー小体型認知症

1 定義と分類

歴史

1914年ドイツの神経病理学者Frederic Lewyらにより，パーキンソン病Parkinson's disease (PD)の剖検脳にて病理学的に細胞内封入体が観察されたのが，レビー小体発見の最初の報告である．1976年以降，小阪らが大脳皮質における広範なレビー小体の出現と進行性認知症を特徴とする一連の症例を報告し，びまん性レビー小体病 diffuse Lewy body disease (DLBD) を提唱した[1]．DLBDはその後 Lewy body dementia, cortical Lewy body disease, senile dementia of Lewy type などとほぼ同義に扱われていたが，現在ではレビー小体型認知症 dementia with Lewy bodies (DLB) と呼称されるのが一般的である．1990年代になってアルツハイマー病 Alzheimer's disease (AD) 脳のアミロイド斑から抽出された不溶性蛋白の中にAβとは異なる140アミノ酸からなる蛋白 non-Aβ component of Alzheimer's disease amyloid (NACP) が発見され[2]，後年，この蛋白がPDやDLBの患者脳に存在するレビー小体の主要構成蛋白αシヌクレインであることが証明された[3,4]．その後，αシヌクレインは病的な不溶性蛋白として蓄積し，リン酸化されていることが示された[5,6]．さらに臨床的には家族歴を有するDLB家系において，αシヌクレインの遺伝子点突然変異(A53T, E46K)が見つかっている．DLBの遺伝子異常はパーキンソン病のものと共通点が多いが，なかでもLRRK2[7]やGBA[8]などの遺伝子異常とDLBの関連が報告されている．

2 疫学と診断基準

a. 疫学

神経病理診断による頻度では，DLBは認知症疾患の20%前後とされ，神経変性疾患ではADに次いで多いと報告されている．しかし厚生労働省の研究班によれば，DLBおよび認知症を伴うパーキンソン病 Parkinson's disease with dementia (PDD) と診断された割合は4.3%である．

b. 診断基準

1996年第1回国際ワークショップで，DLBの臨床・病理学的診断基準が提唱された[9]．認知症に加え，変動する認知障害，パーキンソニズム，繰り返す具体的な幻視のうち2つがあればprobable DLBと診断できたが，この基準は特異度は高いものの感度が低い問題があった．第3回ワークショップで診断基準が改訂され[10]，中核的特徴に加えてレム睡眠行動障害(RBD)，顕著な抗精神病薬に対する過敏性，SPECTあるいはPETイメージングによって示される大脳基底核でのドパミントランスポーターの取り込み低下が，DLBの示唆的特徴として挙げられた．中核的特徴の2つが該当，もしくは中核的特徴が1つと示唆的特徴が1つ以上該当すれば，probable DLB (ほぼ確実) と診断され，中核的特徴がなく，示唆的特徴が1つ以上該当すればpossible DLB (疑い) となる．また2013年に発行されたDSM-5では，レビー小体病を伴う認知症 major neurocognitive disorder with Lewy bodiesとレビー小体病を伴う軽度認知障害 minor neurocognitive disorder with Lewy bodies の診断基準が示された[11]．さらに 2015 年 12 月に行われた国際 DLB 会議では，診断面において RBD，^{123}I-MIBG 心筋シンチグラフィの異常，嗅覚障害などの重要性が認識され[12]，2017 年に診断基準の改訂が行われた（表 4-9）[13,14]．

DLB には早期段階あるいは前駆段階から RBD がしばしばみられ，続いて歩行障害などのパーキンソン症状，自律神経症状，嗅覚障害，幻視，せん妄などの精神症状がみられることが報告されている[15]．発症早期あるいは発症前駆期から自律神経障害を伴いやすいため，交感神経節後線維機能を反映する MIBG 心筋シンチグラフィが DLB の早期診断に有用である[16]．また線条体でのドパミン神経終末の減少を反映すると考えられるドパミントランスポーターシンチグラフィにて，DLB では低下を示すことも診断の一助となる．

c. DLB の定義と PDD の用語上の問題，LBD との疾患概念の相違

DLB は認知症がパーキンソニズムの前か同時に出現した場合，PDD は明らかなパーキンソン病の経過中に起こる認知症と定義されている．一般臨床では DLB と PDD の両者を鑑別することはしばしば困難であり，総称としてレビー小体病 Lewy body disease（LBD）の用語が使用されることも多い．DLB と PDD の区別が必要な臨床試験，研究レベルでは，認知症の発症がパーキンソニズム発症後 1 年以内の場合は DLB とする"1 年ルール"を用いることが推奨されている．1996 年第 1 回 DLB 国際ワークショップで DLB は，レビー小体の出現を神経病理学的特徴とする認知症を指す用語として提案され，PD の経過後に認知症を発症した場合は PDD とよばれてきた．パーキンソニズムが認知症発症の 1 年以上前から存在する場合を PDD とし，認知症発症がパーキンソニズム発症前あるいはパーキンソニズム発症後 1 年以内であれば DLB とした[9]．この 1 年ルールはその後の第 3 回ワークショップにおいても存続している[10]．ただしこのルールは操作的な基準にすぎず，両者の間に質的な差があるという証拠はない[17,18]．臨床神経病理学的研究や臨床試験などの場合には，両者はレビー小体病もしくは α シヌクレイノパチーなどのカテゴリーにまとめてもよいと考えられる．

DLB と PDD の臨床的相違点としては，① DLB のパーキンソニズムは PDD と比較して，安静時振戦や筋固縮などの症状の左右差が少ない，②認知処理速度，視空間認知機能，遂行機能，注意機能などの認知機能障害は DLB のほうが高度である，などが挙げられる．一方，PDD の診断基準も提唱されており（表 4-10），中核的特徴としてパーキンソン病の診断基準を満たし，パーキンソン病症状の経過中に出現進行する認知障害が挙げられ，アパシー，抑うつ気分あるいは不安感，複雑で構築化された幻視，被害妄想，不貞妄想あるいはカプグラ妄想，過度の日中の眠気は PDD に関連する臨床的特徴に挙げられている[19]．

以上のことから，DLB と PDD を臨床症状と経過から区別することは正当化されるものの，両者は α シヌクレイン封入体（レビー小体）という共通の病理構造物を有するため，病因研究には単一の LBD モデルがより有用と考えられる．

LBD はレビー小体の存在を特徴とする病態のすべてを包含する疾患概念であり，PD，PDD だけでなく，自律神経症状のみで発症する純粋自律神経不全症 pure autonomic failure（PAF）なども含まれる．したがって，実際の臨床では，その状況に最も適した用語が用いられるべきである．

LBD はこれらの α シヌクレイン陽性のレビー小体の分布によって，①びまん型（新皮質型），②辺縁型，③脳幹型，④脳幹部にほとんどみられない大脳型に分類される．また多くの例で Aβ の蓄積を伴う AD 病変を合併し，その程度により AD 型，通常型，AD 病変がみられない純粋型に分類される．病変の広がりには，①迷走神経，延髄から上行し扁桃体から大脳皮質へ進展するもの，②嗅球より扁桃体に広がり，大脳皮質から脳幹方向に下行するなどいくつかの進展形式が推定されて

表 4-9 ▶ DLB 臨床診断基準改訂版（2017）

社会的，職業的機能や，通常の日常活動に支障を来す程度の進行性の認知機能低下きたす認知症であることが必須である．初期には持続的で著明な記憶障害は必ずしも認めないが，通常進行とともに明らかになる．注意，遂行機能，視空間認知テストによって早期から異常が目立つ．

1. **中核的臨床的特徴**（最初の 3 つは典型的には早期に出現し，経過を通じて持続する）
   - 注意や明晰さの著明な変化を伴う認知の変動
   - 典型的には，構築された具体的な繰り返される幻視
   - 認知機能の低下に先行することもあるレム期睡眠行動異常症
   - 特発性のパーキンソニズムの以下の症状のうち 1 つ以上；動作緩慢，動作の振幅または速度低下を示す寡動，静止時振戦，筋強剛

2. **支持的臨床的特徴**
   - 抗精神病薬に対する重篤な過敏性
   - 姿勢の不安定性
   - 繰り返す転倒
   - 失神または一過性の無反応状態のエピソード
   - 高度の自律機能障害（便秘，起立性低血圧，尿失禁など）
   - 過眠
   - 嗅覚鈍麻
   - 幻視以外の幻覚
   - 体系化された妄想
   - アパシー，不安，うつ

3. **指標的バイオマーカー**
   - SPECT または PET で示される基底核でのドパミントランスポーターの取り込み低下
   - MIBG 心筋シンチグラフィの取り込み低下
   - 睡眠ポリグラフによる確認された筋緊張低下のないレム期睡眠の存在

4. **支持的バイオマーカー**
   - CT や MRI で側頭葉内側部が比較的保たれる
   - SPECT，PET による後頭葉の血流・代謝低下を伴う全般性取り込み低下（FDG-PET により cingulate island sign を認めることあり）
   - 脳波上 pre-alpha から theta 帯域波間の周期的な変動を伴う後頭部の著明な徐波活動

Probable DLB
   a．2 つ以上の中核的臨床的特徴が存在する
   または
   b．1 つの中核的臨床的特徴が存在し，1 つ以上の指標的バイオマーカーが存在する
   Probable DLB は指標的バイオマーカーの存在のみで診断するべきではない

Possible DLB
   a．1 つの中核的臨床的特徴が存在するが，示唆的バイオマーカーを伴わない
   または
   b．1 つ以上の指標的バイオマーカーが存在するが，中核的臨床的特徴が存在しない

DLB の可能性が低い：
   a．部分的あるいは全体的に臨床像を説明しうる他の身体疾患や脳血管疾患などが存在する場合．しかし，これらは DLB の診断を除外せず，臨床症状に関与する合併症や複数の病態を示唆するかもしれない．
   b．パーキンソン症状が唯一の中核的臨床症状であり，重篤な認知症の時期になって初めて出現した場合

DLB は認知症がパーキンソニズムの発症前か同時に出現したときに診断されるべきである．PDD は明らかな Parkinson 病の経過中に起こった認知症として用いられるべきである．実臨床では，その臨床的状況に最も適した用語が用いられるべきで，Lewy 小体病（Lewy Body Disease）といった総称がしばしば役立つ．DLB と PDD の区別が必要な研究では，認知症の発症がパーキンソニズム発症の 1 年以内の場合 DLB とする "1 年ルール" を用いることが推奨される．

（McKeith IG, Boeve BF, Dickson DW, et al: Diagnosis and management of dementia with Lewy bodies: Fourth consensus report of the DLB Consortium. Neurology 89: 1-13, 2017，日本神経学会（監修），「認知症疾患診療ガイドライン」作成委員会（編）：認知症疾患診療ガイドライン 2017．pp 237-262，医学書院，2017 より一部改変）

表4-10 ▶ PDDの診断基準(2007)

Ⅰ. 中核的な特徴(core features)
 1. Queen Square Brain Bankの診断基準によるParkinson病の診断
 2. 認知症は，PDの経過中に潜在性に発症し緩徐に進行．1つ以上の認知領域が障害され，運動障害あるいは自律神経障害とは無関係に，日常生活(社会，職業，パーソナルケア)に支障をきたす

Ⅱ. 関連する臨床的特徴
認知面の特徴
　注意障害：自発的・焦点的注意障害，注意課題遂行能力の低下，遂行能力は，1日のうちでも，日によっても変動する
　遂行機能障害：発動，計画，概念形成，規則性の発見，注意シフト，注意の保持障害，精神活動の緩慢化
　視空間機能障害：視空間見当識，知覚または構成課題における障害
　記憶障害：最近の出来事の自由再生，新しいことの学習障害，記憶はヒントで改善，再認は自由再生より保たれる
　言語：中核的な機能は保たれる．喚語障害や複雑な文章理解の障害がみられることがある
行動面の特徴
　アパシー：自発性の低下，動機，興味，努力を要する行動の喪失
　人格変化と，抑うつ症状や不安を含む気分の変化
　幻覚：通常は複雑な，構築された人物，動物，物体などの幻視
　妄想：通常は被害的な妄想，不貞妄想あるいは幻の同居人
日中の過度の眠気

Ⅲ. PDDを排除しないが，診断を不確かにする特徴
認知機能障害の原因となりうる他の異常(例えば，脳画像で認められる脳血管障害の存在)
運動症状と認知症状出現の時間差が不明

Ⅳ. 他の状態や疾患が示唆される，以下があればPDDの診断は不可能
全身疾患，または薬剤中毒による急性錯乱状態や，DSM-Ⅳの大うつ病など，他の状態による認知症状や行動症状
NINDS-AIRENの診断基準による"probable vascular dementia"に一致した特徴(片麻痺，感覚低下などの局所徴候および脳画像から脳血管性障害の証拠．以下の1つ以上によって示される：脳卒中後3カ月以内の認知症の発症，認知機能の突然の悪化，変動し階段状に進行する認知障害)

(Emre M, Aarsland D, Brown R, et al: Clinical diagnostic criteria for dementia associated with Parkinson's disease. Mov Disord 22: 1689-1707, 2007 より一部改変)

いる(dual hit仮説)(図4-30)[20,21]．このような病理の多様性がLBDの表現型スペクトラムをもたらすと考えられる．LBDではレビー小体が，脳の神経細胞内や自律神経領域に多発するが，最近の報告では特にPDにおいて，病初期あるいは病前より嗅球，網膜，汗腺の自律神経，腸管での筋間神経叢など外界に接する末梢自律神経線維にもαシヌクレイン蛋白の蓄積が出現することがわかってきている．このようなプリオン蛋白のごとくαシヌクレイン病理が末梢から中枢に広がっていく仮説(プリオン仮説)は最近広く受け入れられつつあり，αシヌクレインの病理学的進展に伴い末梢自律神経障害をはじめとする神経機能障害，RBDを特徴とする睡眠障害がDLBの予兆として発症し，その後辺縁系や脳幹への病理進展に伴い幻視や遂行機能障害などの認知障害，パーキンソニズムなどの運動障害が軽度認知障害(MCI)-PDの段階で顕在化し，最終的に大脳皮質全体に広がってDLBの認知障害が完成するモデルが提唱されている(図4-30，31)[21,22]．

3 画像と生理学的検査

DLBは頭部MRI上では海馬，海馬傍回はADに比較して保たれているが，VSRADなどの統計解析で脳幹部の萎縮が評価可能である[23]．脳血流シンチグラフィではADでもDLBでも後頭葉，後部帯状回，楔前部の血流低下がみられ，両者の鑑別はしばしば困難であるが，ADでは海馬の血流が低下するのに対してDLBでは比較的保たれる．DLBではADに比較してSPECTにて後頭葉一次視覚野の血流低下，FDG-PETにて糖代謝の低下が早期からみられることも特徴である(図4-32)[22,24]．また，DLBではドパミントランス

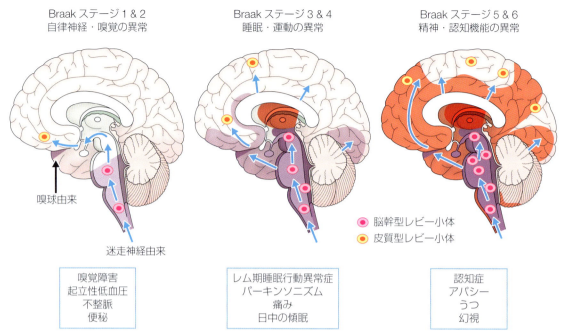

図4-30 ▶ LBDにおけるαシヌクレイン病理の進展と臨床症状の相関

αシヌクレイン病理は嗅球から扁桃体，嗅内野皮質に至る経路と腸管などの末梢自律神経から迷走神経を介して迷走神経背側核に至り，脳幹を上行する経路が主要経路として考えられている(dual hit仮説)．Braakステージ1&2の段階では自律神経，嗅覚障害が目立つが，パーキンソニズムなどの運動症状はない．ステージ3&4の段階では脳幹背側の障害によるレム睡眠行動障害(RBD)，日中の傾眠などの睡眠障害が出現し，その後中脳黒質ドパミン神経細胞脱落に伴うパーキンソニズム，中脳，視床，視床下部の障害に伴う痛みなどが出現する．ステージ5&6の段階では大脳辺縁系，皮質にもレビー小体が出現し，認知障害，アパシー，うつ，幻視などの精神症状をきたすと考えられる．

(Doty RL: Olfactory dysfunction in Parkinson disease. Nat Rev Neurol 8: 329-339, 2012 より一部改変)

ポーターシンチグラフィ(イオフルパンSPECT)や^{123}I-MIBG心筋シンチグラフィにて取り込み低下がみられる．とりわけ^{123}I-MIBG心筋シンチグラフィでは他のパーキンソニズムを呈する疾患(多系統萎縮症，進行性核上性麻痺，大脳皮質基底核変性症など)との鑑別に有用であり(図4-33)，ドパミントランスポーターシンチグラフィはADとの鑑別において有用性が高い[25-27]．最近の報告ではADや前頭側頭型認知症frontotemporal dementia (FTD)を含めた非DLB認知症患者との鑑別において，両者の検査ともにDLB診断感度は同等(ドパミントランスポーターシンチグラフィ90%，^{123}I-MIBG心筋シンチグラフィ93%)であるが，特異度は前者が76%，後者が100%であり，^{123}I-MIBG心筋シンチグラフィのほうが非DLB患者を除外するのに適する可能性を示唆している[28]．^{123}I-MIBG心筋シンチグラフィとドパミントランスポーターシンチグラフィを組み合わせると，DLBとADは感度96.1%，特異度90.7%で鑑別できるとする報告もある[29]．

またDLBでは，ADと同様にアミロイドPET検査にて取り込み上昇がみられ，アセチルコリンエステラーゼ(AChE)-PETにて後頭葉を中心にAChEの取り込みが低下することが知られており(図4-34)[30]，治療薬としてChE阻害薬がAD同様に有効であることを裏づける知見と考えられる．

その他のDLB診断バイオマーカーとしては，PDと同様にDLBで脳脊髄液のα-synuclein値が低いとする報告が多いが，有用性は現時点で確立していない．リン酸化αシヌクレインやαシヌクレインオリゴマーがDLBの脳脊髄液中で

3 | レビー小体型認知症

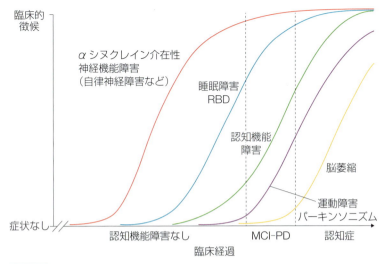

図4-31 ▶ DLBの予兆を示唆する仮説モデル
DLBでは認知症状が出現する以前の予兆期から，自律神経障害を主体とするαシヌクレイン介在性神経機能障害が出現し，その後RBDなどの睡眠障害が存在する．その後いわゆる軽度認知障害（MCI-PD）をきたした段階ではDLBでは認知機能障害，PDDでは運動障害，パーキンソニズムがより強く出現する．
（McKeith IG, Galasko D, Kosaka K, et al: Consensus guidelines for the clinical and pathologic diagnosis of dementia with Lewy bodies（DLB）: report of the consortium on DLB international-al workshop. Neurology 47: 1113-1124, 1996 より一部改変）

PDと同様に高いとする報告がある[31]．

4 病理，生化学的特徴

病理学的にはPDの黒質ドパミン神経細胞内にみられる封入体（レビー小体）が，大脳皮質，辺縁系をはじめとする神経細胞内にも出現する認知症であり，レビー小体の主要構成蛋白αシヌクレインは神経細胞内にてリン酸化され，病的な不溶性蛋白として凝集蓄積し線維化することでレビー小体を形成するが（図4-35）[5,6]，その形成過程において生成されるαシヌクレインオリゴマーが毒性をもち，細胞死を誘導することが多くの基礎実験，動物モデルより明らかにされつつある[6]．また，αシヌクレインは汗腺，腸管などの末梢自律神経系のみならず，嗅球，網膜など外界に接する神経系にも発症前より蓄積していることが示されており，PDやDLBでは末梢から中枢へαシヌクレイン病理が進展・伝播するBraak仮説が提唱されている[21,22]．αシヌクレインが隣り合う神経細胞から神経細胞，もしくは神経細胞からグリア細胞へと伝播するプリオン仮説が提唱され，その現象を裏づける培養細胞や動物モデルの基礎実験の知見が蓄積されつつある[32]．PDDとDLBの病理学的異同では，DLBのほうがアミロイドの蓄積などAD病理の併存が多い[33]一方，黒質の神経細胞脱落はPDDより軽度なことが報告されている[34]．また，DLB脳ではアルツハイマー病理の合併，特にAβの蓄積がみられることが多く，プレセニリン1 ΔT440変異をもつAD病家系においては無数のレビー小体がみられ，AD病因遺伝子とDLBの関連性も指摘されている[35]．

5 臨床症状と治療方針

a. 臨床的特徴

DLBには認知機能障害，幻覚，妄想，うつ症状，アパシー，RBDをはじめとする行動・心理症状 behavioral and psychological symptoms of

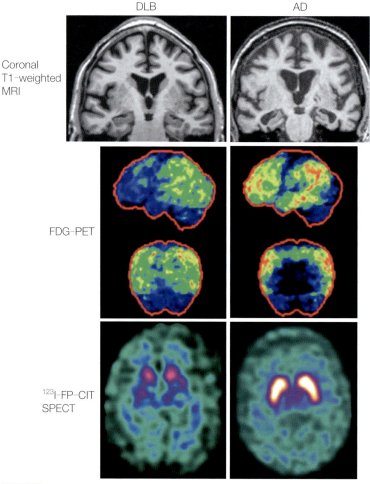

図4-32 ▶ DLB と AD の画像所見の比較

AD と比較して DLB では海馬萎縮は軽微であり，後頭葉の1次視覚野の糖代謝の低下（FDG-PET）が顕著である．ドパミントランスポーターシンチグラフィ（^{123}I-FP-CIT SPECT）では，AD では正常であるのに対し，DLB では著明な取り込み低下を認める．
（Walker Z, Possin KL, Boeve BF, et al：Lewy body dementias. Lancet 386：1683-1697, 2015 より一部改変）

dementia（BPSD），錐体外路症状，自律神経症状が認められる．DLB の症状はさまざまであるため，患者ごとに主要な標的とすべき臨床症状を見定め，治療方針を立てる．DLB に対する治療は，非薬物療法と薬物療法に大別されるが，DLB は薬物療法で有害事象が現れやすいため，非薬物療法が特に重要である．非薬物療法はケアや環境整備，認知行動療法などからなる（図4-36）[14]．本邦では2014年より DLB の治療薬として，特に認知機能障害に対してドネペジルが用いられるようになったが，BPSD，運動障害，自律神経障害に対しては対象症状に対する薬物療法と同時か，あるいは薬物療法に先行して非薬物療法が実施されるべきである[14]．

b. 非薬物療法

非薬物療法としては認知行動療法が PD のうつ

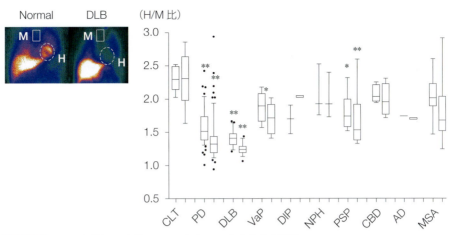

図4-33 MIBG心筋シンチグラフィによるDLBと他疾患の鑑別
MIBG心筋シンチグラフィは心臓交感神経節後線維機能を反映し，左心室(H)と上縦隔(M)のシンチの取り込みの比を計測する．DLBやPDでは他の疾患と比較して特異的にMIBGのH/M比が低下する．

症状に有効とされているが，認知機能低下により治療の必要度は低下するとされている．DLBのBPSDに対しては，パーソン・センタード・ケアを基本としたアプローチやケアの改善がまず行われるべきであるが[36]，介護者への教育，サポートも重要である．

c. 薬物治療

DLB患者のパーキンソニズムなどの運動症状に対してドパミン作動薬を使用した場合，幻視や妄想などの精神症状が増悪することがあり，その使用は慎重さを求められる．また，精神症状をコントロールするために，定型，非定型抗精神病薬を用いると薬剤に対する過剰な反応が起こり，傾眠や過鎮静，パーキンソニズムの悪化，横紋筋融解症，悪性症候群など重篤な副作用をきたす場合がある．そのため，薬剤の過量投与や副作用の発現の有無の確認については常に留意する必要がある[14]．

したがって，DLBにおいては患者のどの症状が特に問題であるのか優先順位をつけ，エビデンスに基づいた推奨を参考にして最適な薬物を少量より漸増していくのが現実的であると考えられる．DLBの各症状についての治療方針アルゴリズムの概略（図4-36）[14]と薬物治療効果のエビデンス（表4-11）[22]を示す．

●DLBの認知症状に対する薬物治療

本邦では第Ⅱ相ランダム化試験において，ドネペジルの5 mg，10 mg内服群がプラセボに対し12週以降の時点でDLBに対して認知機能〔MMSE, clinical global impression (CGI)〕，認知機能の変動，精神症状(NPIの幻覚と妄想)に有効とする大規模臨床試験が示され，保険適用となっている[37]．しかし，ランダム化試験と長期試験を統合した第Ⅲ相試験ではドネペジルの精神症状に対する効果は一定の結果が示されていない[38]．リバスチグミンもDLB患者に対して注意力や記銘力改善に有効であったとする小規模スタディもあるが，MMSEやCGIの改善に十分なエビデンスは得られていない[39]．一方，PDDに対してはリバスチグミンが認知機能，精神症状や日常生活動作(ADL)に有効とするエビデンスが多く[40]，欧米で広く使用されている．また，ドネペジルもPDDの認知障害に有効とされている[41]．これらの臨床試験で示されたChEIの治療効果は，PDD，DLB脳においてはADと同様にアセチルコリンエステラーゼ(AChE)活性が低下してい

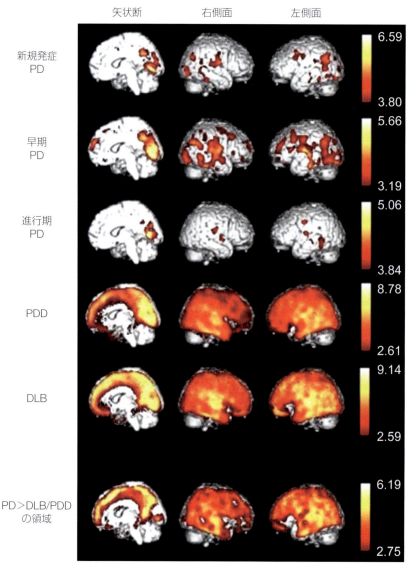

図4-34 ▶ PD, PDD, DLBにおける相対的AChE活性低下部位（N-[IIC]-methyl-4-piperidyl PET）
PDと比較してDLB/PDDではコリンエステラーゼ活性が著明に低下している。高輝度部位が相対的に活性低下部位を示す。
(Shimada H, Hirano S, Shinotoh H, et al: Mapping of brain acetylcholinesterase alterations in Lewy body disease by PET. Neurology 73: 273-278, 2009 より一部改変)

る、とするPET studyの結果（図4-34）[30]を裏づけるものとなっている。なおAChEIの一般的な副作用に消化器症状があるが、運動障害の悪化はきたさないことが証明されている。逆に、パーキンソニズムの治療薬であるトリヘキシフェニジルや過活動性膀胱治療薬であるオキシブチニンなどの抗コリン薬は、認知機能の悪化や妄想を悪化さ

せ、アミロイド病理を進展させるリスクがあり[42]、原則使用しない。

一方、いくつかの臨床試験においてメマンチンがDLBのRBDを含めた精神症状、認知障害にある程度有効とするエビデンスがあるが[41]、メタ解析の結果ではレビー小体病の精神症状にメマンチンは有効であるが、認知障害には無効との結果

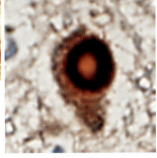
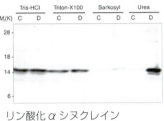

図4-35 DLBにおけるレビー小体の免疫組織化学染色，超微形態，生化学

DLB脳においてはαシヌクレイン(LB509)，リン酸化αシヌクレイン(PSer129)免疫組織化学染色にて均一に染まる皮質型レビー小体(左上)と，周囲のハローが強く染まり中が淡染する脳幹型レビー小体(右上)が存在する．電子顕微鏡では中心部が密，周辺が疎な線維性構造物であることがわかる(右下)．

生化学的にはTris-HCl，Triton-X100，Sarkosylと段階的に強い界面活性剤に可溶性の非リン酸化αシヌクレインは，正常(C)でもDLB(D)でも検出されるが，最後に溶け残ったurea画分に不溶性のαシヌクレインがDLBでのみ検出され，リン酸化されている．

(Fujiwara H, Hasegawa M, Dohmae N, et al: alpha-Synuclein is phosphorylated in synucleinopathy lesions. Nat Cell Biol 4: 160-164, 2002, Takahashi M, Kanuka H, Fujiwara H, et al: Phosphorylation of alpha-synuclein characteristic of synucleinopathy lesions is recapitulated in alpha-synuclein transgenic Drosophila. Neurosci Lett 336: 155-158, 2003 をもとに作成)

が示されている[42]．

●**DLBの精神症状，睡眠障害に対する薬物治療**

一般に，DLBは抗精神病薬に対する感受性が高く，精神症状のみならず運動症状も急激に悪化することがあるのでその使用には慎重さを要する．これらの症状が急激に悪化した場合は感染症や脱水，電解質異常，高血糖など内科的疾患に伴う全身状態の悪化，せん妄との鑑別が重要であり，適宜採血などを施行して異常があれば，原疾患の治療を優先することはいうまでもない．抗精神病薬の安易な使用は高齢認知症患者の死亡率を高めることが報告されており，特に抗精神病薬への感受性が高いDLBにおいては，精神症状発症急性期にはやむを得ず使用することがあっても，漫然とした長期の高用量使用は避けるべきだと考えられる．しかし，現状ではクエチアピンやクロザピン，リスペリドンなど非定型抗精神病薬が幻視やせん妄，妄想などに対し使用される場合がある(**表4-11**)[22]．クロザピンは海外では種々の精神症状に対して用いられているが，無顆粒球症を

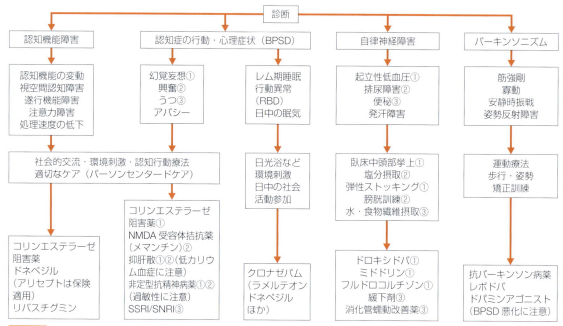

図 4-36 ▶ DLB の臨床症状に応じた治療方針のアルゴリズム
DLB では認知機能障害，認知症の行動・心理症状（BPSD），自律神経障害，パーキンソニズムなどさまざまな症状が出現するが，おのおのの症状に応じた非薬物療法，薬物療法が必要である．図中の番号は症状と治療の対応関係を表す（例：①の症状には①の薬剤を用いる）．一部の治療については適応外使用も含む．
〔日本神経学会（監修），「認知症疾患診療ガイドライン」作成委員会（編）：認知症疾患診療ガイドライン 2017，pp 237-262，医学書院，2017 より〕

きたすリスクがあり，注意深い血液検査のフォローが必要である．DLB の精神症状に対してクエチアピンの有効性・安全性がいくつかのオープンラベル試験で示されているが，唯一の小規模プラセボ比較試験では易怒性をはじめとする精神症状に対して無効であったとする結果であった[45]．なお，クエチアピンは糖尿病患者には禁忌であり，注意を要する．

最近，大規模ランダム化試験において選択的セロトニン 5-HT2A 受容体の inverse agonist であるピマバンセリン pimavanserin が PD 患者の幻視をはじめとする精神症状を改善させることが示され[46]，忍容性も高いことから米国食品医薬品局（FDA）は 2016 年 PD の精神症状に対してその使用を承認した[47]．ただし，臨床試験に参加した PD 患者の MMSE の平均は 26 点と高く，DLB，PDD についても同様に有効かどうかは示されていない．

一方，プラセボ比較大規模二重盲検国際共同試験において，リバスチグミンが DLB の精神症状の 4 つのドメイン（幻視，妄想，アパシー，うつ）においてプラセボと比較してベースラインより 30% の改善を示した症例が 2 倍あったことが報告されている[39]．また幻覚，妄想などの精神症状はドネペジルでも同様に改善を示した報告もある[37]．以上のことから，著しい幻視のある DLB 患者に対しドパミン作動薬の減量が困難である場合には，ChE 阻害薬にて精神症状に対する治療を始めるのが実際的であるが，改善がみられない場合は少量のクエチアピンもしくはクロザピン（12.5〜50 mg/日）の使用が考慮される．将来的にはピマバンセリンの有効性が PD だけでなく PDD，DLB においても示されれば，DLB の精神症状治療薬の候補となるかもしれない．

PD のうつ症状に対しては選択的セロトニン再取り込み阻害薬（SSRI），セロトニン・ノルアドレナリン再取り込み阻害薬（SNRI），三環系抗うつ薬などの有効性が示されているが[48]，DLB や

表 4-11 ▶ DLB，PDD の臨床症状に対する薬剤治療効果のエビデンス

臨床症状	薬剤	DLB への エビデンス	PDD への エビデンス	解説
認知機能障害	AChE 阻害薬	有効	有効	リバスチグミンとドネペジルは DLB に有効 (class 1)，コクランレビューでは DLB，PDD，MCI-PD ともに有効.
	メマンチン	不十分	不十分	全般的臨床改善度は有意差をもって有効であるが，その差は小さい.
パーキンソニズム	レボドパ	不十分	不十分	レボドパ補充療法は PD に比べて DLB では有効性に乏しい．DLB では精神症状増悪のリスクが高まるおそれがある.
幻覚	AChE 阻害薬	不十分	不十分	RCT が存在しないが，有効とするエビデンスもある.
	抗精神病薬	有効とは言えない	さまざま	PD，PDD における精神症状にはクロザピンが有効であるが，オランザピンは無効．クエチアピンの有効性はまちまちである.
うつ，不安	抗うつ薬	不十分	不十分	ベンラファキシン，パロキセチン，ノルトリプチリンなどの有効性が報告されているが，エビデンスはまちまちである.
RBD	メラトニン	不十分	不十分	非ランダム化試験での PD における有効性のエビデンスがある.
	クロナゼパム	不十分	不十分	PD での非ランダム化試験にて有効とされている.
日中傾眠	モダフィニル	不十分	不十分	PD に対するランダム化試験のエビデンスがある．DLB では非ランダム化試験にて有効のエビデンスがある.
排尿障害	トロスピウム	不十分	不十分	ランダム化試験の報告はないが，BBB を通過しないので理論的にはオキシブチニンよりも推奨できる
起立性低血圧	ミドドリン ドロキシドパ フルドロコルチゾン	不十分	不十分	ランダム化試験の報告はないが，PD・PDD に対して有効とする他のエビデンスもある.

(Walker Z, Possin KL, Boeve BF, et al: Lewy body dementias. Lancet 386: 1683-1697, 2015 より一部改変)

PDD のうつに対しては明らかな有効性を示したランダム化比較試験はない．そのなかで，明確に抗コリン作用の示されている抗うつ薬は使用を控えるべきであろう．

DLB の睡眠障害で特徴的なのは RBD であり，DLB をはじめとする α-synucleinopathy の診断バイオマーカーの 1 つとも考えられている．生前にポリソムノグラフィにて RBD と診断された Mayo Clinic の 172 例の剖検脳の解析では，83%が男性で，RBD が存在した症例の 81% が DLB である，とするデータが示されている[49]．一般に，正常者の睡眠時四肢筋トーヌスは低下するが，RBD 患者ではレム睡眠期に大声を上げる，暴れて物を投げる，歩き回って転倒するなどの症状がみられ，本人は気づいていないことも多い．

したがって，ベッドの周囲に鋭利なものを置かないなどの配慮が必要であり，マットレスを直接床に敷く，などの対処が必要となる．また，DLBでは日中の傾眠がみられるが，精神刺激薬（メチルフェニデート，dextroamphetamine など）や覚醒促進薬（モダフィニル，Armodafinil など）が欧米では PD に対して臨床的に用いられている[50]．しかし，これらの薬の DLB 患者におけるアパシーや傾眠への臨床的有効性は示されていない．

DLB の特徴的な前駆症状である RBD に対しては，低用量のクロナゼパムもしくはメラトニンの有効性が示されている[51]．しかし，クロナゼパムは高齢者では過鎮静，ふらつき，転倒のリスクがある．最近では睡眠リズムを改善させ，幻視を改善させるラメルテオン[52]の有効性も報告されてい

る．メマンチンもしくは ChE 阻害薬が RBD に有効であるとする報告もある[53]．LBD においては日中の傾眠がしばしばみられるが，これは睡眠の断片化，中途覚醒，閉塞性睡眠時無呼吸症候群などが原因になっていることもあり，適切な睡眠薬（ラメルテオン，スボレキサント，非ベンゾジアゼピン系睡眠薬など）や CPAP 療法などを考慮すべきである．また睡眠時周期性四肢異常運動症 periodic limb movements of sleep などについてはドパミン作動薬が有効なことがある．日中の傾眠については覚醒促進薬であるモダフィニルが海外では使用されているが，十分なランダム化プラセボ比較試験は行われていない．

● DLB のパーキンソニズムに対する薬物治療

パーキンソニズムに対してはドパミン作動薬を中心とした薬物治療を行うが，これらは幻視や妄想をはじめとする精神症状を悪化させるリスクがある．したがって，精神症状がある場合，ドパミン作動薬の減量・休薬を考慮しなくてはならない．レボドパ levodopa による PD のパーキンソニズムへの有効性はいうまでもないが，PDD，DLB のパーキンソニズムに対する効果は認知症のない PD に比較して一般に乏しいと考えられている[54]．ドパミンアゴニストの PDD，DLB のパーキンソニズムに対する効果はさらに明らかではなく，アゴニストによる副作用（特に幻視，妄想，衝動制御障害などの精神症状）も PD で出現することが指摘されており，その使用はデメリットのほうが多い可能性がある．振戦などの治療薬であるトリヘキシフェニジルなどの抗コリン薬は認知機能低下のリスクがあり，原則避ける．臨床的に明らかなパーキンソニズムのある DLB，PDD の場合は，レボドパを少量から開始し（50 mg/日），副作用発現の有無に注意しながらゆっくり漸増し，運動症状をコントロールできる必要最低用量で調節する．一般的には 300〜600 mg/日程度にコントロールするのがよいと考えられる．

● DLB の自律神経障害に対する薬物治療

DLB の自律神経症状を対象としたプラセボ対照ランダム化比較試験は存在しないが，起立性低血圧，便秘，発汗異常，排尿障害など PD と共通点が多いため，PD の自律神経症状に対する治療に準じて行う．29 例の DLB 患者を対象とした調査では尿失禁（97％）と便秘（83％）の頻度が高く，低血圧は 66％ であり，28％ で失神の既往があることが報告されている[55]．

起立性低血圧症の非薬物療法には塩分摂取，弾性ストッキングの使用，腹部の圧迫帯の使用などがある．睡眠時の頭位挙上による血管交感神経の賦活，水分補給なども有効であるが，臥位高血圧の発現に注意する．前立腺肥大症治療薬である α 遮断薬やドパミン作動薬，非定型抗精神病薬は起立性低血圧を増悪させる可能性があるので，しばしば減量が求められる．降圧薬や利尿薬は中止する．以上の治療を行っても改善しない場合はドロキシドパ，ミドドリン，フルドロコルチゾンなどの薬物治療が有効であるが，臥位高血圧の出現に注意する（図 4-36）[14]．

便秘については繊維質を多く含んだ食事の摂取が勧められる．水分摂取を励行し，運動，腹部を温めるなどの非薬物療法をまず指導する．薬物療法では酸化マグネシウムやセンナ，ルビプロストンなどの使用を考慮する．ピコスルファートは腸管を刺激するが液剤もあるため，用量を調節しやすい．ChE 阻害薬によるコリン作動性神経の刺激は腸管に作用し，しばしば下痢をきたすことがあるが，DLB の便秘症状を改善させるには悪くないと思われる．PD では内服治療が困難な場合，ロチゴチン貼付薬が消化器症状全般を改善した報告がある[56]．

尿失禁治療薬，過活動性膀胱治療薬は抗コリン作用があり，認知機能の増悪やせん妄のリスクを上昇させるので，ベネフィットがリスクを上回る場合に限り，その使用を考慮する．特にオキシブチニンは中枢への移行が指摘されており，中枢での抗コリン作用のため認知障害が増悪するリスクがあり，原則用いるべきではない．他の抗コリン薬であるトロスピウムやソリフェナシン，ダリフェナシン，フェソテロジンなども投与に慎重で

あるべきである[57]. 排尿困難があればアドレナリン遮断薬であるウラピジルやタムスロシン, ナフトピジルを考慮してもよい. SSRIであるパロキセチンや, SNRIであるミルナシプランも時に有用である. ドネペジルが認知症患者の注意力改善とともに, 中枢ムスカリンM2受容体を介して排尿反射抑制効果をもたらす可能性も指摘されている[58].

■ 文献

1. Kosaka K, Oyanagi S, Matsushita M, et al: Presenile dementia with Alzheimer-, Pick- and Lewy-body changes. Acta Neuropathol 36: 221-233, 1976
2. Uéda K, Fukushima H, Masliah E, et al: Molecular cloning of cDNA encoding an unrecognized component of amyloid in Alzheimer disease. Proc Natl Acad Sci U S A 90: 11282-11286, 1993
3. Jakes R, Spillantini MG, Goedert M: Identification of two distinct synucleins from human brain. FEBS Lett 345: 27-32, 1994
4. Baba M, Nakajo S, Tu PH, et al: Aggregation of alpha-synuclein in Lewy bodies of sporadic Parkinson's disease and dementia with Lewy bodies. Am J Pathol 152: 879-884, 1998
5. Fujiwara H, Hasegawa M, Dohmae N, et al: alpha-Synuclein is phosphorylated in synucleinopathy lesions. Nat Cell Biol 4: 160-164, 2002
6. Takahashi M, Kanuka H, Fujiwara H, et al: Phosphorylation of alpha-synuclein characteristic of synucleinopathy lesions is recapitulated in alpha-synuclein transgenic Drosophila. Neurosci Lett 336: 155-158, 2003
7. Ross OA, Toft M, Whittle AJ, et al: Lrrk2 and Lewy body disease. Ann Neurol 59: 388-393, 2006
8. Goker-Alpan O, Giasson BI, Eblan MJ, et al: Glucocerebrosidase mutations are an important risk factor for Lewy body disorders. Neurology 67: 908-910, 2006
9. McKeith IG, Galasko D, Kosaka K, et al: Consensus guidelines for the clinical and pathologic diagnosis of dementia with Lewy bodies (DLB): report of the consortium on DLB international workshop. Neurology 47: 1113-1124, 1996
10. McKeith IG, Dickson DW, Lowe J, et al: Diagnosis and management of dementia with Lewy bodies: third report of the DLB Consortium. Neurology 65: 1863-1872, 2005
11. American Psychiatric Association: Diagnostic and Statistical manual of Mental Disorders, Fifth edition (DSM-5). American psychiatric Publishing, 2013
12. International Dementia with Lewy Bodies Conference. Am J Neurodegener Dis 4 (Suppl 1): 1-178, 2015 www.ajnd.us/ISSN: 2165-591X/2015
13. McKeith IG, Boeve BF, Dickson DW, et al: Diagnosis and management of dementia with Lewy bodies: Fourth consensus report of the DLB Consortium. Neurology 89: 88-100, 2017
14. 日本神経学会（監修）,「認知症疾患診療ガイドライン」作成委員会（編）: 認知症疾患診療ガイドライン2017. pp237-262, 医学書院, 2017
15. Chiba Y, Fujishiro H, Iseki E, et al: Retrospective survey of prodromal symptoms in dementia with Lewy bodies: comparison with Alzheimer's disease. Dement Geriatr Cogn Disord 33: 273-281, 2012
16. Oda H, Ishii K, Terashima A, et al: Myocardial scintigraphy may predict the conversion to probable dementia with Lewy bodies. Neurology 81: 1741-1745, 2013
17. Morra LF, Donovick PJ: Clinical presentation and differential diagnosis of dementia with Lewy bodies: a review. Int J Geriatr Psychiatry 29: 569-576, 2014
18. Lippa CF, Duda JE, Grossman M, et al: DLB and PDD boundary issues: diagnosis, treatment, molecular pathology, and biomarkers. Neurology 68: 812-819, 2007
19. Emre M, Aarsland D, Brown R, et al: Clinical diagnostic criteria for dementia associated with Parkinson's disease. Mov Disord 22: 1689-1707, 2007
20. Braak H, Del Tredici K, Rüb U, et al: Staging of brain pathology related to sporadic Parkinson's disease. Neurobiol Aging 24: 197-211, 2003
21. Doty RL: Olfactory dysfunction in Parkinson disease. Nat Rev Neurol 8: 329-339, 2012
22. Walker Z, Possin KL, Boeve BF, et al: Lewy body dementias. Lancet 386: 1683-1697, 2015
23. Nakatsuka T, Imabayashi E, Matsuda H, et al: Discrimination of dementia with Lewy bodies from Alzheimer's disease using voxel-based morphometry of white matter by statistical parametric mapping 8 plus diffeomorphic anatomic registration through exponentiated Lie algebra. Neuroradiology 55: 559-566, 2013
24. Fujishiro H, Iseki E, Kasanuki K, et al: A follow up study of non-demented patients with primary visual cortical hypometabolism: prodromal dementia with Lewy bodies. J Neurol Sci 334: 48-54, 2013
25. Yoshita M, Arai H, Arai H, et al: Diagnostic accuracy of ^{123}I-meta-iodobenzylguanidine myocardial scintigraphy in dementia with Lewy bodies: a multicenter study. PLoS One 10: e0120540, 2015
26. McKeith I, O'Brien J, Walker Z, et al; DLB Study Group: Sensitivity and specificity of dopamine transporter imaging with 123I-FP-CIT SPECT in dementia with Lewy bodies: a phase III, multicentre study. Lancet Neurol 6: 305-313, 2007
27. O'Brien JT, Colloby S, Fenwick J, et al: Dopamine transporter loss visualized with FP-CIT SPECT in the differential diagnosis of dementia with Lewy bodies. Arch Neurol 61: 919-925, 2004
28. Tiraboschi P, Corso A, Guerra UP, et al: SCILLA Working Group. [123]I-2β-carbomethoxy-3β-(4-iodophenyl)-N-(3-fluoropropyl) nortropane single photon emission computed tomography and ^{123}I-me-

taiodobenzylguanidine myocardial scintigraphy in differentiating dementia with Lewy bodies from other dementias: a comparative study. Ann Neurol 80: 368-378, 2016
29. Shimizu S, Hirao K, Kanetaka H, et al: Utility of the combination of DAT SPECT and MIBG myocardial scintigraphy in differentiating dementia with Lewy bodies from Alzheimer's disease. Eur J Nucl Med Mol Imaging 43: 184-192, 2016
30. Shimada H, Hirano S, Shinotoh H, et al: Mapping of brain acetylcholinesterase alterations in Lewy body disease by PET. Neurology 73: 273-278, 2009
31. Zhou B, Wen M, Yu WF, et al: The Diagnostic and Differential Diagnosis Utility of Cerebrospinal Fluid α-Synuclein Levels in Parkinson's Disease: a Meta-Analysis. Parkinsons Dis 2015; 2015: 567386, 2015
32. Masuda-Suzukake M, Nonaka T, Hosokawa M, et al: Pathological alpha-synuclein propagates through neural networks. Acta Neuropathol Commun 2: 88, 2014
33. Halliday GM, Song YJ, Harding AJ: Striatal β-amyloid in dementia with Lewy bodies but not Parkinson's disease. J Neural Transm (Vienna) 118: 713-719, 2011
34. Horvath J, Herrmann FR, Burkhard PR, et al: Neuropathology of dementia in a large cohort of patients with Parkinson's disease. Parkinsonism Relat Disord 19: 864-868, 2013
35. Ishikawa A, Piao YS, Miyashita A, et al: A mutant PSEN1 causes dementia with Lewy bodies and variant Alzheimer's disease. Ann Neurol 57: 429-434, 2005
36. Ballard C, Aarsland D, Francis P, et al: Neuropsychiatric symptoms in patients with dementias associated with cortical Lewy bodies: pathophysiology, clinical features, and pharmacological management. Drugs Aging 30: 603-611, 2013
37. Mori E, Ikeda M, Kosaka K, et al: Donepezil for dementia with Lewy bodies: a randomized, placebo-controlled trial. Ann Neurol 72: 41-52, 2012
38. Ikeda M, Mori E, Matsuo K, et al: Donepezil for dementia with Lewy bodies: a randomized, placebo-controlled, confirmatory phase III trial. Alzheimers Res Ther 7: 4, 2015
39. McKeith I, Del Ser T, Spano P, et al: Efficacy of rivastigmine in dementia with Lewy bodies: a randomised, double-blind, placebo-controlled international study. Lancet 356: 2031-2036, 2000
40. Emre M, Aarsland D, Albanese A, et al: Rivastigmine for dementia associated with Parkinson's disease. N Engl J Med 351: 2509-2518, 2004
41. Dubois B, Tolosa E, Katzenschlager R, et al: Donepezil in Parkinson's disease dementia: a randomized, double-blind efficacy and safety study. Mov Disord 27: 1230-1238, 2012
42. Perry EK, Kilford L, Lees AJ, et al: Increased Alzheimer pathology in Parkinson's disease related to antimuscarinic drugs. Ann Neurol 54: 235-238, 2003
43. Emre M, Tsolaki M, Bonuccelli U, et al: Memantine for patients with Parkinson's disease dementia or dementia with Lewy bodies: a randomised, double-blind, placebo-controlled trial. Lancet Neurol 9: 969-977, 2010
44. Wang HF, Yu JT, Tang SW, et al: Efficacy and safety of cholinesterase inhibitors and memantine in cognitive impairment in Parkinson's disease, Parkinson's disease dementia, and dementia with Lewy bodies: systematic review with meta-analysis and trial sequential analysis. J Neurol Neurosurg Psychiatry 86: 135-143, 2015
45. Kurlan R, Cummings J, Raman R, et al: Quetiapine for agitation or psychosis in patients with dementia and parkinsonism. Neurology 68: 1356-1363, 2007
46. Cummings J, Isaacson S, Mills R, et al: Pimavanserin for patients with Parkinson's disease psychosis: a randomised, placebo-controlled phase 3 trial. Lancet 383: 533-540, 2014
47. U. S. Food and Drug Administration: FDA approves first drug to treat hallucinations and delusions associated with Parkinson's disease, 2016 http://www.fda.gov/NewsEvents/Newsroom/PressAnnouncements/ucm498442.htm
48. Richard IH, McDermott MP, Kurlan R, et al, and the SAD-PD Study Group: A randomized, double-blind, placebo-controlled trial of antidepressants in Parkinson disease. Neurology 78: 1229-1236, 2012
49. Boeve BF, Silber MH, Ferman TJ, et al: Clinicopathologic correlations in 172 cases of rapid eye movement sleep behavior disorder with or without a coexisting neurologic disorder. Sleep Med 14: 754-762, 2013
50. Trotti LM, Bliwise DL: Treatment of the sleep disorders associated with Parkinson's disease. Neurotherapeutics 11: 68-77, 2014
51. McCarter SJ, Boswell CL, St Louis EK, et al: Treatment outcomes in REM sleep behavior disorder. Sleep Med 14: 237-242, 2013
52. Kasanuki K, Iseki E, Nishida Y, et al: Effectiveness of ramelteon for treatment of visual hallucinations in dementia with Lewy bodies: a report of 4 cases. J Clin Psychopharmacol 33: 581-583, 2013
53. Larsson V, Aarsland D, Ballard C, et al: The effect of memantine on sleep behaviour in dementia with Lewy bodies and Parkinson's disease dementia. Int J Geriatr Psychiatry 25: 1030-1038, 2010
54. Molloy S, McKeith IG, O'Brien JT, et al: The role of levodopa in the management of dementia with Lewy bodies. J Neurol Neurosurg Psychiatry 76: 1200-1203, 2005
55. Horimoto Y, Matsumoto M, Akatsu H, et al: Autonomic dysfunctions in dementia with Lewy bodies. J Neurol 250: 530-533, 2003
56. Woitalla D, Kassubek J, Timmermann L, et al: Reduction of gastrointestinal symptoms in Parkinson's disease after a switch from oral therapy to rotigotine transdermal patch: a non-interventional prospective multicenter trial. Parkinsonism Relat Disord 21: 199-204, 2015
57. Orme S, Morris V, Gibson W, et al: Managing urinary

incontinence in patients with dementia: pharmacological treatment options and considerations. Drugs Aging 32: 559-567, 2015
58. Sakakibara R, Uchiyama T, Yoshiyama M, et al: Preliminary communication: urodynamic assessment of donepezil hydrochloride in patients with Alzheimer's disease. Neurourol Urodyn 24: 273-275, 2005

（髙橋牧郎）

第4章 主要疾患の病態

4 前頭側頭葉変性症

1 前頭側頭葉変性症の命名と定義の変遷

a. 前頭側頭葉変性症（FTLD）と前頭側頭型認知症（FTD）

この2つの用語の使用には混乱があり，文献によって定義がまちまちである．近年は，前頭側頭葉変性症 frontotemporal lobar degeneration（FTLD）を病理学的な疾患単位とし，前頭側頭型認知症 frontotemporal dementia（FTD）をあくまで臨床症候群として扱う傾向が強い．本項もそれに準拠する．すなわち FTLD は，病理学的に前頭側頭葉皮質の萎縮と神経変性をきたし，臨床的に FTD を呈する，アルツハイマー病以外の疾患と定義する．FTLD 患者の神経細胞内にはさまざまな異常蛋白が蓄積して封入体を形成することが知られ，蓄積蛋白の種類によって FTLD はさらに細分される．一方，FTD は，脱抑制や言語障害など，前頭側頭葉の障害による症候を進行性に呈する臨床症候群と定義する．FTD は臨床的特徴から，行動障害を伴った前頭側頭型認知症 behavioral variant frontotemporal dementia（bvFTD），進行性非流暢性失語 progressive non-fluent aphasia（PNFA），および意味性認知症 semantic dementia（SD）の主要3病型に細分化される．FTLD の患者を評価する際には，臨床的にはどのタイプの FTD で，病理学的にはどの蛋白が蓄積する FTLD か，という視点で整理すると理解しやすい．いわば，FTLD と FTD との関係は，アルツハイマー病とアルツハイマー型認知症といった場合と同様である．

b. FTLD/FTD 概念の歴史的背景（図4-37）

●古典的ピック病の成立

Arnold Pick は 1892〜1906 年にかけて，アルツハイマー病よりも広汎でしばしば左右不対称な

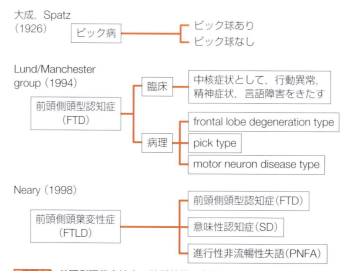

図4-37 前頭側頭葉変性症の診断基準の変遷

大脳萎縮と，認知症，精神障害，言語障害を呈する症例を発表した[1]．Pickによる病理学的検討は肉眼的観察にとどまり，顕微鏡的な観察は記載されなかった．1911年，アルツハイマーが限局性大脳萎縮を呈する認知症患者の神経細胞に，嗜銀性の球状構造物（ピック球）を発見した[2]．1922年，Pickが報告した表現型とアルツハイマーが観察した病理学的所見を統合して，Gansが初めてピック病という用語を用いた[3]．そして1926年，大成とSpatzによってピック病という臨床病理学的概念が確立された[4]．注意すべきなのは，大成とSpatzの論文において，ピック病にはPick球が存在するものと，しないものがあると記載されている点である．すなわち，彼らの提唱したピック病は，FTLD全般をほぼ網羅した概念ということになる．以後，前頭葉徴候をきたす認知症全般のことを，病理学的所見にかかわらずピック病と呼称する風潮を生じた．しかし，現在は，ピック病は病理学的にピック球を伴うFTLDのみを指す．したがって混乱を避けるために，大成とSpatzらが提唱したピック病に言及する際は古典的ピック病とすることが多い．過去の文献に「ピック球のないピック病」という用語が散見されるが，ここでいうピック病は古典的ピック病のことである．現在の疾患分類に当てはめれば，Pick球のないピック病はピック病以外のFTLDに相当する．古い文献を参照する際は，ピック病という用語がどのような意味で用いられているか，注意する必要がある．

●病理学的疾患単位としてのFTDの提唱

古典的ピック病，あるいは前頭側頭葉萎縮を伴う非アルツハイマー型認知症というべき疾患群を，FTDという概念で包括・分類してきたのはスウェーデンのLundおよび英国のManchesterに本拠を置く学者たちであった．1994年，LundとManchesterのグループは，FTDの臨床・病理学的分類，診断基準を提唱した[5]．この時点では，FTDという用語は病理学的疾患単位として用いられており，現在でいうところのFTLDの概念に相当する．LundとManchesterの診断基準は，病理学的所見に基づいてfrontal lobe degeneration type，Pick type，motor neuron disease typeの3タイプを定義している．

Frontal lobe degeneration typeは，前頭葉と側頭葉前方の萎縮を呈するもので，ピック球やユビキチン陽性封入体を認めないものを指す．Pick typeは同じく前頭葉と側頭葉前方の萎縮を呈し，組織学的にはピック球もしくはタウ陽性のグリア内封入体を認めるものを指す．Motor neuron disease typeは，前二者に比べて軽度の前頭側頭葉萎縮を呈し，脊髄運動ニューロンの脱落とユビキチン陽性封入体を認めるものである．当時は封入体の生化学的分析が進んでいなかったため，現在の病理学的分類とはそぐわない点がある．例えば，Pick typeでは必ずしもピック球の存在を要求しておらず，この内容では現在でいうところのタウ関連FTLD全般が含まれてしまう．また，frontal lobe degeneration typeはピック球もユビキチン陽性封入体も認めないとしているが，それがどのような疾患を指すのか不明である．

●病理学的疾患単位としてのFTLDの提唱

1996～1998年，ManchesterグループのNeary，Snowdenらは，病理学的に進行性の前頭側頭葉変性をきたす疾患単位としてFTLDという概念を提唱し，これを臨床診断するための診断基準を発表した[6]．この診断基準は，FTLDの3大症候としてFTD，PNFA，SDを挙げている．そして，前頭側頭葉病変の分布によって，どの症候が出現するかが規定されるとしている．この時点で，臨床病理学的疾患単位であるFTLDと，あくまで臨床症候群であるFTDの区別が明確となった．ただし注意すべきなのは，FTDという用語が，現在でいうところのbvFTDの意味で使われている点である．現在でも文献によって，FTDといった場合に，bvFTDのことを指している場合と，PNFAやSDも含めたFTLDの臨床症候全般を指している場合とがある．冒頭で述べたように，本項では後者に準ずる．

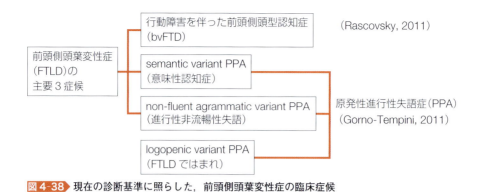

図 4-38 現在の診断基準に照らした，前頭側頭葉変性症の臨床症候

c. 近年の FTLD の分類，診断基準

21世紀に入り，FTLDの臨床や病理に関する知見が蓄積され，複雑化するにつれ，診断基準のあり方も変化した．これまで多くの診断基準が包括的に扱ってきた臨床と病理について，それぞれ詳細な診断基準が提唱されるようになったのである．

●臨床症候の分類：行動障害を伴った前頭側頭型認知症，原発性進行性失語の提唱(図4-38)

2011年，Rascovskyらは行動障害を伴った前頭側頭型認知症(bvFTD)の臨床診断基準を発表した[7]．これはNearyらの診断基準でFTDとされていた症候群に対応し，脱抑制や遂行機能障害を中心とした行動障害によって定義される．Nearyの診断基準では診断除外的項目とされた「早期からのエピソード記憶障害」や，逆に支持的所見とされていた「不安定で低い血圧」や「失禁」が，今回の診断基準では外されるなど，近年のエビデンスを反映した内容になっている．なお，Nearyらが診断で重視した運動ニューロン徴候については，今回の診断基準では言及されていない．同年，Gorno-Tempiniらは，神経変性疾患に伴う失語症を包括する概念として，原発性進行性失語症 primary progressive aphasia（PPA）を提唱し，臨床診断基準を発表した[8]．PPAは，semantic variant, non-fluent agrammatic variant, logopenic variantの3型に分類される．前二者がそれぞれ意味性認知症(SD)，進行性非流暢性失語(PNFA)に相当する．一方，logopenic variantはアルツハイマー病でみられることが多く，FTLDの症候としては非典型的である．したがって，現行の診断基準に従えば，FTLDの3大臨床症候は「bvFTDと，PPAのsemantic variantおよびnon-fluent agrammatic variant」ということになる．

逐語的に診断基準の記述を解釈すると，bvFTDがFTLDの生前診断を想定しているのに対し，PPAは神経変性疾患全般に適用可能である．例えば，症候がbvFTDに合致する患者でも，アルツハイマー病を強く示唆するバイオマーカーが陽性であれば，あるいは剖検してみてアルツハイマー病であれば，その患者がbvFTDであったとはいわない．その意味で，bvFTDは純粋な臨床症候群ではなく，病理も含んだFTLDのようなニュアンスを包含している．ただし実際には，bvFTDを単なる臨床症候群として扱っている研究が散見され，冒頭に述べたような理念からもそのほうが理解はしやすい．一方，PPAは背景病理が何であろうと，臨床所見のみから分類すればよい．「臨床はsemantic variant PPAで，病理はアルツハイマー病」という表現も全く問題ない．

●病理学的分類：蓄積蛋白による系統的分類の提唱(表4-12)

現在は，神経細胞内封入体を構成する蛋白がかなり明らかとなっており，その蓄積蛋白による病理学的分類が普及している[9]．2010年，Macken-

表 4-12 前頭側頭葉変性症の病理学的分類

凝集蛋白による大分類		形態病理学的なサブクラス	関連する遺伝子変異
FTLD-tau	3リピートタウ	ピック病	MAPT
	4リピートタウ	大脳皮質基底核変性症 進行性核上性麻痺 嗜銀顆粒性認知症 globular glial tauopathy ほか	MAPT
FTLD-TDP		type A〜D	PGRN VCP C9orf72 TDP-43*
FTLD-FUS		NIFID BIBD atypical FTLD-U	FUS*
FTLD-UPS		FTD-3	CHMP2B
FTLD-ni			

BIBD：basophilic inclusion body disease, C9orf72：hexanucleotide repeat expansion sequence in chromosome 9 open-reading frame 72, CHMP2B：charged multivesicular body protein 2B, FTD-3：frontotemporal dementia linked to chromosome 3, FUS：fused-in-sarcoma, MAPT：microtubule associated protein tau, ni：no inclusions, NIFID：neuronal intermediate filament inclusion disease, PGRN：progranulin gene, UPS：ubiquitin proteasome system, VCP：valosin containing protein
＊これらの変異は基本的に認知症を伴わない筋萎縮性側索硬化症のフェノタイプをとるが，例外的にFTD with motor neuron disease を呈する症例がある．
(Mackenzie IR, Neumann M, Bigio EH, et al: Nomenclature and nosology for neuropathologic subtypes of frontotemporal lobar degeneration: an update. Acta Neuropathol 119：1-4, 2010 より一部改変)

zie らは FTLD を，タウ陽性封入体をもつもの (FTLD-tau)，TAR DNA-binding protein 43 kDa (TDP-43) 陽性封入体をもつもの (FTLD-TDP)，fused-in-sarcoma (FUS) 陽性封入体をもつもの (FTLD-FUS)，ユビキチン陽性だが TDP-43 も FUS も陰性の封入体をもつもの (FTLD-UPS)，封入体をもたないもの (FTLD-ni)，の 5 グループに大別している．

したがって，FTLD 患者の病理診断では，まずどの蛋白が封入体を形成しているかを同定し，次に封入体や組織の形態的特徴から，どのサブクラスかを特定するという流れになる．

時代をさかのぼると，FTLD の病理学的分類は，方法論の進化によって変遷してきた．Pick の時代には組織学的検討の方法が発展途上であったため，病理所見は葉性萎縮という肉眼所見にとどまった．その後，鍍銀染色が普及してピック球が明瞭に観察できるようになると，ピック球陽性の FTLD と陰性の FTLD という細胞病理的な分類が生まれた．封入体構成蛋白としてタウの存在が知られるようになると，タウ陽性の FTLD とそれ以外の FTLD という分類になった．さらにタウに 3 リピートと 4 リピートというアイソフォームがあることが判明すると，タウ陽性 FTLD は 3 リピートタウの蓄積するピック病と 4 リピートタウの蓄積する進行性核上性麻痺 progressive supranuclear palsy (PSP) や大脳皮質基底核変性症 corticobasal degeneration (CBD) などに細分された．一方，タウ陰性の FTLD では，多くの症例にユビキチン陽性の封入体が観察されることが知られ，これを FTLD with ubiquitin-positive inclusions (FTLD-U) とよんだ．ユビキチンは ubiquitin-proteasome 系を介した異常凝集蛋白の代謝過程で発現する蛋白である．いわば神経変性疾患に伴った封入体全般の非特異的マーカーであり，その構成蛋白は長らく不明であっ

た．しかし21世紀に入り，FTLD-Uの封入体構成蛋白が主にTDP-43とFUSであることが判明し，FTLD-UはFTLD-TDP，FTLD-FUS，FTLD-UPSに分類されるに至った．さらに，さまざまな遺伝性FTLDも明らかとなり，それらの中枢神経にも孤発性と同様の蛋白蓄積や形態学的変化がみられることが判明した．現在の病理学的診断基準には，病理所見と併せて，その所見をきたしうる遺伝子変異も記載されている．ただし，遺伝子変異と病理所見は必ずしも一対一対応ではない．例えば，TDP-43の蓄積は*C9orf72*変異でも*PGRN*変異でも観察される．一方，*C9orf72*変異ではTDP-43陽性封入体のほかに，TDP-43陰性p62/ユビキリン2陽性封入体も出現する．よって，ルーチンの免疫染色だけで孤発性か遺伝性かどうかを判別することはしばしば不可能である．

■文献

1. Pick A: Über einen weiteren symptomenkomplex im rahmen der dementia senilis, bedingt durch umschriebene stärkere hirnatrophie. Mschr Psychiat Neurol 19: 97-108, 1906
2. Alzheimer A: Über eigenartige krankheitsfälle des späteren alters. Z Ges Neurol Psychiat 4: 356-385, 1911
3. Gans A: Betrachtungen über art und ausbreitung des krankhaften prozesses in einem fall von Pickscher atrophie des stirnhirns. Z Ges Neurol Psychiat 80: 10-28, 1922
4. Onari K, Spatz H: Anatomische beiträge zur lehre von der pickschen umschriebenen grobhirnrinden-atrophie ("Picksche krankheit"). Z Ges Neurol Psychiat 101: 470-511, 1926
5. The Lund and Manchester groups: Clinical and neuropathological criteria for frontotemporal dementia. J Neurol Neurosurg Psychiatry 57: 416-418, 1994
6. Neary D, Snowden JS, Gustafson L, et al: Frontotemporal lobar degeneration: a consensus on clinical diagnostic criteria. Neurology 51: 1546-1554, 1998
7. Rascovsky K, Hodges JR, Knopman D, et al: Sensitivity of revised diagnostic criteria for the behavioural variant of frontotemporal dementia. Brain 134: 2456-2477, 2011
8. Gorno-Tempini ML, Hillis AE, Weintraub S, et al: Classification of primary progressive aphasia and its variants. Neurology 76: 1006-1014, 2011
9. Mackenzie IR, Neumann M, Bigio EH, et al: Nomenclature and nosology for neuropathologic subtypes of frontotemporal lobar degeneration: an update. Acta Neuropathol 119: 1-4, 2010

〔陸　雄一〕

2 タウ蛋白に関連した前頭側頭葉変性症（FTLD-tau）

a. FTLD-tauの概念

タウ蛋白に関連した前頭側頭葉変性症 tau-related frontotemporal lobar degeneration（FTLD-tau）は，大脳の神経細胞にタウが凝集するFTLDを総称した概念であり，FTLD全体の約50％を占める[1]．タウは微小管関連蛋白で，微小管の形成や安定を促す機能があると考えられている．中枢神経系の神経細胞の軸索に最も多く発現し，樹状突起や細胞質にも存在するが，末梢臓器での発現はきわめて乏しい．成人に発現するタウには，エクソン2，3，10の存在パターンによって規定される6つのアイソフォームがある．これらのうち，エクソン10が存在するものを4リピートタウ，存在しないものを3リピートタウという．タウにはエクソン9～12のC末端側に31～32アミノ酸のリピート配列があり，微小管結合部位として機能している．このリピート配列はエクソン10の有無によって3か所もしくは4か所となり，それぞれが3リピートタウ，4リピートタウということになる（図4-39）．

FTLD-tauには，3リピートタウの凝集するピック病，4リピートタウの凝集するPSP，CBDが含まれる（表4-13）．欧米のレビューでは，それぞれがFTLD-tauの約30％ずつを占めるとされている[1]．また，タウ遺伝子 microtubule-associated protein tau（*MAPT*）変異による家族性FTLD-tauも知られ，これは患者や家系によって，孤発性FTLD-tauでみられるすべての臨床病理学的表現型をとりうる[2]．

文献によっては，globular glial tauopathy，嗜銀顆粒性認知症といった4リピートタウ関連疾患もFTLD-tauに含むことがある．

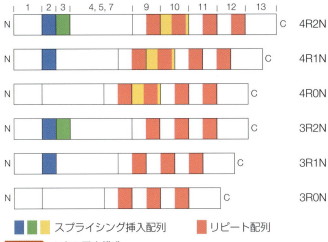

図 4-39 タウの蛋白構造
エクソン 10 の有無によって 3 リピートタウ（3R2N，3R1N，3R0N）と 4 リピートタウ（4R2N，4R1N，4R0N）に分類され，さらにエクソン 2 または 3 の有無によってそれらが合計 6 つのアイソフォームに分かれる．

表 4-13 FTLD-tau の臨床病理学的分類

疾患	凝集するタウアイソフォーム	早期からみられる臨床表現型
ピック病	3 リピートタウ	bvFTD PNFA SD
大脳皮質基底核変性症	4 リピートタウ	bvFTD PNFA 運動症状（RS，pure akinesia，CBS）
進行性核上性麻痺	4 リピートタウ	bvFTD PNFA 運動症状（parkinsonism，RS，pure akinesia，cerebellar ataxia，CBS）

CBS：corticobasal syndrome，bvFTD：behavioral variant frontotemporal dementia，PNFA：progressive non-fluent aphasia，RS：Richardson syndrome，SD：semantic dementia

b. FTLD-tau における細胞病理

●ピック病

1892 年，Arnold Pick によって，高度の前頭側頭葉萎縮を呈する認知症として報告された[3]．古くは神経細胞内の凝集蛋白が同定されなかったため，FTLD 全般をピック病と称していた．今日では，神経細胞内にピック球を形成する FTLD をピック病と定義する．ピック球は 3 リピートタウの凝集体であり，基本的に 1 つの神経細胞に 1 つ，樹状突起の基部付近の細胞質に形成される[4]．また，神経突起やグリア細胞にも，3 リピートタウの蓄積がみられる．後述する TDP-43 に関連した FTLD（FTLD-TDP）とは対照的に，皮質深層から皮髄境界にも高度の神経細胞脱落やグリオーシスがみられる（図 4-40）．

●PSP

神経細胞質とアストロサイトへの 4 リピートタウ凝集が特徴である[4]．凝集体は Gallyas-Braak 染色，Bodian 染色などの嗜銀染色に陽性であり，形態的特徴から神経細胞内のタウ凝集体を globose type neurofibrillary tangle，アストロサイ

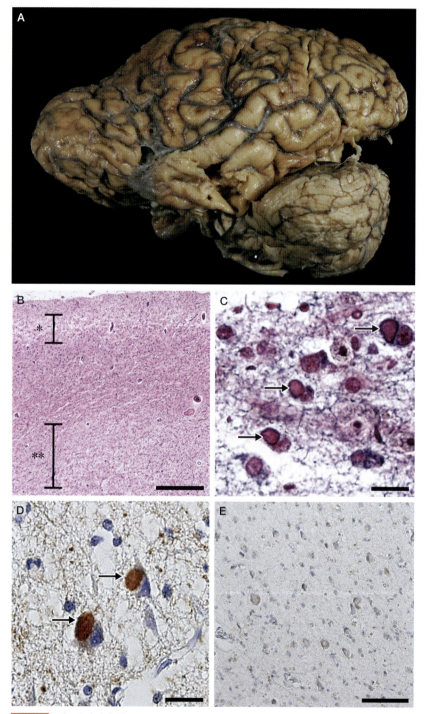

図 4-40 ピック病患者脳

A：前頭前野が選択的に障害され，中心前回より後方は保たれるため，knife-edge 様の萎縮パターンとなっている．B：大脳皮質では，第Ⅱ層＊と第Ⅴ～Ⅵ層＊＊が高度に変性する．C：大脳皮質ニューロンには，嗜銀性のあるピック球（矢印）が観察される．D：ピック球は 3 リピートタウ免疫組織化学に陽性である（矢印）．E：一方，4 リピートタウ免疫組織化学は陰性である．

スケールバー：B：50μm，C，D：20μm，E：100μm．
染色法：A：Holzer 染色，B：HE 染色，C：Bodian 染色，D：3 リピートタウ免疫組織化学，E：4 リピートタウ免疫組織化学

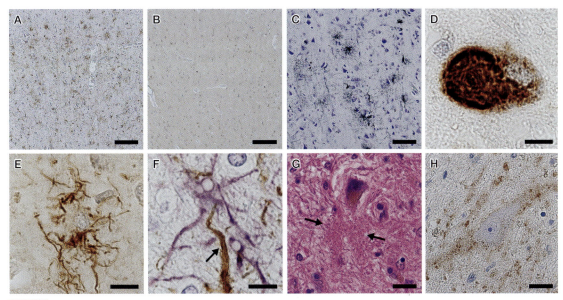

図 4-41 ▶ PSP 患者脳
A〜C：大脳皮質には，4リピートタウ免疫組織化学に陽性(A)，3リピートタウ免疫組織化学に陰性(B)，嗜銀性(C)の神経細胞内・アストロサイト内構造物が観察される．D：神経細胞内には4リピートタウの凝集がみられ，globose type neurofibrillary tangle の所見を示す．E：アストロサイトの近位細胞突起には，4リピートタウの蓄積が糸くず状にみられ，tuft-shaped astrocyte の所見を示す．F：アストロサイトを認識する glial fibrillary acidic protein (GFAP；紫色) と4リピートタウ (褐色) の二重免疫組織化学では，アストロサイトの細胞突起に4リピートタウ (矢印) が蓄積していることがわかる．G：小脳歯状核の神経細胞は，神経突起周辺に好酸性の綿状構造物を伴い (矢印)，グルモース変性を示している．H：グルモース変性は，プルキンエ細胞の軸索終末の腫大とされ，軸索終末を認識する synaptophysin 免疫組織化学でも観察できる．
スケールバー：A，B：200μm，C：100μm，D〜F：10μm，G，H：20μm．
染色法：A：4リピートタウ免疫組織化学，B：3リピートタウ免疫組織化学，C：Gallyas-Braak 染色，D，E：4リピートタウ免疫組織化学，F：4リピートタウとGFAPの二重免疫組織化学，G：HE染色，H：synaptophysin 免疫組織化学

トのそれを tuft-shaped astrocyte とよぶ．tuft-shaped astrocyte は，アストロサイトの細胞質を中心に放射状に形成される糸くず状の構造物で，アストロサイトの細胞突起への4リピートタウ凝集であると考えられる．また，小脳歯状核にはグルモース変性という，歯状回神経細胞を好酸性の構造物が取り囲む所見が観察される．これは小脳皮質プルキンエ細胞の軸索終末が腫大したものと考えられている (図4-41)．

● CBD

PSP と同様，神経細胞質とアストロサイトへの4リピートタウ凝集が特徴である[4]．神経細胞のタウ凝集物は，PSP と異なって明瞭な tangle 構造をとらず，4リピートタウ免疫組織化学では細胞質に無構造，びまん性の染色性を示す．この所見は pre-tangle とよばれる．ルーチンの HE 染色では，神経細胞が好酸性に膨化した ballooned neuron の形態として観察される．文献では，嗜銀性を示さないタウ凝集体を pre-tangle と定義することが多いが，実際に CBD 患者脳で嗜銀染色を行うと，神経細胞内タウ凝集物が少なからず陽性像を示す．一方，アストロサイトへのタウ凝集は astrocytic plaque とよぶ所見を呈する．PSP の tuft-shaped astrocyte よりも遠位側の突起にタウ凝集が強い．ニューロピルには thread とよばれる短い細網状の嗜銀性・タウ陽性構造物が密に観察され，神経細胞やアストロサイトの突起内にタウが蓄積したものと考えられる (図4-42)．また，扁桃核，海馬傍回などを観察すると，高率に嗜銀顆粒 (グレイン) も見つかる[5]．これは神経細胞樹状突起の dendritic spine に4リピートタウが蓄積したものと考えられている．嗜銀顆粒単独でも嗜銀顆粒性認知症を形成するが，CBD と嗜銀顆粒性認知症の病態における関係は

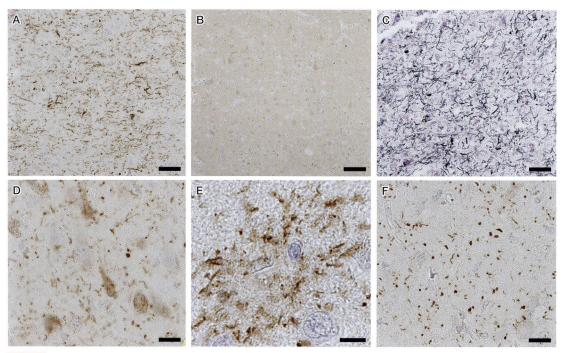

図4-42 ▶ CBD患者脳
A〜C：大脳皮質には，4リピートタウ免疫組織化学に陽性(A)，3リピートタウ免疫組織化学に陰性(B)，嗜銀性(C)の構造物が観察される．ニューロピルに短い細網状のthreadが密に出現している．D：神経細胞質には，4リピートタウ陽性の無構造で淡いpre-tangleが観察される．E：アストロサイトの細胞突起には4リピートタウが蓄積し，astrocytic plaqueの所見を呈する．PSPのtuft-shaped astrocyteよりも，突起の遠位側に4リピートタウが蓄積している．F：扁桃核には嗜銀性顆粒（グレイン）も出現する．
スケールバー：A〜C：200μm，D，F：20μm，E：10μm．
染色法：A：4リピートタウ免疫組織化学，B：3リピートタウ免疫組織化学，C：Gallyas-Braak染色，D〜F：4リピートタウ免疫組織化学

不明である．

c. 家族性FTLD-tau

1998年に，17番染色体に連鎖した家族性前頭側頭型認知症・パーキンソニズム frontotemporal dementia and parkinsonism linked to chromosome 17（FTDP-17）患者において，*MAPT*変異が同定された（図4-43）．臨床表現型は，前頭側頭型認知症からパーキンソニズムまで幅広く，同一変異の同一家系でも，患者によって症状が大きく異なる場合がある．しかし，遺伝子変異部位によって，臨床病理像がある程度規定される．エクソン10変異では，基本的にmRNAのスプライシングに異常が起こり，タウアイソフォームの発現比率が変化する[2]．4リピートタウがニューロンやグリアに凝集し，PSPやCBDと類似の病理像，臨床像をとることが多い．エクソン10以外の変異では，ミスセンス変異によってタウの蛋白構造に異常が起こる．4リピートタウもしくは3，4リピートタウが混在して凝集し，早期から前頭側頭型認知症を呈することが多い[6]．3リピートタウ陽性例では，ピック球様の凝集体が観察されることがある．世界的にまれな家族性疾患だが，タウの単一遺伝子変異で孤発性FTLD-tauの幅広いフェノタイプを呈することから，タウの異常が神経変性に寄与することを直接的に示しており，きわめて重要である．

なお，17番染色体にコードされるFTLD関連遺伝子としては，*MAPT*のほかにprogranulin（*PGRN*）があり，FTDP-17といった場合には*MAPT*遺伝子変異関連FTLDとPGRN遺伝子変

4 | 前頭側頭葉変性症

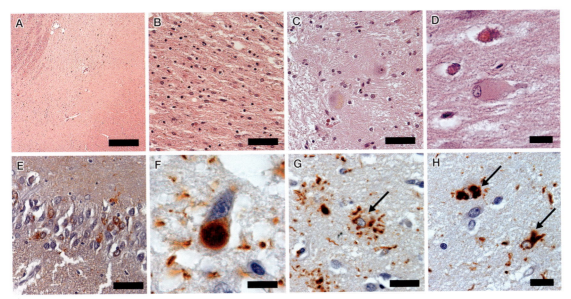

図4-43 *MAPT*遺伝子異常に伴う家族性前頭側頭葉変性症患者の病理所見
死亡時66歳男性，全経過5年．bvFTDとパーキンソニズムで発症した．中脳黒質(A)，視床下核(B)に高度の神経細胞脱落を認め，小脳歯状核はグルモース変性を示す(C)．海馬錐体細胞層にはballooned neuron(D)を認め，海馬歯状回にはタウ陽性封入体を多数認める(E)．ピック球に類似した神経細胞内封入体も見られる(F)．アストロサイトは多様なタウ陽性像を示す(GおよびH矢印).
スケール：A：500μm，B, C, E, G, H：50μm，D：20μm，F：10μm．
染色法：A〜D：HE染色，E〜H：リン酸化タウ免疫組織化学．
(Pitié-Salpêtrière病院のC. Duyckaerts教授，D. Seilhean教授のご厚意による)

異関連FTLDとを指すことになる．*PGRN*遺伝子変異では，タウではなく，TDP-43の異常凝集を呈する．

d. タウ異常凝集の病的意義

*MAPT*遺伝子変異の知見から，タウの異常，すなわち3リピート/4リピートタウアイソフォームの比率変化，凝集，リン酸化の異常などがFTLD-tauの一元的な病態である可能性が高いと考えられている．

全長タウの過剰発現モデルの研究から，タウの凝集体はそれ自体がシナプスの障害や認知機能障害を引き起こすことが示唆されている[7]．さらに，異常線維化されたタウは一定の条件下で細胞内に入り，それがシードとなって細胞内の正常なタウを線維化させることが実験的に示されており[8]，異常タウがcell-to-cellに伝播していく可能性も提唱されている．

一方，正常なタウの機能低下による病態を示唆する研究もある．タウノックアウト動物の実験では，それほど重症の表現型ではないものの，シナプス可塑性の障害や高次脳機能の低下が報告されている[9]．ところが，慢性ストレス下の動物実験では，タウをノックアウトしたほうが神経細胞に防御的に働くという報告もある[10]．

異常なタウの凝集体，内因性タウの機能低下のいずれが，FTLD-tauの病態を形成するのかについては今後の研究が必要である．

e. 主な障害部位

●ピック病

吻側の前頭葉，側頭葉下面，および内側側頭葉と海馬が障害される．上側頭回や，一次運動野(中心前回)とそれより尾側の頭頂葉，後頭葉は保持される．結果として，knife-edge様と形容される，吻側前頭葉が鋭角に萎縮する特異な萎縮パターンを呈する．白質の萎縮も強い．大脳基底核も障害されるが，相対的には軽い(図4-44A)．

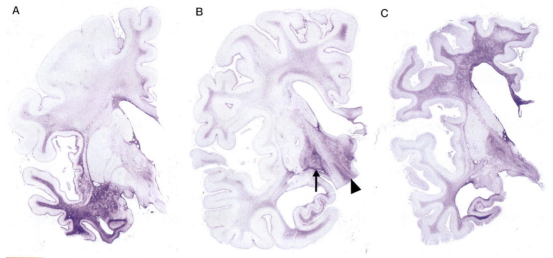

図4-44 FTLD-tau 患者脳の冠状断（Holzer 染色）
神経変性に伴ってグリオーシスを呈する部位が紫色に染色されている．A：ピック病患者脳．側頭葉下面・内側の萎縮とグリオーシスが強い．上側頭回，前頭弁蓋の運動皮質，基底核は相対的に萎縮が軽い．B：PSP 患者脳．前頭葉，淡蒼球内節（矢印），視床下核から黒質（矢尻）の萎縮，グリオーシスが強い．C：CBD 患者脳．PSP と類似の病変分布をとるが，前頭葉皮質の萎縮，グリオーシスがより高度である．

●PSP/CBD

大脳皮質では，一次運動野および補足運動野の障害が最も強い．白質の萎縮が高度であり，脳梁も菲薄化する．基底核は淡蒼球内節や視床下核が高度に障害され，新線条体（尾状核・被殻）の障害は軽いことが多い．側頭葉は基本的に病理所見が軽い．なお PSP では，中脳被蓋部，中脳黒質が高度に障害されることが多く，小脳萎縮を呈する例もある．上小脳脚はしばしば萎縮している．CBD では大脳萎縮に明瞭な左右差がみられるのが特徴だが，はっきりしない例も多い（図4-44B，C）．

f. 臨床症状，疫学

●ピック病

平均発症年齢は約 60 歳である[11]．大きな性差はない．発症からの生存期間中央値は 9 年前後である．約 60％ が bv-FTD で発症し，残りは PNFA もしくは SD を呈する．一般に SD は FTLD-TDP に特異性が高いが，ピック病でも少なからずみられるという報告がある[11]．またまれに，記銘力障害を前景に呈し，アルツハイマー病様の経過をとる症例がある[12]．

●PSP/CBD

平均発症年齢は 60 歳代前半である．ただし PSP ではかなり高齢になってからの発症もしばしばみられる．大きな性差はない．発症からの生存期間中央値は 6～7 年とされる．臨床症状においては，FTLD としての要素と，古典的に知られてきた錐体外路疾患としての側面とが混在してみられる．FTLD の症状としては bvFTD，PNFA が多く，SD は少ない[1]．このことは，PSP/CBD が主に運動野を障害するのに対し，側頭葉の変性は軽いという病理学的観察と合致する．PNFA は，PSP のほうが CBD より早期，高度にみられることが多い．さらに大脳基底核や脳幹の障害を反映して，パーキンソニズム，リチャードソン症候群，pure akinesia, corticobasal syndrome といった運動症状を多様に合併する．PSP では下肢優位のパーキンソニズム，体幹優位の固縮，垂直方向の眼球運動制限，早期からの易転倒性が特徴的であり，明らかな小脳失調を伴うこともある．CBD では早期からの高次機能障害，左右差のあるパーキンソニズムや失行が特徴である．PSP も CBD も，病変の分布やアク

セントにかなりのバリエーションがあり，それによって臨床症候も多様化し，臨床的にPSP，CBDのいずれであるかを診断するのはしばしば困難である．

■文献

1. Josephs KA, Hodges JR, Snowden JS, et al: Neuropathological background of phenotypical variability in frontotemporal dementia. Acta Neuropathol 122: 137-153, 2011
2. Goedert M, Spillantini MG: Tau mutations in frontotemporal dementia FTDP-17 and their relevance for Alzheimer's disease. Biochem Biophys Acta 82: 239-259, 2000
3. Pick A: über die Beziehungen der senilen Hirnatrophie zur Aphasie. Prager Med Wochenschr 17: 165-167, 1892
4. Kovacs GG: Neuropathology of tauopathies: principles and practice. Neuropathol Appl Neurobiol 41: 3-23, 2015
5. Tatsumi S, Mimuro M, Iwasaki Y, et al: Argyrophilic grains are reliable disease-specific features of corticobasal degeneration. J Neuropathol Exp Neurol 73: 30-38, 2014
6. Ghetti B, Oblak AL, Boeve BF, et al: Frontotemporal dementia caused by microtubule-associated protein tau gene (MAPT) mutations: a chameleon for neuropathology and neuroimaging. Neuropathol Appl Neurobiol 41: 24-46, 2015
7. Yin Y, Gao D, Wang Y, at al: Tau accumulation induces synaptic impairment and memory deficit by calcineurin-mediated inactivation of nuclear CaMKIV/CREB signaling. Proc Natl Acad Sci USA 113: E3773-E3781, 2016 (Epub ahead of print)
8. Nonaka T, Watanabe ST, Iwatsubo T, et al: Seeded aggregation and toxicity of alpha-synuclein and tau: cellular models of neurodegenerative diseases. J Biol Chem 285: 34885-34898, 2010
9. Ahmed T, Van der Jeugd A, Blum D, et al: Cognition and hippocampal synaptic plasticity in mice with a homozygous tau deletion. Neurobiol Aging 35: 2474-2478, 2014
10. Lopes S, Vaz-Silva J, Pinto V, et al: Tau protein is essential for stress-induced brain pathology. Proc Natl Acad Sci USA 113: E3755-E3763, 2016 (Epub ahead of print)
11. Piguet O, Halliday GM, Reid WG, et al: Clinical phenotypes in autopsy-confirmed Pick disease. Neurology 76: 253-259, 2011
12. Graham A, Davies R, Xuereb J, et al: Pathologically proven frontotemporal dementia presenting with severe amnesia. Brain 128 (pt 3): 597-605, 2005

〈陸　雄一〉

3 TDP-43に関連した前頭側頭葉変性症（FTLD-TDP）

a. FTLD-TDP（TDP-43-related frontotemporal lobar degeneration）の概念

従来，中枢神経細胞内におけるタウ陰性のユビキチン化された蛋白の異常凝集を伴うFTLDを，FTLD with ubiquitin-positive inclusions（FTLD-U）とよび，この蛋白の正体は長らく不明であった．しかし2006年，ユビキチン化された蛋白の1つがTDP-43（TAR DNA-binding protein of 43 kDa）であることが判明した[1]．TDP-43は，1番染色体にコードされる核蛋白で，414残基のアミノ酸からなる（図4-45）．大脳のほか，膵臓，脾臓，胎盤，生殖腺などで特に豊富で，RNAの安定化や選択スプライシングに関与すると報告されている[2]．神経細胞内で凝集するのはリン酸化されたC末端側の断片である[3]．FTLD全体の半数近くを占めていると考えられている．興味深いことに，TDP-43は筋萎縮性側索硬化症amyotrophic lateral sclerosis（ALS）の病態関連蛋白でもある．ALSでは運動ニューロン系にやはりTDP-43の凝集が観察される．さ

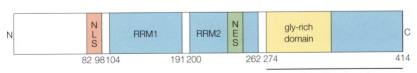

図4-45 ▶ TDP-43の蛋白構造
414残基のアミノ酸からなり，2か所のRNA認識モチーフRNA recognition motif（RRM），核移行シグナルnuclear localization signal（NLS），核外移行シグナルnuclear export signal（NES），およびグリシンリッチ領域gly-rich domainを含むprion-like domainをもつ．

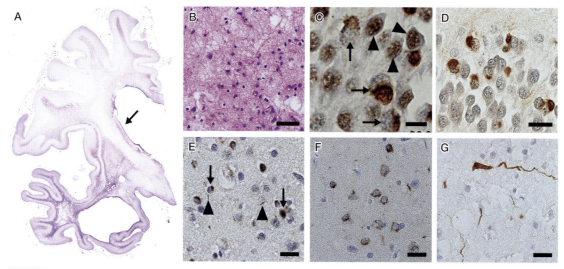

図 4-46 FTLD-TDP の組織病理学的所見

A：FTLD-TDP type C 患者脳の冠状断 Holzer 染色．神経変性に伴ってグリオーシスを呈する部位が紫色に染色されている．前頭葉，側頭葉いずれもびまん性の萎縮とグリオーシスを示す．線条体も高度の萎縮，グリオーシスを呈する（矢印）．B：前頭葉皮質表層は，神経細胞の脱落，グリオーシス，組織の粗鬆化を示す．C：海馬顆粒細胞層の TDP-43 免疫組織化学．正常な細胞（矢尻）では TDP-43 は核内に局在するが，障害された細胞（矢印）では核内の発現が低下し，核外で凝集体を形成する．D：同部位におけるリン酸化 TDP-43 免疫組織化学．リン酸化抗体は，リン酸化，断片化された TDP-43 のみを標識する．この方法では，核内の正常な TDP-43 は染色されない．E：FTLD-TDP type A 患者の前頭葉皮質，リン酸化 TDP-43 免疫組織化学．表層の小型ニューロンに類円形の凝集体（矢印）と，短い変性神経突起（神経突起内に TDP-43 が凝集したもの）を認める（矢尻）．F：type B 患者の前頭葉皮質，リン酸化 TDP-43 免疫組織化学．皮質全層に三日月状もしくはリング状の凝集体を認め，変性神経突起は少ない．G：type C 患者の前頭葉皮質，リン酸化 TDP-43 免疫組織化学．皮質浅層に長い変性神経突起を認め，細胞質の凝集体は少ない．

スケールバー：B：50μm，C：10μm，D～G：20μm．
染色法：A：Holzer 染色，B：HE 染色，C：TDP-43 免疫組織化学，D～G：リン酸化 TDP-43 免疫組織化学
(Riku Y, Watanabe H, Yoshida M, et al: Lower motor neuron involvement in TAR DNA-binding protein of 43 kDa-related frontotemporal lobar degeneration and amyotrophic lateral sclerosis. JAMA Neurol 71: 172-179, 2014 より)

らに 2009 年には，タウ陰性，TDP-43 陰性の FTLD-U における異常凝集蛋白として，fused-in-sarcoma（FUS）が報告された[4]．

b. FTLD-TDP における細胞病理

FTLD-TDP の病理学的特徴は，①神経細胞核内における TDP-43 発現の減少・消失，②リン酸化，断片化された TDP-43 の神経細胞質内・神経突起内凝集，および③神経細胞死，である（図 4-46）．現在，大脳皮質ニューロンの細胞質内封入体の形態によって，FTLD-TDP は type A～D の 4 パターンに分類され，孤発性の患者では type A～C のいずれかの所見がみられる（表 4-14）[5]．type D 病理は *VCP*（valosin-containing protein）遺伝子変異に伴う家族性 IBMPFD（inclusion body myopathy with Paget's disease of bone and frontotemporal dementia）の患者に特異的である．

一方，ALS では，中心前回の上位運動ニューロンと，脳幹，脊髄の下位運動ニューロンに，TDP-43 凝集，神経細胞脱落，ブニナ小体の形成がみられる（図 4-47）．ブニナ小体は ALS の運動ニューロンに特有の所見で，変性した細胞内小器官の集合体と考えられており，TDP-43 の凝集体ではない．

c. TDP-43 異常凝集の病的意義

TDP-43 の異常がどのように FTLD-TDP の病態に寄与しているのか，十分には解明されていないが，近年①loss-of-functionと，②gain-of-neuro-

表 4-14 ▶ FTLD-TDP の病理組織学的分類

タイプ	形態学的特徴	主要な臨床表現型	遺伝子背景
type A	皮質第Ⅱ層の小型神経細胞質内凝集体 短い変性神経突起	PNFA bvFTD	*PGRN*, *C9orf72* 孤発性
type B	皮質全層の神経細胞質内封入体 変性神経突起は乏しい	bvFTD FTD-MND	*C9orf72* 孤発性
type C	皮質第Ⅱ層の長い変性神経突起 神経細胞質内封入体は乏しい	SD bvFTD	孤発性
type D	皮質全層の神経細胞核内封入体 短い変性神経突起	IBMPFD	*VCP*

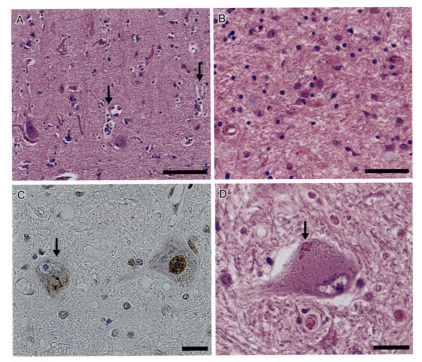

図 4-47 ▶ ALS 患者における運動ニューロンの病理学的変化
A：大脳一次運動野では大型の上位運動ニューロンが脱落し，グリアが反応している（矢印）．B：脊髄前角の下位運動ニューロンは高度に脱落し，グリア細胞に置き換えられている．C：脊髄前角の TDP-43 免疫組織化学．障害された下位運動ニューロン（矢印）では糸くず状の凝集物が観察され，核の TDP-43 染色性が消失している．右は正常ニューロン．D：ブニナ小体（矢印）
スケールバー：A：100μm，B：50μm，C〜D：20μm．
染色法：A，B，D：HE 染色．C：TDP-43 免疫組織化学

toxicity という 2 つの病態仮説が提起されている[6]．loss-of-function は，核内における TDP-43 の生理機能低下によって神経細胞死や機能不全をきたすとする仮説である．培養細胞の実験では，TDP-43 は軸索伸長を調節し，TDP-43 変異を導入することによって軸索伸長の障害が誘導されることが示されている[7]．gain-of-neurotoxicity は，細胞内 TDP-43 凝集体が神経毒性をもつとする仮説である．動物モデルでは，ヒト TDP-43 の C 末端を発現させると，容量依存性に神経細胞障害が誘導され，TDP-43 陽性封入体も形成される[8]．ヒト剖検脳では，TDP-43 病理が大脳皮質からの遠心性投射経路に沿って広がっており，TDP-43 凝集体が神経ネットワークを介して伝播

する可能性もある[9]．ただし，実際に凝集体がシナプスを越えて，neuron-to-neuron に伝わっていくかどうかは証明されていない．

d. 主な障害部位

大脳では前頭前野，側頭極，側頭回などの新皮質に加え，帯状回，島，海馬歯状回の顆粒細胞，海馬支脚，海馬傍回，扁桃核といった辺縁系に高度の神経細胞脱落，グリオーシス，TDP-43 凝集が観察される[10]．皮質下灰白質では，新線条体（尾状核，被殻），側坐核，中脳黒質が障害されやすい（図4-46）[10, 11]．

e. 臨床症状，疫学

FTLD の主要 3 症候である behavioral variant-frontotemporal dementia（bvFTD），progressive non-fluent aphasia，および semantic dementia（SD）のいずれをも呈する．特に SD は FTLD-TDP に特異性が高い．また後述するように，経過中に ALS を伴うことがある．

50 歳代後半から 60 歳代前半の発症が多いが，65 歳以上で発症することもあり，その場合は記銘力障害が前景となったり，脱抑制が目立たなかったりする傾向がある．大きな性差はない．生存期間中央値は本邦の場合，約 7 年と報告されている[12]．ただし，ALS を伴った場合，運動ニューロン障害による呼吸筋麻痺に生命予後が規定されるため，生存期間中央値は約 2 年にとどまる[12]．

f. ALS を伴った FTLD-TDP について

本邦では 1960 年代から，ALS 患者の一部で認知症を伴うことが報告されており，このフェノタイプは湯浅・三山病，もしくは ALS with dementia（ALS-D）とよばれてきた[13]．ここでいう認知症は，典型的には bvFTD だが，その部分症状だけであったり，記銘力障害を呈したりする例もある．逆に，FTLD-TDP 患者が経過中に ALS を合併することもあり，これは FTD with motor neuron disease（FTD-MND）とよばれてきた．近年の文献では，湯浅・三山病，ALS-D，FTD-MND を統合して FTD-MND と表記することが多い．かつてはまれな臨床フェノタイプとされていたが，近年の報告をみる限り FTLD-TDP 患者の半数程度かそれ以上が，FTD-MND の臨床像をとりうると考えられる．また，臨床的に bvFTD を呈する患者で，経過中に ALS を併発してきた場合，その患者は FTLD-TDP である蓋然性が高い．病理学的には，大脳には FTLD-TDP の所見を，上位下位運動ニューロンには ALS の所見を認める．大脳の TDP-43 病理は通常 type B だが，type A のこともある．

g. FTLD-TDP と ALS の関係

近年，FTLD-TDP と ALS を TDP-43 プロテイノパチーという連続的な疾患スペクトラムとする概念が提唱されている（図4-48）．それにはいくつかの病理学的根拠がある．例えば，臨床的に認知症を伴わなかった ALS 患者でも，半数程度の症例で，大脳や海馬に FTLD-TDP 同様の病理学的変化が軽度にみられる[14]．逆に，FTLD-TDP 症例では，ALS の合併がなくても，90% 近い症例で運動ニューロン系に ALS 同様の所見が軽度にみられる[12]．こういった subclinical な病変の広がりや，前述の FTD-MND フェノタイプの存在は，TDP-43 プロテイノパチーという概念を強く支持する．一方で，異常凝集したリン酸化 TDP-43 は，type A，B，C それぞれで断片化のパターンが異なっていることが報告されている[3]．この所見は，FTLD-TDP や ALS が蛋白レベルでは同じ TDP-43 プロテイノパチーであっても，その背景に異なった分子病態を内在している可能性を示唆する．したがって，TDP-43 プロテイノパチーの概念をめぐってはまだ議論の余地が残されている．

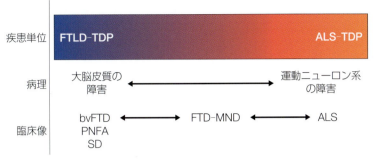

図 4-48 ▶ TDP-43 プロテイノパチーとしての FTLD と ALS の関係

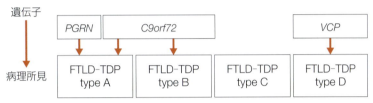

図 4-49 ▶ TDP-43 凝集体と遺伝子背景
TDP-43 関連前頭側頭葉変性症（FTLD-TDP）において，孤発性症例は type A，B，C いずれかの TDP-43 凝集パターンをとる．progranulin（PGRN）変異症例は type A に，C9orf72 変異症例は type A もしくは B に対応する．valosin-containing protein（VCP）変異症例は type D のパターンをとる．
（Sieben A, Van Langenhove T, Engelborghs S, et al: The genetics and neuropathology of frontotemporal lobar degeneration. Acta Neuropathol 124: 353-372, 2012 より改変引用）

h. 遺伝性 FTLD と TDP-43

さまざまな遺伝性の FTLD・ALS において，TDP-43 の凝集が観察されているが，PGRN 遺伝子および hexanucleotide repeat expansion sequence in chromosome 9 open-reading frame 72（C9orf72）遺伝子変異に伴う家族性 FTLD では，TDP-43 凝集が必発である（図 4-49〜51）[15]．PGRN 遺伝子変異による FTLD は基本的に ALS を伴わないが，C9orf72 遺伝子変異では FTD，FTD-MND，および ALS いずれの臨床像も呈しうる．PGRN 遺伝子変異は点変異であるのに対し，C9orf72 遺伝子変異では非翻訳領域に 6 塩基（GGGGCC）リピート配列の異常伸長が起こる．転写された異常伸長リピート RNA を鋳型として，開始コドン（ATG）非依存性の翻訳 repeat-associated non-ATG translation（RANT）により，ジペプチドリピートが形成され，神経細胞に凝集する[15]．この RANT 関連封入体は p62/ubiquilin-2 陽性だが TDP-43 陰性である．これらの遺伝子変異に伴う FTLD には明らかな人種差があり，白人で多く，日本人ではまれである．PGRN 変異では type A，C9orf72 では type B か A の TDP-43 凝集物がみられる[5,15]．これらの遺伝子変異において，TDP-43 凝集がどのように病態にかかわっているのかは解明されていない．ちなみに TDP-43 遺伝子の変異は通常 ALS の表現型を示すが，まれに FTD-MND の臨床病理像も報告されている[15]．

4 FUS 蛋白に関連した前頭側頭葉変性症（FTLD-FUS）

FUS は，タウ陰性，TDP-43 陰性の家族性 ALS の原因遺伝子として 2009 年に報告された[4]．その後，孤発性の atypical frontotemporal lobar degeneration with ubiquitin-positive inclusions，basophilic inclusion body disease（BIBD），およ

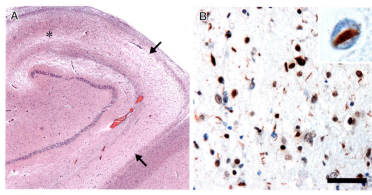

図 4-50 ▶ *PGRN* 遺伝子変異に伴う家族性 FTLD 患者の病理所見

死亡時 77 歳男性，全経過 9 年．bvFTD とパーキンソニズムで発症した．*PGRN* 遺伝子変異はしばしば「海馬硬化」，すなわち海馬支脚から CA1 で神経細胞が脱落し（A，矢印），CA2〜4 は保たれる（A，＊印）所見を示す．前頭葉皮質は高度の TDP-43 type A 病理を示す（B）．神経細胞の核には「猫の目状」の TDP-43 陽性封入体が出現する（B，右上）．ただし，この所見は必ずしも *PGRN* 遺伝子変異に特異的ではないことに注意．
スケールバー：50μm．
染色法：A：HE 染色，B：TDP-43 免疫組織化学．
（Pitié-Salpêtrière 病院の C. Duyckaerts 教授，D. Seilhean 教授のご厚意による）

び neuronal intermediate filament inclusion disease（NIFID）として報告されていたものも，FUS 陽性封入体をもつことが明らかになり，これらを一括して FTLD/ALS-FUS とよぶようになった．まれな疾患で，FTLD-U の 10% 未満とされる．臨床的には FTD-MND の病型をとることが多い．大脳皮質，海馬，運動ニューロン系の神経細胞質に FUS の凝集体を認める．basophilic inclusion body は，HE 染色や cresyl-violet 染色でも観察できる（図 4-52）．

■文献

1. Neumann M, Sampathu DM, Kwong LK, et al: Ubiquitinated TDP-43 in frontotemporal lobar degeneration and amyotrophic lateral sclerosis. Science 314: 130-133, 2006
2. Buratti E, Dörk T, Zuccato E, et al: Nuclear factor TDP-43 and SR proteins promote *in vitro* and *in vivo* CFTR exon 9 skipping. EMBO J 20: 1774-1784, 2001
3. Tsuji H, Arai T, Kametani F, et al: Molecular analysis and biochemical classification of TDP-43 proteinopathy. Brain 135: 3380-3391, 2012
4. Kwiatkowski TJ Jr, Bosco DA, Leclerc AL, et al: Mutations in the FUS/TLS gene on chromosome 16 cause familial amyotrophic lateral sclerosis. Science 323: 1205-1208, 2009
5. Mackenzie IR, Neumann M, Baborie A, et al: A harmonized classification system for FTLD-TDP pathology. Acta Neuropathol 122: 111-113, 2011
6. Lee EB, Lee VM, Trojanowski JQ: Gains or losses: molecular mechanisms of TDP43-mediated neurodegeneration. Nat Rev Neurosci 13: 38-50, 2011
7. Fallini C, Bassell GJ, Rossoll W: The ALS disease protein TDP-43 is actively transported in motor neuron axons and regulates axon outgrowth. Hum Mol Genet 21, 3703-3718, 2012
8. Wils H, Kleinberger G, Janssens J, et al: TDP-43 transgenic mice develop spastic paralysis and neuronal inclusions characteristic of ALS and frontotemporal lobar degeneration. Proc Nat Acad Sci 107: 3858-3863, 2010
9. Brettschneider J, Del Tredici K, Toledo JB, et al: Stages of pTDP-43 pathology in amyotrophic lateral sclerosis. Ann Neurol 74: 20-38, 2013
10. Geser F, Martinez-Lage M, Robinson J, et al: Clinical and pathological continuum of multisystem TDP-43 proteinopathies. Arch Neurol 66: 180-189, 2009
11. Riku Y, Watanabe H, Yoshida M, et al: Marked involvement of the striatal efferent system in TAR DNA-binding protein 43 kDa-related frontotemporal lobar degeneration and amyotrophic lateral sclerosis. J Neuropathol Exp Neurol 75: 801-811, 2016
12. Riku Y, Watanabe H, Yoshida M, et al: Lower motor neuron involvement in TAR DNA-binding protein of 43 kDa-related frontotemporal lobar degeneration and amyotrophic lateral sclerosis. JAMA Neurol 71: 172-179, 2014
13. 湯浅亮一：痴呆を伴う筋萎縮性側索硬化症について．臨床神経 4：529-533，1964
14. Nishihira Y, Tan CF, Onodera O, et al: Sporadic amy-

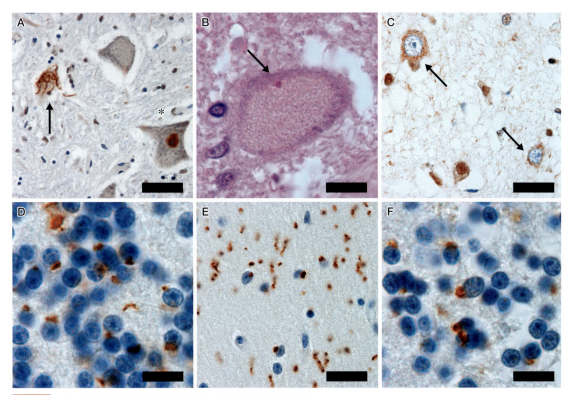

図4-51 *C9orf72*遺伝子変異に伴う家族性FTLD患者の病理所見

死亡時64歳男性，全経過5年．ALSを発症後，bvFTDを合併．腰髄前角の運動神経細胞にはTDP-43陽性skein-like inclusionを認める（A，矢印）．一方，右の神経細胞は正常なTDP-43染色性を示している（A，＊印）．運動神経細胞にはブニナ小体も出現する（B，矢印）．前頭葉皮質はTDP-43 type B病理を呈する（C，矢印）．小脳顆粒細胞層にはRANT産物であるジペプチドリピート陽性封入体が多数出現する（D）．小脳皮質分子層では神経突起やアストロサイトへのジペプチドリピート凝集がみられる（E）．ジペプチドリピート陽性封入体は，p62免疫組織化学でも標識されるが（F），TDP-43陰性である．

スケールバー：A, C, E：50 μm，B, D, F：10 μm．A, C：TDP-43免疫組織化学
染色法：B：HE染色，D, E：ジペプチドリピート（poly-GA）免疫組織化学，F：p62免疫組織化学．
（Pitié-Salpêtrière病院のC. Duyckaerts教授，D. Seilhean教授のご厚意による）

otrophic lateral sclerosis: two pathological patterns shown by analysis of distribution of TDP-43-immunoreactive neuronal and glial cytoplasmic inclusions. Acta Neuropathol 116: 169-182, 2008
15. Sieben A, Van Langenhove T, Engelborghs S, et al: The genetics and neuropathology of frontotemporal lobar degeneration. Acta Neuropathol 124: 353-372, 2012

（陸　雄一）

5　行動障害を伴った前頭側頭型認知症，進行性非流暢性失語，意味性認知症

a. FTLDの臨床症候

FTLDは，前頭側頭葉皮質の障害を前景に呈する，アルツハイマー病以外の進行性変性疾患の総称である．臨床的にはFTDを呈し，これはさらにbvFTD，PNFA，およびSDの主要3病型に細分化されている（表4-15，図4-53，54）．理解しておくべきなのは，FTLDが病理学的疾患単位であるのに対し，FTDすなわちbvFTD，PNFA，SDは臨床症候群であることである．

近年，それぞれの症候の国際臨床診断基準が改訂された．bvFTDは，患者がFTLDであることを生前診断する目的で診断基準が設けられている[1]．したがって臨床的にbvFTDと診断された患者が剖検でアルツハイマー病と判明した場合，bvFTDの診断は「偽陽性」ということになる．一方，PNFA，SDの診断基準は純粋な臨床症候

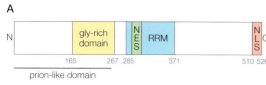

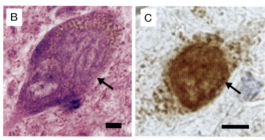

図 4-52 ▶ FUS 蛋白の構造と FTLD-FUS 患者の病理所見
A：FUS の構造．526 残基のアミノ酸からなり，1 か所の RRM，NLS，NES，および gly-rich domain を含む prion-like domain をもつ．B：HE 染色で観察された脊髄運動ニューロンの basophilic inclusion（矢印）．C：FUS 免疫組織化学では神経細胞質に円形の FUS 陽性凝集体がみられる．
スケールバー：B，C：10 μm．
染色法：B：HE 染色，C：FUS 免疫組織化学

群としてこれらを定義しており，背景となる疾患は変性疾患であれば，FTLD であってもアルツハイマー病であっても適用できる[2]．

b. bvFTD（図 4-55）

脱抑制，共感の欠如，遂行機能障害など，精神や行動の異常を前景に呈する病型である．最新の国際臨床診断基準では possible bvFTD の中核症状として，①脱抑制，②無気力や無関心，③共感や感情移入の欠如，④固執性，常同性，もしくは儀式的行動，⑤口唇傾向や習慣の変化，⑥特徴的な神経心理学的プロフィール，の 6 つを挙げている（表 4-16）[1]．重要なのは，前 4 者が早期から出現することと規定していることである．アルツハイマー病など FTLD 以外の認知症でも，病状の進行によって脱抑制などを呈してくることはよく経験されるため，早期からこういった症状がみられるかどうかが，鑑別診断のうえで重要となる．「早期」の定義は曖昧だが，同診断基準では発症 3 年以内を提案している．6 症候のうち 3 つを満たせば，possible bvFTD と診断される．possible bvFTD による FTLD の診断感度は 95％，疾患特異度は 82％ と報告されている[3]．背景病理は，TDP-43 関連 FTLD（FTLD-TDP）とタウ関連 FTLD（FTLD-tau）がいずれも半数近くを占める．ちなみに偽陽性診断，すなわち FTLD 以外の神経変性疾患で possible bvFTD を満たす症状を最もきたしやすいのは，アルツハイマー病である[3]．以下に，それぞれの症状の具体例を簡単に述べる．

●脱抑制

最も中心的な症状で，社会的に不適切な行動，ルールや礼節の欠如，衝動的行動を指す．具体的事例では，店の商品を持ち帰る（反社会的行動），高級羽根布団など不必要で高価なものを勝手に購入する（衝動性），あるいは診察中に突然診察室から出て行ってしまう（立ち去り行動）といったことである．全般的に「わが道を行く行動（going-my-way behavior）」という印象である．アルツハイマー病患者でみられる「取り繕い」はあまりみられない．

●無関心・無気力

無関心は，病識の欠如としてみられることが多い．症状に対して深刻感がなかったり，他人事のように感じていたりする．無気力は，これまで興

表 4-15 ▶ FTLD の主要な 3 症候

症候	主要な責任病巣	主要な背景病理
A．行動障害を伴う前頭側頭型認知症（bvFTD）	前頭葉眼窩面，前方側頭葉	FTLD-TDP＝FTLD-tau
B．言語障害 1）進行性非流暢性失語（PNFA）	シルヴィウス裂近傍の前頭弁蓋（中心前回下部，運動前野，島）	FTLD-tau＞FTLD-TDP
2）意味性認知症（SD）	左半球の前方側頭葉	FTLD-TDP＞＞FTLD-tau

味をもっていたことをやらなくなるなどの症状で，うつ病としばしば混同される．

● 共感や感情移入の欠如

FTLDに特異度の高い症候である．生活をともにしていないとわからない場合が多いが，診察室ではアイコンタクトの減少（医師と視線を合わさない，ずっと窓の外を見て黙っている）としてとらえられる．よそよそしい感じで，表情の変化や相槌が少なかったり，会話の流れとそぐわなかったりする．家族から，親族の葬式でも全く悲しまず，上の空だった，といったエピソードが告げられる場合もある．

● 保続的・常同的行動

時刻表的生活として現れることが多い．具体的には，毎日，同じ時間に同じ喫茶店に出かけ，同じものを食べて帰ってくる，といった行動パターンに固執する．妨害されると激怒することがある．診察室では，手を叩き続けるなどの常同行動や，何を聞いても先ほど答えた生年月日などを繰り返す滞続言語としてみられる場合もある．

● 口唇傾向や食事の変化

過食（満腹でも食べ続ける，隣の人のものも食

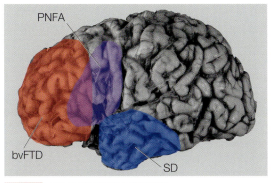

図4-53 ▶ FTLD臨床症候と障害部位
大脳左半球を示す．bvFTDは眼窩面を中心とした前頭前野（赤色），PNFAはシルヴィウス裂近傍の前頭弁蓋（紫色），SDは側頭葉前方（青色）を主な責任病巣とする．

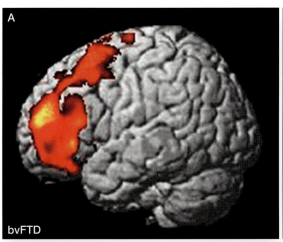

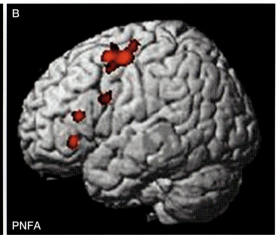

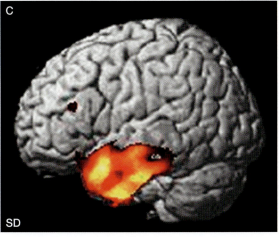

図4-54 ▶ FTLDにおける主要3症候の頭部MRI
行動障害を伴った前頭側頭型認知症（bvFTD）（A），進行性非流暢性失語症（PNFA）（B），意味性認知症（SD）（C）における脳萎縮部位を示す（Voxel-based Morphometryによる画像解析）．bvFTDでは前頭前野が，PNFAでは前頭葉運動皮質の弁蓋部が，SDでは左側頭葉前方が萎縮する．（名古屋大学医学部神経内科・桝田道人先生のご厚意による）

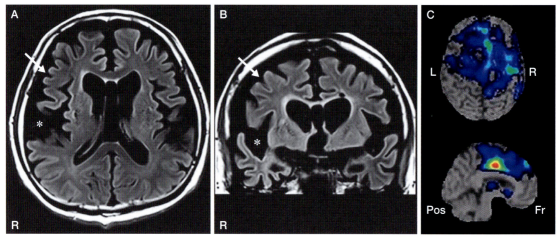

図 4-55 ▶ bvFTD 患者の頭部 MRI
65 歳男性．ALS の経過中に bvFTD を発症し，「運動ニューロン疾患を伴った筋萎縮性側索硬化症（FTD-MND）」と診断された．前頭葉は外側皮質から内側皮質にかけて広汎に萎縮し（A，B の矢印），側脳室前角が拡大している．前頭弁蓋や側頭葉前方も萎縮し，シルヴィウス裂が拡大している（A，B の＊印）．脳血流シンチグラフィーでは前頭葉運動野，前頭前野，前頭葉内側皮質の血流低下を認める（C）．この患者は死後，FTLD-TDP type B であることが病理学的に確定された．
(A)FLAIR 水平断像，(B)同冠状断像，(C)99mTc-ECD SPECT．
（名古屋大学医学部神経内科・桝田道人先生のご厚意による）

表 4-16 ▶ bvFTD の国際診断基準（2011 年）

(1) 必須項目（必ず満たしていること）
　　行動異常や認知機能障害が進行性で，神経変性疾患と考えられること
(2) possible bvFTD 項目（A〜F のうち，3 つ以上を満たすこと）
　A．早期の脱抑制（1〜3 のどれかを満たすこと）
　　1）社会的に不適切な行動
　　2）礼儀やマナーの欠如
　　3）衝動的，無分別，無頓着な行動
　B．無関心または無気力
　C．共感や感情移入の欠如（1，2 のどれかを満たすこと）
　　1）他人の要求や感情への反応が欠如
　　2）社会的興味，他人との交流，あるいは人間的な温かみが低下
　D．固執性，常同性（1〜3 のどれかを満たすこと）
　　1）単純動作の反復
　　2）強迫的または儀式的行動
　　3）常同言語
　E．口唇傾向と食習慣の変化（1〜3 のどれかを満たすこと）
　　1）食事嗜好の変化
　　2）過食，飲酒や喫煙の増加
　　3）口唇的探求や異食症
　F．神経心理学的プロフィール
　　遂行機能が障害され，エピソード記憶や視覚空間認知は比較的保たれる
(3) probable bvFTD（下記をすべて満たすこと）
　A．臨床的に possible bvFTD を満たすこと
　B．介護者のレポートなどで社会生活への支障が客観的に示されていること
　C．CT，MRI，脳血流画像で前頭葉・前方側頭葉の萎縮や血流低下があること

必須項目＋possible bvFTD 項目のうち 3 項目で possible bvFTD となる．possible bvFTD に該当し，probable bvFTD の 3 項目をすべて満たすと，probable bvFTD となる．
（Rascovsky K, Hodges JR, Kipps CM, et al: Sensitivity of revised diagnostic criteria for the behavioural variant of frontotemporal dementia. Brain 134：2456-2477, 2011 より一部改変）

べようとする），食欲の変化や固執性（毎日同じ菓子パンをいくつも食べるなど），酒やタバコなど嗜好品摂取の増加，異食などである．FTLD-tauの1つであるPSPでは，口に食物が残っているにもかかわらず，次から次へと口に押し込む，独特の食行動がみられる．

● 神経心理学的プロフィール

遂行機能の障害，エピソード記憶が比較的保持される，視空間認知が比較的保持される，という3つの特徴があり，3つを満たせばFTLDに特異度が高い．遂行機能は目標に向かって物事の段取りを企画したり，物品を主要な属性によってカテゴライズしたりする能力で，前頭葉機能を反映する．ベッドサイドではFrontal Assessment Battery（FAB）が簡便で短時間にできる遂行機能検査である．またエピソード記憶や視空間認知が保たれていることは，アルツハイマー病やレビー小体型認知症を鑑別するうえで重要な所見である．ただし，病理学的にFTLDと確定されたbvFTD患者の10%では早期からエピソード記憶障害を呈したという報告があるので，注意を要する[4]．1998年のNearyらによる診断基準では，早期の記銘力障害や空間失見当がFTD診断の除外項目となっていたが[5]，現在の診断基準への改訂に際して削除された．

bvFTDの責任病巣に関して，MRIを用いた臨床研究では，前頭葉眼窩面，帯状回前方，島などの萎縮がbvFTD発症に強く関係すると推測している[6]．右半球の前頭葉眼窩面-島-尾状核の萎縮および回路障害が，食行動異常にかかわるという報告がある[7]．前頭葉眼窩面，扁桃核，側頭極がKlüver-Bucy症候群，ないしは類似の症候に関係するという報告もある[8]．

c. 原発性進行性失語 primary progressive aphasia（PPA）という概念

FTLDの言語症候であるPNFAとSDはそれぞれ，症候学的にPPAの1つに分類される．PPAは神経変性疾患によって発症する進行性失語の総称として提唱された概念であり（表4-17），PNFA，SD，およびlogopenic progressive aphasiaの3型からなる[2]．PNFA，SDは前方皮質障害で起こり，背景疾患はFTLDが多い．一方，logopenic progressive aphasiaは後方皮質の障害を示唆し，背景疾患はアルツハイマー病が多い[2]．したがってPPAのうち，PNFAとSDをFTLDの症候として扱い，logopenic progressive aphasiaはFTLDの主要症候には含まない（図4-56）．ただし，前述のとおりPPAは臨床症候群であり，個々の症例をみれば例外的な臨床と病理の対応にもしばしば遭遇する．

注意すべきなのは，同診断基準でPPA診断からの除外項目として，発症早期からのエピソード記憶障害や行動異常などを挙げている点である．同様に，早期から高度のパーキンソニズムがある患者も除外すべきとしている．これらの障害が高度であれば，みかけ上の言語障害を呈しうるためである．しかし一方で，FTLD患者は早期からbvFTDとPPAを相次いで発症することが少なくなく，全経過をみればほとんどの患者が両者を合併する[9]．さらにFTLD-tauに分類されるPSPやCBDでは，早期からパーキンソニズムを呈しうる．現在のPPA診断基準における除外項目を機械的に適用すると，こういった患者をPPAと診断できない．実臨床では，認知行動機能を総合的に加味したうえで，PPAかどうかを判断するべきである．

d. PNFA

PNFAは，言語表出（アウトプット）の障害による失語である．診断基準では，中核症状として，①発話時の助詞の脱落や文法の粗略化を意味する失文法と，②音声発話運動にかかわる変動を伴う構音の歪み（発語失行）のいずれかを必須項目としている（表4-18）[2,10]．さらに，①複雑な構文の理解障害，②単語の理解は保たれる，③対象の知識は保たれる，という3つの特徴のうち2つ以上が認められることが必要である．

表4-17 ▶ PPAの国際診断基準（2011年）

診断的項目（以下の3つすべてを満たすこと）
1. 言語障害が最も主要な臨床症状であること
2. 言語障害が日常生活に支障をきたしていること
3. 疾患の発症時からすでに言語障害が最も主要な臨床症状であること

除外項目（以下のどれにも当てはまらないこと）
1. 神経変性疾患以外の疾患や薬剤の影響が考えられる場合
2. 精神疾患の影響が考えられる場合
3. 発症時すでにエピソード記憶障害，視覚的記憶，視空間認知の障害がある場合
4. 発症時すでに行動異常がある場合

(Gorno-Tempini ML, Hillis AE, Weintraub S, et al: Classification of primary progressive aphasia and its variants. Neurology 76: 1006-1014, 2011 より一部改変)

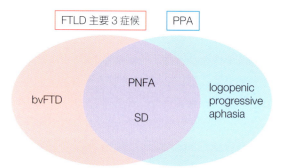

図4-56 ▶ FTLD臨床症候とPPAとの関係

原則として，FTLDはPPAのうち，PNFAとSDの臨床病型をとる．Logopenic progressive aphasiaの背景病理はアルツハイマー病のことが多い．

具体的には，患者は「言いたいことは頭に浮かんでいるけど，言葉に出せない」と苦痛を訴え，途切れがちの努力性発話となる（発語失行）．発語しようにもうなり声となってそのまま考え込んでしまうこともある．FTLD-tauであるPSPでは，「あのあのあのあの……，それがそれがそれが……」のような吃音様の発話がみられる．意味性認知症のように名詞が出てこないこともあるが，初めの1文字などの手がかりを与えると，誘導できることが多い．失文法は，診断基準が作られた英語圏でのニュアンスをそのまま日本語に適用することはできないが，助詞の間違いや脱落がよくみられ，時には単語ばかりの羅列となった「電文体」を呈する場合がある（ただし，電文体は失文法以外の病態でも起こりうる）．名詞についても，「かかし」→「からし」のような音韻性錯語（音韻性錯書となることもある）がよくみられる．復唱は通常，障害されている．一方で，言語理解（インプット）は比較的保たれ，これが意味性認知症との最大の相違である．

背景病理は通常FTLDであり，他の変性疾患であることは少ない[11,12]．FTLD-tauが約70%を占め，残りはFTLD-TDPという報告がある[11]．

責任病巣は，発語失行に関しては中心前回下部，島，運動前野といわれている[2]．特に中心前回下部はシルヴィウス裂近傍に位置して前頭弁蓋を形成し，機能的には一次運動皮質である．このことは，発語失行がアウトプット障害による失語症であることから理解しやすい．音韻性錯語は，左上側頭回，縁上回，中心前回下部のいずれかの障害で起こるとされる．一方，失文法に関しては前頭葉下部との関連が知られている．

e. SD（図4-57）

SDはPNFAと対照的に，言語理解（インプット）の障害である．PPA診断基準では，中核症状として①呼称能力の低下と②語義理解障害の2項目を満たすことが要求される．さらに，①事物に関する知識の障害（親密度の低い物品で特に顕著），②表層性失読，③復唱能力の保存，④発話（発声，構音や文法）が保持されていること，という特徴的4症候のうち3徴候を有することが求められる（表4-19）．

中核症状である呼称能力の低下と語義理解障害とは，まとめて二方向性呼称障害 two-way anomiaと解釈できる．呼称からその物品の属性を想

表4-18 PNFAの国際診断基準（2011年）

臨床的PNFA
（1）中核症状（下記のどれかを満たすこと）
　　1）失文法
　　2）努力性の途切れがちな発話（発語失行）
（2）特徴的症状（1〜3のうち，2つ以上を満たすこと）
　　1）複雑な構文の文章は理解できない
　　2）単語の理解は保たれている
　　3）物品に対する知識は保たれている

画像的に支持されるPNFA（下記をすべて満たすこと）
　　1）臨床的PNFAを満たす
　　2）左半球の前頭葉後部および島に優位な萎縮（MRI）または血流低下（SPECT/PET）

（Gorno-Tempini ML, Hillis AE, Weintraub S, et al: Classification of primary progressive aphasia and its variants. Neurology 76: 1006-1014, 2011 より一部改変）

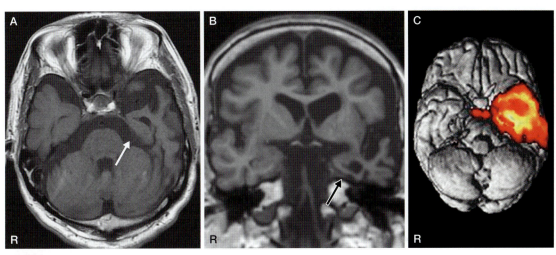

図4-57 ▶ SD患者の頭部MRI
71歳男性，右利き．野菜の名前が出てこない，野菜の名前を聞いても理解できない，という症状で発症．左半球優位に，前方側頭葉の萎縮を認める（A，Bの矢印）．統計画像でも左側頭葉の非対称性萎縮が明らかである（C）．(A)T1強調水平断像，(B)同冠状断像，(C)voxel-based Morphometry．
（名古屋大学医学部神経内科・桝田道人先生のご厚意による）

起することができず，同時に物品の属性から呼称を述べることもできない．例えば，いろいろな野菜の絵を見せて「キャベツはどれですか？」と問うと答えることができず，逆にキャベツの絵を指して「これは何ですか？」と問うても名前が出てこない．PNFAと異なって，語頭音を与えてもわからず，「キャ……」と助け舟を出すと「これはキャですね」と解釈する．特徴的症候で述べられているように，事物に関する知識も失われた場合は，呼称が出てこないだけでなく見せられたものについて説明することもできない．これらの呼称や知識の障害は，親密度の低いものから障害される特徴がある（ネコよりもシマウマのほうが先にわからなくなるなど）．あるいは，ことわざの意味を説明させると，「サルも木から落ちる」を「サルも一緒に木から落ちた」などと語義どおりに解釈する．

表層性失読は，非典型的な読みをする語を典型語と同様に読んだり発音したりする症状である．英語であればスペリングと発音の間に，日本語であれば漢字と読みの間にこれがみられる．例えば七夕を「しちゆう」と読む．書字に関しても，当て字（right → rite，電車 → 電者）がみられることがある．PNFAと異なって復唱能力，発話の流

表 4-19 ▶ SD の国際診断基準（2011 年）

臨床的 SD
　(1) 中核症状（下記のすべてを満たすこと）
　　　1) 呼称能力の低下
　　　2) 語義が理解できない
　(2) 特徴的症状（1〜4 のうち，3 つ以上を満たすこと）
　　　1) 物品に関する知識が失われている（親しみのないものほど）
　　　2) 表層性失読
　　　3) 復唱はできる
　　　4) 文法や語の流暢性は保たれる
画像的に支持される SD（下記をすべて満たすこと）
　　　1) 臨床的 SD を満たす
　　　2) 側頭葉前部に優位な萎縮（MRI）または血流低下（SPECT/PET）

(Gorno-Tempini ML, Hillis AE, Weintraub S, et al: Classification of primary progressive aphasia and its variants. Neurology 76: 1006-1014, 2011 より一部改変)

暢性，文法は保たれるため，「キャベツについて説明してください」と問うと「キャベツって何のことかわかりません」と，正確にキャベツという語を引用して，即座に言い返すことができる．しばしば多弁ですらある．

背景病理はほとんどの症例が FTLD であり，特に FTLD-TDP であることが多い[2,13]．FTLD-TDP 以外では，ピック病，アルツハイマー病がまれにみられる[14]．

責任病巣は前方側頭葉であり，通常は左半球優位に障害が強いが，放射線学的に右半球優位の萎縮を呈する症例が約 14％ あったという報告もある[9]．

■文献

1. Rascovsky K, Hodges JR, Kipps CM, et al: Sensitivity of revised diagnostic criteria for the behavioural variant of frontotemporal dementia. Brain 134: 2456-2477, 2011
2. Gorno-Tempini ML, Hillis AE, Weintraub S, et al: Classification of primary progressive aphasia and its variants. Neurology 76: 1006-1014, 2011
3. Harris JM, Gall C, Thompson JT, et al: Sensitivity and specificity of FTDC criteria for behavioral variant frontotemporal dementia. Neurology 80: 1881-1887, 2013
4. Hornberger M, Piguet O: Episodic memory in frontotemporal dementia: a critical review. Brain 135: 678-692, 2012
5. Neary D, Snowden JS, Gustafson L, et al: Frontotemporal lobar degeneration: a consensus on clinical diagnostic criteria. Neurology 51: 1546-1554, 1998
6. Ibañez A, Manes F: Contextual social cognition and the behavioral variant of frontotemporal dementia. Neurology 78: 1354-1362, 2012
7. Woolley JD, Gorno-Tempini ML, Seeley WW, et al: Binge eating is associated with right orbitofrontal-insular-striatal atrophy in frontotemporal dementia. Neurology 69: 1424-1433, 2007
8. Olson IR, Plotzker A, Ezzyat Y: The Enigmatic temporal pole: a review of findings on social and emotional processing. Brain 130: 1718-1731, 2007
9. Kertesz A, Jesso S, Harciarek M, et al: What is semantic dementia?: a cohort study of diagnostic features and clinical boundaries. Arch Neurol 67: 483-489, 2010
10. 小森憲治郎：原発性進行性失語：その症候と課題．高次脳機能研究 32：393-404，2012
11. Josephs KA, Hodges JR, Snowden JS, et al: Neuropathological background of phenotypical variability in frontotemporal dementia. Acta Neuropathol 122: 137-153, 2011
12. Harris JM, Gall C, Thompson JT, et al: Classification and pathology of primary progressive aphasia. Neurology 81: 1832-1839, 2013
13. Mackenzie IR, Neumann M, Baborie A, et al: A harmonized classification system for FTLD-TDP pathology. Acta Neuropathol 122: 111-113, 2011
14. Davies RR, Hodges JR, Kril JJ, et al: The pathological basis of semantic dementia. Brain 128: 1984-1995, 2005

（陸　雄一）

第4章 主要疾患の病態

5 進行性核上性麻痺

1 定義

進行性核上性麻痺 progressive supranuclear palsy（PSP）は，1964年に Steele, Richardson, Olszewski らにより臨床病理学的概念が確立された神経変性疾患である[1]．典型的には中年期以降に発症し，初期からの転倒を伴う姿勢保持障害，垂直性核上性注視麻痺，体軸性固縮，認知症などを臨床特徴とする[1-3]．1996年に国際的な臨床診断基準[3]が発表された後，2005年以降にさまざまな臨床病型が報告され（表4-20），典型的な臨床像はリチャードソン症候群とよばれる．2017年に，新診断基準が発表され全部で8つの臨床病型が示された（表4-20）[4]．神経病理学的には黒質，淡蒼球，視床下核，小脳歯状核，脳幹部被蓋などを中心に変性を認め（図4-58）[1]，神経細胞内，グリア細胞内に異常リン酸化したタウ蛋白が蓄積し，タウオパチーに分類される．

表4-20 PSPの臨床病型

臨床型	新診断基準での名称	臨床特徴
リチャードソン症候群	PSP-Richardson-syndrome（PSP-RS）	● 初期からの著明な姿勢保持障害　垂直性注視麻痺　体軸性固縮　前頭葉性認知症
小脳型 PSP-C	なし	● 小脳性運動失調で発症あるいは主徴とし，初期に脊髄小脳変性症と診断
パーキンソン病型 PSP-P	PSP with predominant parkinsonism（PSP-P）	● 無動・固縮が先行する．初期にレボドパが中等度有効であるため，しばしばパーキンソン病と診断 ● 罹病期間が長い
純粋無動症型 PSP-PAGF	PSP with progressive gait freezing（PSP-PGF）	● 早期の歩行・発語のすくみ現象，小字症 ● 罹病期間が長い
大脳皮質基底核症候群型 PSP-CBS	PSP with predominant corticobasal syndrome（PSP-CBS）	● 大脳皮質徴候，錐体外路徴候，左右非対称
進行性非流暢性失語型 PSP-PNFA	PSP with predominant speech/language disorder（PSP-SL）	● 進行性非流暢性失語
前頭側頭型認知症型 PSP-FTD	PSP with predominant frontal presentation（PSP-F）	● 前頭側頭型認知症
PSP with predominant ocular motor dysfunction（PSP-OM）		● 眼球運動障害が先行する
PSP with predominant postural instability（PSP-PI）		● 姿勢保持障害が先行する

（Höglinger GU, Respondek G, Stamelou M, et al: Clinical diagnosis of progressive supranuclear palsy: The movement disorder society criteria. Mov Disord 32: 853-864, 2017 より一部改変）

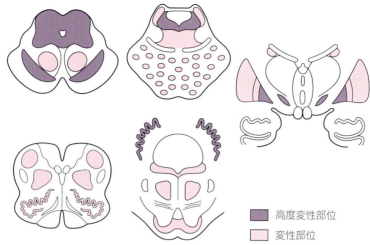

図 4-58 ▶ PSP 原著で示された変性部位
黒質，淡蒼球，視床下核，小脳歯状核，脳幹部被蓋などに高度の変性を認める．
(Steele JC, Richardson JC, Olszewski J: Progressive supranuclear palsy: a heterogeneous degeneration involving the brain stem, basal ganglia and cerebellum with vertical gaze and pseudobulbar palsy, nuchal dystonia and dementia. Arch Neurol 10: 333-359, 1964 より一部改変)

2 PSP の臨床病型と症候発生のメカニズム（表4-20）

a. リチャードソン症候群：*PSP-Richardson-syndrome (PSP-RS)* *

核上性麻痺とは"核上性注視麻痺"を意味し，随意性の眼球運動は障害されるが頭位変換眼球反射は保たれる．垂直性注視麻痺はPSPの特徴であるが，発症初期には認められないことが多い．下方視の障害が特徴で平均2～3年目に出現し，その後水平方向も障害される[2,5]．垂直性注視麻痺の責任病巣は，riMLF核（rostral interstitial nucleus of the medial longitudinal fasciculus）とされる．riMLF核外側部は下方視，内側部は上方注視を司り，両側riMLF核外側部障害で下方注視麻痺を，両側riMLF核内側部障害で上方注視麻痺を生じるとされている（図4-59）[6]．水平方向の注視麻痺は橋に存在するpontine paramedian reticular formation（PPRF）が関与し，riMLF核，PPRFのいずれも脳幹被蓋部に存在する（図4-59）[6]．動眼神経核にも神経原線維変化が出現するが，核性注視麻痺すなわち頭位変換眼球反射が消失するのは末期になってからである．

PSPの半数以上は発症1年以内に転倒を繰り返す[2]．PSPにおける転倒のメカニズムは，著明な姿勢の不安定さに加え，前頭葉が障害されることにより，注意力や危険に対する認知力が低下するため，何度注意を促してもその場になると転倒を繰り返す．前頭葉が障害されるために，歩行不能となっても，車椅子やベッドから突然立ち上がったり，物をとろうとして転落が生じる．

固縮は四肢よりも頸部や体幹に強い（体軸性固縮）[1,3]．全く固縮を認めず，むしろ筋トーヌスが低下していることも多い[5]．四肢の筋トーヌス低下は，小脳病変が関与していると推察される．進行期には頸部が後屈するが，頸部後屈は他の認知症でもみられることがあり，疾患特異性は高くないことに診断上注意が必要である．

さまざまな構音障害を呈するがslurred speechが最も多く[3]，小脳病変が関与していると推察される．

認知症の本質は前頭葉の障害によるもので，把握反射，本能性把握反応，模倣行動，使用行動な

---
*新基準における名称はイタリックで示す．

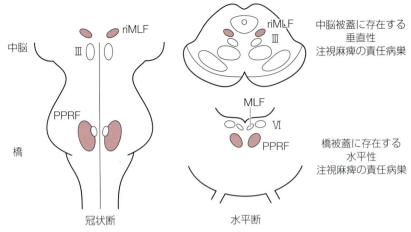

図 4-59 注視麻痺の責任病巣

垂直性注視麻痺の責任病巣は，中脳被蓋に存在する riMLF 核（rostral intestinal nucleus of the medial longitudinal fasciculus）とされ，外側部は下方視，内側部は上方視を司る．水平方向の注視麻痺は橋被蓋に存在する PPRF（pontine paramedian reticular formation）が関与する．

(Troost BT: Neuro-ophthalmological aspects. In: Litvan I, Agid Y, ed. Progressive supranuclear palsy. pp184-203, Oxford University Press, New York, 1992 より一部改変)

どの前頭葉徴候が比較的初期から出現する[3]．動作の開始障害（無動，無言），終了の障害（保続）などもしばしば認める．

b. 小脳型：PSP with predominant cerebellar ataxia（PSP-C）

PSP では slurred speech や初期に筋トーヌスが低下するなど，小脳性の要素が認められるのが通常である[5]．そのなかで初期から小脳性運動失調が前景に立ち，脊髄小脳変性症と診断されている一群がある[7]．主に本邦から報告されているタイプで新診断基準には含まれていない．PSP-C は後述の PSP-P や PSP-PGF と異なり，発症2～3年でリチャードソン症候群の特徴である転倒や垂直性注視麻痺が出現する[8]．初期には MSA-C との鑑別が必要で，「自律神経障害がない」「垂直性注視麻痺がある」「MSA よりも発症年齢が高い」などが鑑別点として重要である[9]．

c. パーキンソン病型：PSP with predominant parkinsonism（PSP-P）[10, 11]

PSP の第2の臨床病型として報告された[10]．名称のとおり，進行性のパーキンソニズムすなわち無動や固縮が先行するタイプである．初期には姿勢保持障害や垂直性注視麻痺，認知障害を示さない．固縮は体軸優位である場合もしばしばであり，振戦が出現する場合もある．レボドパにより症状が中等度改善することがしばしばであるため，初期にはパーキンソン病 Parkinson's disease（PD）と診断されている場合が多い．PD との鑑別点は，PD としては進行が速いこと，体軸優位の固縮があること，レボドパが PD ほど効かないことである[11]．6年以上たつと，リチャードソン症候群の特徴である垂直性注視麻痺や姿勢保持障害が出現する．リチャードソン症候群より罹病期間が長く（平均9.1年），死亡時年齢が高い（平均75.5歳）[10]．

d. 純粋無動症型：PSP with akinesia and gait fruzing（PSP-PAGF）/PSP with progressive gait freezing（PSP-PGF）[11〜13]

今井，楢林が報告した"レボドパ無効の純粋アキネジア"[12]が臨床病理学的検討の蓄積によりPSPであることが明らかになり，第3の臨床病型として，PSP-pure akinesia with gait freezing（PSP-PAGF）と命名され，新診断基準ではPSP with progressive gait freezing（PGF）と名称が変更された[13]．歩行時のすくみと軽度の姿勢保持障害が先行し，小声，無声，著明な吃音など発語異常や小字症も初期の特徴である[11]．頸部固縮は存在しても四肢には固縮がなく，垂直性注視麻痺や認知症は進行してから出現する．罹病期間は10年以上と長い[13]．

e. 大脳皮質基底核症候群型：PSP with predominant corticobasal syndrome（PSP-CBS）[11,14]

大脳皮質基底核変性症の典型的な症候である大脳皮質基底核症候群 corticobasal syndrome（CBS）が前景に立つ病型である．CBSとは大脳皮質徴候（失行，皮質性感覚障害，他人の手徴候，失語など）と錐体外路徴候（固縮，無動，ジストニア，振戦など）が存在し，かつ一側優位である臨床症候群である．PSP-CBSでは転倒は進行期に現れ，眼球運動障害は衝動性眼球運動の開始遅延が最も多く，また罹病期間が長い傾向であった（11年）[11,14]．

f. 進行性非流暢性失語型：PSP with primary nonfluent aphasia（PSP-PNFA）[11,15]/PSP with predominant speech/language disorder（PSP-SL）

進行性非流暢性失語，特に初期の発語失行が前景に立つ臨床病型である．リチャードソン症候群と発症年齢や罹病期間は同等とされる[11]．

g. 前頭側頭型認知症型：PSP with frontotemporal dementia（PSP-FTD）[11,16]/PSP with predominant frontal presentation（PSP-F）

PSPのなかには人格変化，行動異常，無為，アパシー，脱抑制などを示し，前頭側頭型認知症の臨床像が先行する例が存在する．罹病期間はPSP-F以外のPSPと同等であった[16]．

3 病理と画像

a. 病理所見[1,17]

PSPでは肉眼的所見として，淡蒼球・視床下核の萎縮（図4-60），脳幹被蓋の萎縮（図4-61A, B），黒質褪色（図4-61A），小脳歯状核・小脳白質の萎縮（図4-61C）を認め，特に中脳被蓋の萎縮は矢状断では蜂鳥のくちばし状に萎縮し，中脳被蓋の萎縮はMRI矢状断像ではハミングバードサインとして観察される（図4-61D）．

組織学的には，変性領域の神経細胞脱落とグリオーシス（図4-62A），神経細胞内にglobose typeの神経原線維変化 neurofibrillary tangle（NFT）（図4-62B），neuropilにはthreads（図4-62C）がみられる．アストロサイトやオリゴデンドログリアなどのグリア細胞にもタウ蛋白の封入体が出現するが，PSPに特異的な病理所見はアストロサイトの核から房状にタウ蛋白が蓄積し，tufted astrocyteとされる（図4-62D）．変性部位は，脳幹被蓋，黒質，淡蒼球・視床下核，小脳歯状核，前頭葉，視床，被殻，橋核，下オリーブ核など広範であり，上記の神経細胞やグリア細胞のタウ封入体は神経細胞脱落の領域を超えて広範囲に出現する[17]．

b. 病理と臨床病型・画像の関連

病理所見の分布からPSPを分類すると，図のようにtypical PSP type，SCD-like type，pallido-nigro-luysian（PNL）type，CBD-like typeに

5 | 進行性核上性麻痺

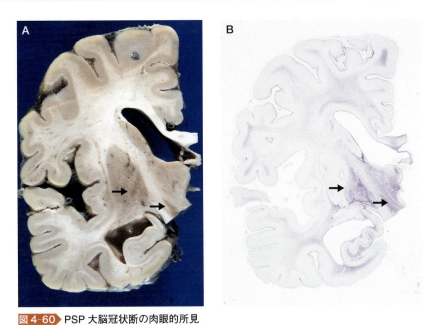

図 4-60 ▶ PSP 大脳冠状断の肉眼的所見
A：淡蒼球・視床下核の萎縮（矢印）．B：淡蒼球・視床の線維性グリオーシス（矢印）（Holzer 染色）

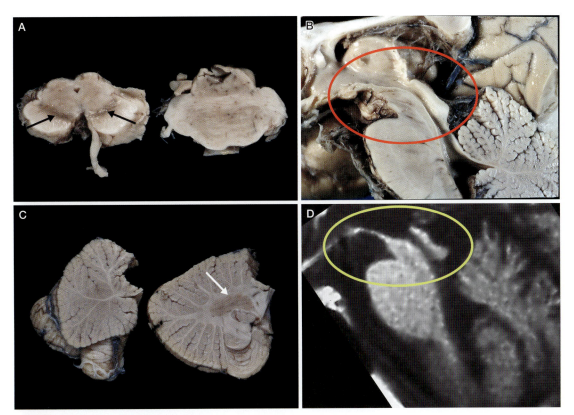

図 4-61 ▶ PSP 脳幹の肉眼的所見と MRI
A：脳幹被蓋の萎縮および黒質（矢印）の高度褪色，青斑の色調は残存している．B：矢状断における中脳被蓋の萎縮．C：小脳歯状核の萎縮（矢印），小脳白質にも萎縮を認める．D：B と同一患者の生前の MRI 矢状断像，蜂鳥のくちばし状に萎縮し，ハミングバードサインを呈する．

177

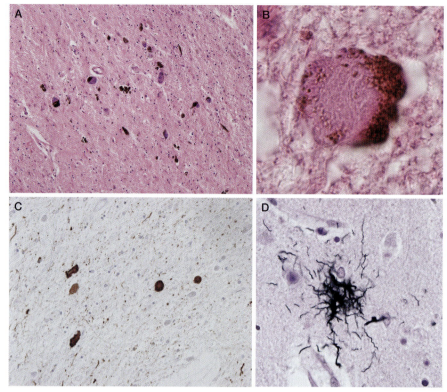

図 4-62 ▶ PSP の組織学的所見

A：黒質の神経細胞脱落とグリオーシス（HE 染色）．B：黒質の globose type の神経原線維変化（NFT）（HE 染色）．C：視床下核の神経原線維変化と threads（AT8 染色）．D：被殻の tufted astrocyte（Gallyas-Braak 染色）

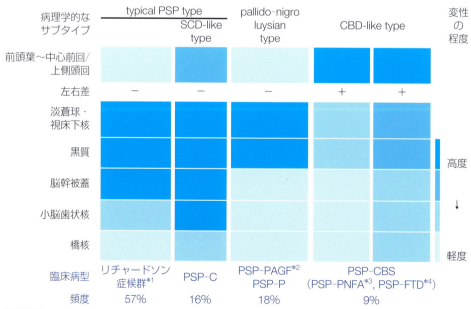

図 4-63 ▶ PSP の病理学的なサブタイプと臨床病型

新診断基準における名称．＊1：PSP-RS，＊2：PSP-PGF，＊3：PSP-SL，＊4：PSP-F．
（Yoshida M: Astrocytic inclusions in progressive supranuclear palsy and corticobasal degeneration. Neuropathology 34: 555-570, 2014 より一部改変）

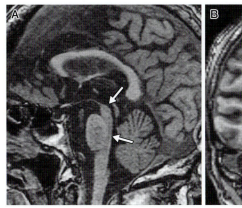
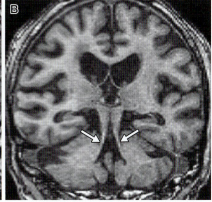

図 4-64 リチャードソン症候群の MRI
81 歳男性(病理診断例). 発症の 3 年後の 3 次元 T1 強調矢状断像では典型的な中脳被蓋および橋被蓋の萎縮(A, 矢印)が, 再構成冠状断像では上小脳脚の萎縮(B, 矢印)が描出されている.
(Stamelou M, Knake S, Oertel WH, et al: Magnetic resonance imaging in progressive supranuclear palsy. J Neurol 258: 549-558, 2011 より一部改変)

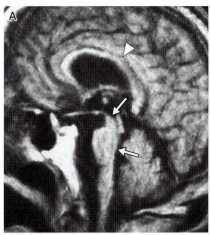
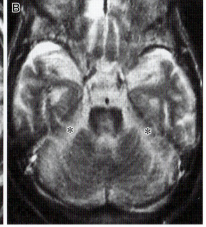

図 4-65 小脳型(PSP-C)の MRI
67 歳男性(病理診断例). 発症 5 年後の T1 強調矢状断像では中脳被蓋, 橋被蓋の萎縮(A, 矢印)に加え, 脳梁の菲薄化が顕著である(A, 矢尻). 一方, T2 強調画像では小脳裂の拡大を伴わない小脳の萎縮, および小脳橋角槽の拡大(B, ＊印)が認められる.
(Shimohata T, Kanazawa M, Yoshida M, et al: Clinical and imaging findings of progressive supranuclear palsy with predominant cerebellar ataxia. Mov Disord 31: 760-762, 2016 より一部改変)

大きく分かれる(図 4-63)[17].

● typical PSP type

typical PSP type では, 淡蒼球・視床下核, 黒質, 脳幹被蓋, 小脳歯状核に変性が強く(typical PSP type), 臨床像は典型的なリチャードソン症候群で, 本邦では 57% を占める(図 4-63)[17]. 欧米では報告により 24～54% と報告されている[10, 18].

MRI では, 矢状断像で中脳被蓋および橋被蓋の萎縮(図 4-64A, 矢印), 冠状断像では上小脳脚の萎縮(図 4-64B, 矢印)が特徴である. ハミングバードサインもしくはペンギンシルエットサインとよばれる中脳被蓋の萎縮に加え, 上小脳脚の萎縮は PSP の診断に有用な画像所見である[19].

● SCD-like type

SCD-like type は typical PSP type の変性部位

に加え小脳白質と橋核にも変性が強く，橋小脳萎縮を認め PSP-C の臨床像をとる(図 4-63)[17]．PSP-C は本邦では PSP 全体の 16％ を占めるが，欧米では少なく約 1％ と報告されている[20]．

MRI では中脳被蓋の萎縮に加え，小脳裂の拡大を伴わない小脳萎縮が PSP-C の特徴と報告されている(図 4-65)[8]．

● **PNL type**

PNL type は淡蒼球・視床下核，黒質に変性が限局し，PSP-P あるいは PSP-PAGF の臨床像を呈する(図 4-63)．本邦では 18％ 程度である[7]が，欧米では 16～32％ とされている[10,18]．

PSP-P ではリチャードソン症候群と比較して，発症早期は MRI 上，中脳被蓋や上小脳脚の萎縮は軽度であることが多い(図 4-66)[21]．

PSP-PAGF では中脳被蓋や上小脳脚，前頭葉の萎縮が軽度であるため，MRI による診断は容易ではない(図 4-67A)．淡蒼球の T2 延長(図 4-67B)は進行性核上性麻痺の診断において，感度は低いが，特異度は高い所見である[19]．

● **CBD-like type**

CBD-like type は大脳皮質・白質に左右差を伴う強い変性を示し，臨床的に PSP-CBS，PSP-PNFA，PSP-FTD など大脳皮質徴候を主とする臨床像を示す傾向がみられる[17]．リチャードソン症候群と比べ，PSP-CBS は前頭頭頂葉[14]，PSP-

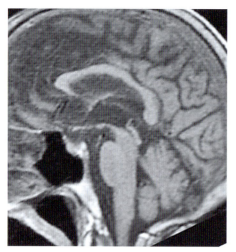

図 4-66 PSP-P の MRI
82 歳男性(病理診断例)．発症 3 年後の T1 強調矢状断像では中脳被蓋に軽度の萎縮が認められるものの，ハミングバードサインといい難い状態である．
(Longoni G, Agosta F, Kostić VS, et al: MRI measurements of brainstem structures in patients with Richardson's syndrome, progressive supranuclear palsy-parkinsonism, and Parkinson's disease. Mov Disord 26: 247-255, 2011 より一部改変)

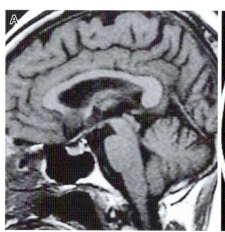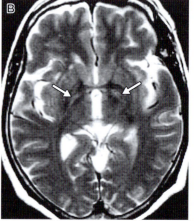

図 4-67 PSP-PAGF の MRI
75 歳女性(病理診断例)．発症 3 年後の T1 強調矢状断像では中脳被蓋に明らかな萎縮は認められない(A)．一方，T2 強調画像では両側の淡蒼球に特徴的な三角形の高信号域が認められる(B，矢印)．
(Stamelou M, Knake S, Oertel WH, et al: Magnetic resonance imaging in progressive supranuclear palsy. J Neurol 258: 549-558, 2011 より一部改変)

PNFAは下前頭回を含む前頭葉，PSP-FTDでは前頭葉のタウ病変がそれぞれ高度とされている（図4-63）[17]．CBD-like typeは欧米，本邦ともに少なく，本邦ではPSP全体の9%[17]，欧米でも1割以下と報告されている[14, 18]．

PSP-CBSでは非対称性の大脳脚萎縮（図4-68），PSP-PNFAでは左側優位の前頭葉萎縮を呈する（図4-69）[22]．

■文献

1. Steele JC, Richardson JC, Olszewski J: Progressive supranuclear palsy: a heterogeneous degeneration involving the brain stem, basal ganglia and cerebellum with vertical gaze and pseudobulbar palsy, nuchal

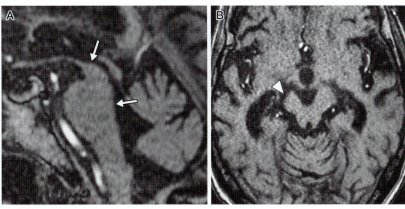

図4-68▶ PSP-CBSのMRI
79歳女性（病理診断例）．生前は大脳皮質基底核変性症と診断されていた．発症4年後の再構成矢状断像では中脳被蓋，橋被蓋の萎縮が認められる（A，矢印）．3次元T1強調像では右大脳脚の対側に比した萎縮があり，左側優位の錐体外路徴候に対応している（B，矢尻）．

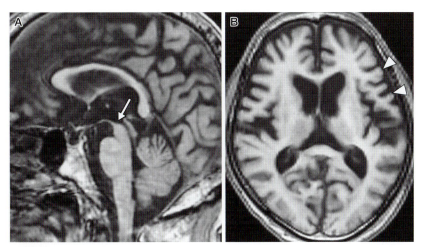

図4-69▶ PSP-PNFAのMRI
86歳男性（病理診断例）．発症1年後の3次元T1強調矢状断像では中脳被蓋に軽度の萎縮が（A，矢印），再構成横断像では左弁蓋に対側に比した軽度萎縮が認められる（B，矢尻）．
（Rohrer JD, Paviour D, Bronstein AM, et al: Progressive supranuclear palsy syndrome presenting as progressive nonfluent aphasia: a neuropsychological and neuroimaging analysis. Mov Disord 25 : 179-188, 2010 より一部改変）

dystonia and dementia. Arch Neurol 10: 333-359, 1964
2. Litvan I, Mangone CA, McKee A, et al: Natural history of progressive supranuclear palsy (Steele-Richardson-Olszewski syndrome) and clinical predictors of survival: a clinicopathological study. J Neurol Neurosurg Psychiatry 61: 615-620, 1996
3. Litvan I, Agid Y, Calne D, et al: Clinical research criteria for the diagnosis of progressive supranuclear palsy (Steele-Richardson-Olszewski syndrome): report of the NINDS-SPSP international workshop. Neurology 47: 1-9, 1996
4. Höglinger GU, Respondek G, Stamelou M, et al: Clinical diagnosis of progressive supranuclear palsy: The movement disorder society criteria. Mov Disord 32: 853-864, 2017
5. 饗場郁子, 齋藤由扶子, 奥田聡, 他：剖検例からみた進行性核上性麻痺臨床像. 進行性核上性麻痺(PSP)－そのⅠ. 神経内科 56：143-149, 2002
6. Troost BT: Neuro-ophthalmological aspects. In: Litvan I, Agid Y, ed. Progressive supranuclear palsy. pp184-203, Oxford University Press, New York, 1992
7. Kanazawa M, Shimohata T, Toyoshima Y, et al: Cerebellar involvement in progressive supranuclear palsy: a clinicopathological study. Mov Disord 24: 1312-1318, 2009
8. Shimohata T, Kanazawa M, Yoshida M, et al: Clinical and imaging findings of progressive supranuclear palsy with predominant cerebellar ataxia. Mov Disord 31: 760-762, 2016
9. Kanazawa M, Tada M, Onodera O, et al: Early clinical features of patients with progressive supranuclear palsy with predominant cerebellar ataxia. Parkinsonism Relat Disord 19: 1149-1151, 2013
10. Williams DR, de Silva R, Paviour DC, et al: Characteristics of two distinct clinical phenotypes in pathologically proven progressive supranuclear palsy: Richardson's syndrome and PSP-parkinsonism. Brain 128: 1247-1258, 2005
11. Williams DR: Progressive supranuclear palsy and corticobasal degeneration. In: Oxford textbook of movement disorders. pp139-149, Oxford University Press, Oxford, 2013
12. 今井壽正, 楢林博太郎：アキネジアー純粋アキネジアの2症例を中心として. 神経進歩 18：787-794, 1974
13. Williams DR, Holton JL, Strand K, et al: Pure akinesia with gait freezing: a third clinical phenotype of progressive supranuclear palsy. Mov Disord 22: 2235-2241, 2007
14. Tsuboi Y, Josephs KA, Boeve BF, et al: Increased tau burden in the cortices of progressive supranuclear palsy presenting with corticobasal syndrome. Mov Disord 20: 982-988, 2005
15. Josephs KA, Boeve BF, Duffy JR, et al: Atypical progressive supranuclear palsy underlying progressive apraxia of speech and nonfluent aphasia. Neurocase 11: 283-296, 2005
16. Donker Kaat L, Boon AJ, Kamphorst W, et al: Frontal presentation in progressive supranuclear palsy. Neurology 69: 723-729, 2007
17. Yoshida M: Astrocytic inclusions in progressive supranuclear palsy and corticobasal degeneration. Neuropathology 34: 555-570, 2014
18. Respondek G, Stamelou M, Kurz C, et al: The phenotypic spectrum of progressive supranuclear palsy: a retrospective multicenter study of 100 definite cases. Mov Disord 29: 1758-1766, 2014
19. Stamelou M, Knake S, Oertel WH, et al: Magnetic resonance imaging in progressive supranuclear palsy. J Neurol 258: 549-558, 2011
20. Koga S, Aoki N, Uitti RJ, et al: When DLB, PD, and PSP masquerade as MSA: an autopsy study of 134 patients. Neurology 85: 404-412, 2015
21. Longoni G, Agosta F, Kostić VS, et al: MRI measurements of brainstem structures in patients with Richardson's syndrome, progressive supranuclear palsy-parkinsonism, and Parkinson's disease. Mov Disord 26: 247-255, 2011
22. Rohrer JD, Paviour D, Bronstein AM, et al: Progressive supranuclear palsy syndrome presenting as progressive nonfluent aphasia: a neuropsychological and neuroimaging analysis. Mov Disord 25: 179-188, 2010

〔饗場郁子，櫻井圭太，吉田眞理〕

第4章 主要疾患の病態

6 大脳皮質基底核変性症

1 定義

　大脳皮質基底核変性症 corticobasal degeneration（CBD）は，1968年 Rebeiz らによって臨床病理学的に疾患概念が確立された神経変性疾患である[1]．中年期以降に発症し，さまざまな運動障害および認知障害を呈する．原著に記された臨床像は，失行をはじめとする大脳皮質徴候および筋強剛などの錐体外路徴候が存在し，それらが非対称性であることが特徴とされた[1]．しかしその後の臨床病理学的研究により CBD の臨床像はきわめて多彩であり，また CBD の典型的な臨床像の背景疾患も多様であることが明らかとなったため，CBD は病理診断名として用い，典型的な臨床像は大脳皮質基底核症候群 corticobasal syndrome（CBS）すなわち臨床診断名として区別して用いられるようになった[2]．CBD のなかで生前 CBS を呈する割合は37%と非常に少なく（図4-70A）[3]．CBS のなかで背景病理が CBD であったのは半数以下とされる（図4-70B）[4]．2013年に臨床診断基準（Armstrong 基準）（表4-21）が提唱されたが，感度は従来の基準と同等で，特異度が低く，

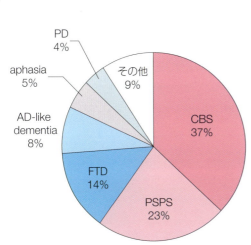

図4-70 CBD と CBS の関係
A：病理からの視点―CBD の生前臨床像（Armstrong MJ, Litvan I, Lang AE, et al：Criteria for the diagnosis of corticobasal degeneration. Neurology 80：496-503, 2013 より一部改変），B：臨床からの視点―CBS の背景病理（饗場郁子：Corticobasal syndrome―最近の進歩と今後の課題．Brain Nerve 64：462-473, 2012 より一部改変）
通常の書体は臨床診断名，斜体は病理診断名を示す．CBD の臨床像はさまざまで，CBS は4割弱である．そのほか，PSP の臨床像を呈するタイプ，前頭葉型の認知症や失語が前景に立つ臨床型も存在する．一方，CBS における原因疾患もさまざまであるが，CBD は半数弱にすぎない．次いで AD，PSP が約2割弱である．
CBD：大脳皮質基底核変性症，CBS：大脳皮質基底核症候群，PSP：進行性核上性麻痺，PSPS：進行性核上性麻痺症候群，FTLD：前頭側頭葉変性症 frontotemporal lobar degeneration，PD：パーキンソン病，DLB：レビー小体型認知症，CJD：クロイツフェルト・ヤコブ病

表 4-21 ▶ CBD 臨床診断基準（Armstrong 基準）

A. CBD の臨床病型

臨床病型	診断基準	臨床症候	
probable CBS	左右差のある 錐体外路徴候 abc 2 項目以上 かつ 大脳皮質徴候 def 2 項目以上	錐体外路徴候 a．四肢強剛あるいは無動 b．四肢ジストニア c．四肢ミオクローヌス	大脳皮質徴候 d．口舌あるいは四肢失行 e．皮質性感覚障害 f．他人の手徴候
possible CBS	錐体外路徴候 abc 1 項目以上 かつ 大脳皮質徴候 def 1 項目以上		
FBS	abc 2 項目以上	a．遂行機能障害 b．行動あるいは性格変化 c．視空間障害	
naPPA	a かつ bc 1 項目以上	a．努力性の失文法発話 b．単語理解は比較的保たれるが文法や文章の理解は障害される c．模索的で歪んだ発語（発語失行）	
PSPS	abcde 3 項目以上	a．体軸性あるいは対称性の四肢筋強剛・無動 b．姿勢保持障害あるいは転倒 c．尿失禁 d．行動変化 e．垂直性核上性注視麻痺あるいは垂直性衝動性眼球運動の速度低下	

CBS: corticobasal syndrome, FBS: frontal behavioral-spatial syndrome, naPPA: nonfluent/agrammatic variant of primary progressive ashasia, PSPS: progressive supranuclear syndrome

（Armstrong MJ, Litvan I, Lang AE, et al: Criteria for the diagnosis of corticobasal degeneration. Neurology 80: 496-503, 2013 より一部改変）

B. 診断基準と除外項目

	Clinical research criteria for probable sporadic CBD	Clinical criteria for possible CBD
臨床像	潜行性の発症 緩徐進行	潜行性の発症 緩徐進行
罹病期間	1 年以上	1 年以上
発症年齢	50 歳以上	最小年齢の制限なし
家族歴（2 人以上）	除外	あってもよい
臨床病型	1) probable CBS 　or 2) FBS or naPPA＋最低限 CBS の特徴*1 つ	1) possible CBS 　or 2) FBS or naPPA 　or 3) PSPS＋最低限 CBS の特徴**1 つ
遺伝子変異	除外	あってもよい

除外項目

1. レビー小体病：4 Hz PD 振戦，顕著かつ持続的なレボドパの反応あるいは幻覚
2. MSA：自律神経機能不全あるいは著明な小脳徴候
3. ALS：上位および下位運動ニューロン徴候
4. 語義失語あるいはロゴペニック型原発性進行性失語
5. 局所症状を説明しうる限局性病変
6. グラニュリン遺伝子変異あるいは血漿プログラニュリン値低下，TDP43 変異，FUS 変異
7. アルツハイマー病：髄液 Aβ42/tau 低下，^{11}C-Pittsburgh Compound B PET，アルツハイマー病を示唆する遺伝子変異：プレセニリンや APP 遺伝子

*：表 4-21A の probable CBS の臨床症候の a）〜f）．
**：表 4-21A の probable CBS の臨床症候の b）〜f）．

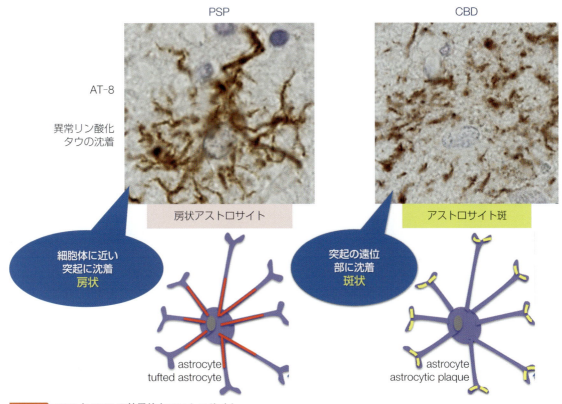

図 4-71 ▶ PSP と CBD の特異的なアストロサイト
PSP では細胞体に近い突起に房状にリン酸化タウ蛋白が沈着し，CBD では突起の遠位部に斑状に沈着する．
(Yoshida M: Astrocytic inclusions in progressive supranuclear palsy and corticobasal degeneration. Neuropathology 34: 555-570, 2014 より一部改変)

今後の改訂が待たれる[3]．

神経病理学的には進行性核上性麻痺 progressive supranuclear palsy（PSP）と同様，4 リピート（4R）優位の異常リン酸化タウ蛋白が蓄積する 4R タウオパチーである．典型例の病理像は，大脳皮質・白質，淡蒼球，黒質に強い変性を認め，大脳皮質では中心溝周囲の前頭葉・頭頂葉に左右差を伴った限局性の萎縮を多巣性に認める[5]．CBD は同じ 4R タウオパチーである PSP との異同が問題となっていたが，1998 年に Komori らが PSP では tufted astrocyte，CBD では astrocytic plaque（図 4-71）がそれぞれ特異的な所見であると報告し[6]，両者の病理学的な差異が明らかにされた．

認知機能については，原著で「知的機能は末期まで比較的よく保たれる」と記載された[1]が，全般性認知障害は病理で確定診断された CBD の 70％ と高頻度に出現していた（図 4-72）[3]．すなわち認知機能障害は CBD の主要徴候の 1 つであり，認知症の鑑別診断に CBD を入れる必要がある．

2 CBD の臨床病型と症候出現のメカニズム

CBS をはじめ多様な臨床病型が知られている．

a. 典型例：大脳皮質基底核症候群（CBS）

錐体外路徴候（四肢の強剛あるいは無動，四肢ジストニア，四肢ミオクローヌス）と大脳皮質徴候（口舌あるいは四肢失行，皮質性感覚障害，他人の手徴候）が出現する（表 4-21A）．Armstrong 基準では，probable CBS と possible CBS の 2 つ

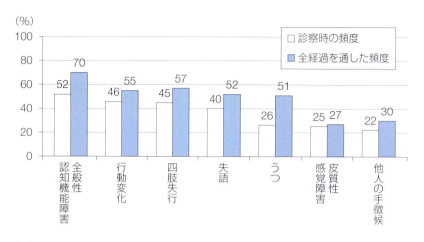
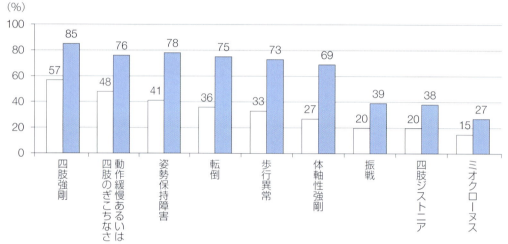

図4-72 CBDにおける症候の出現頻度

(Armstrong MJ, Litvan I, Lang AE, et al: Criteria for the diagnosis of corticobasal degeneration. Neurology 80: 496-503, 2013 より一部改変)

の診断基準が示された（表4-21A）．probable CBSは左右差のある錐体外路徴候2項目以上と大脳皮質徴候2項目以上が必要で，possible CBSは錐体外路徴候1項目以上と大脳皮質徴候1項目以上が必要であるが，左右差は問われない（表4-21A）[3]．

大脳皮質徴候のなかで最も特徴的とされてきた失行とは，運動，感覚，協調運動，理解，協調性が保たれているにもかかわらず，四肢を使う学習した運動を遂行することができなくなることを指す．自分で思うように四肢を動かすことができず，運動がぎこちなく，不器用になる．CBDの57％にみられるのみで，従来考えられていたよりも頻度は低い（図4-72）[3]．責任病巣は中心領域すなわち中心前回と中心後回（上2/3）の皮質・白質，その深部の半卵円中心，さらに上・中前頭回の後部を含む領域が重視されている[7]．口・顔面失行は左半球シルヴィウス溝周囲の上半部障害で生じ，前頭・中心弁蓋，島前部を含む前方病巣，頭頂葉（縁上回付近）を主体とする後方病巣のいずれでも起こりうる[7]．

皮質性感覚障害とは，二点識別覚，皮膚書字覚（閉眼した患者の手掌に検者が字を書き，認識できるか），立体認知（閉眼でコインを触り，認識できるか）などを指す．頭頂葉の一次体性感覚野あるいは体性感覚連合野の障害で生じる．皮質性感覚障害の出現頻度は低く，27％にみられるのみである（図4-72）[3]．

他人の手徴候とは自己の意思とは無関係に自己の左手が無目的に動くことをいう．劣位半球の前頭葉内側面から脳梁前半の障害で生じる．CBDの特徴の1つとされたが，実際には30％と少ない（図4-72)[3]．

錐体外路徴候のなかで頻度が高いのは，四肢強剛，動作緩慢，姿勢保持障害などいわゆるパーキンソニズムで，四肢強剛85％，動作緩慢76％，姿勢保持障害78％，転倒75％と出現頻度は大脳皮質徴候より高い（図4-72)[3]．PSP同様，強剛は四肢よりも体軸に優位である．四肢ジストニアは38％，四肢ミオクローヌスは27％と少ない（図4-72)[3]．振戦はパーキンソン病の振戦と異なり，不規則でjerkyであるという特徴がある．

b. 前頭葉性の遂行機能障害や行動変化が目立つ型 frontal behavioral-spatial syndrome (FBS)

遂行機能障害，行動あるいは性格変化，視空間障害を示すタイプで（表4-21A），この臨床病型はCBD全体の14％を占め，生前診断ではFTDと診断されている（図4-70A)[3]．

Armstrong基準における遂行機能障害とは，抽象化，計画，複雑な問題の解決，判断，ゴールを目指した行動やワーキングメモリーの障害を指す[3]．そのほか，把握反射などの前頭葉徴候やFAB (Frontal Assessment Battery)におけるスコア低下をきたす．遂行機能障害は，前頭前野の背外側前頭皮質から基底核への出力障害により出現すると考えられている．

行動あるいは性格変化とは，いわゆるbvFTDでみられるようなアパシー，反社会的行動，性格変化，易怒性，脱抑制，hypersexualityなどを指し，55％の症例で出現する[3]．アパシーは前頭前野の内側前頭皮質から側坐核への障害で，脱抑制は前頭前野の前頭眼窩野から尾状核腹側への障害で生じるとされる．

視空間障害とは，立体の模写や半側空間無視，左右識別困難，同時失認などさまざまな視空間障害を示す．

c. 非流暢性失語が前景に立つ型 nonfluent/agrammatic variant of primary progressive aphasia (naPPA)

努力性の失文法発話に加え，文法や文章の理解障害あるいは発語失行を呈する．発語失行とは，会話の速度が遅くなり，プロソディの障害やゆがんだ音の代用などに特徴づけられる発語障害を指す．このタイプはCBDの約5％とされる（図4-70A，表4-21A)[3]．

d. PSPの臨床像をとる型 progressive supranuclear palsy syndrome (PSPS)

特に神経内科疾患を背景とする報告では，CBDの臨床像のなかで最も多い．PSPの臨床特徴である垂直性核上性注視麻痺，あるいは垂直性衝動性眼球運動の速度低下，体軸性あるいは対称性の四肢筋強剛・無動，姿勢保持障害あるいは転倒に加え，尿失禁と行動変化が加えられている（表4-21A）．すなわちPSPの臨床像を呈するCBDは，尿失禁や行動変化を示すという特徴がある．PSPの臨床像を示すタイプはCBD全体の約23％と，CBSに次いで多い（図4-70A)[3]．

e. アルツハイマー病(AD)の臨床像を呈する型(AD like dementia)

ADの臨床像を示すタイプはCBDのなかで約8％を占め（図4-70A），CBD-naPPAよりも多い臨床病型にもかかわらず，偽陽性が懸念され，残念ながらCBDの臨床病型から除外されることになった[3]．特に認知症や精神疾患を背景とする報告で占める割合が多い．

3 病理と画像

a. 病理所見

CBD典型例では大脳皮質・白質，淡蒼球，黒質の変性が強いのに対し，視床下核，脳幹部被

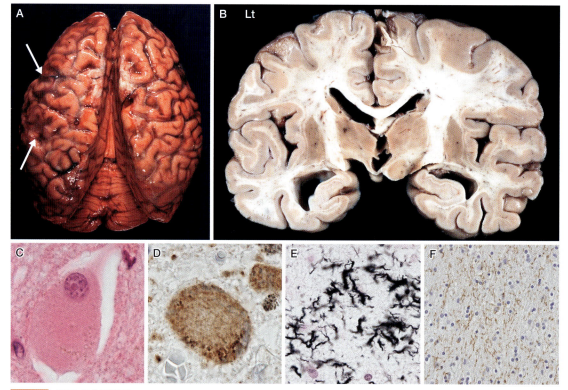

図4-73 ▶ CBDの病理所見
A：肉眼所見．大脳半球は左優位に萎縮し，中心溝付近に強い皮質の萎縮（矢印）を認める．B：Aの割面では，左前頭葉皮質と白質，淡蒼球の萎縮を認める．C：ballooned neuron（HE染色）．D：pre-tangle（リン酸化タウ免疫染色）．E：astrocytic plaque（Gallyas-Braak染色）．F：threads（リン酸化タウ免疫染色）．

蓋，小脳歯状核の変性は軽いことが多い．大脳皮質では中心溝周囲の前頭葉から頭頂葉領域に左右差を伴った限局性の萎縮を多巣性に認める（図4-73A矢印）．組織学的には ballooned neuron（図4-73C），pre-tangle（図4-73D）がみられる．病理学的な診断マーカーは，アストロサイトの突起の遠位部に環状に形成される封入体で astrocytic plaque とよばれる（図4-71，図4-73E）．また neuropil に threads が多数出現するのも CBD の特徴である（図4-73F）．

b. 病理と臨床病型・画像の関連

病理所見の分布から CBD を分類すると，typical CBD type，basal ganglia predominant type，PSP-like type に大きく分かれる（図4-74）．
1）typical CBD type では大脳皮質・白質，淡蒼球，黒質の変性が強く，脳幹部被蓋や小脳歯状核，橋核の変性は軽い場合が多い．本邦では CBD 全体の54%を占める（図4-74）．大脳では中心溝周囲の前頭葉と頭頂葉に左右差のある限局性の萎縮を認め，CBS の臨床像を示す．前頭葉前方の領域が萎縮を示す場合には FBS の臨床像を，優位半球弁蓋部を中心とする領域が萎縮を示す場合は naPPA を呈する[5]．

MRI では naPPA を呈する CBD は，中心前回や補足運動野を含めた左前頭葉や中脳の萎縮を呈すると報告されている（図4-75）[8]．

2）basal ganglia predominant type では淡蒼球・視床下核，黒質の変性が強いが，大脳皮質・白質の変性は軽い．臨床像は無動強剛型のパーキンソニズムを示す（図4-74）．欧米では CBD 全体の約4%（図4-70A），本邦でも約1割と少ない（図4-74）．

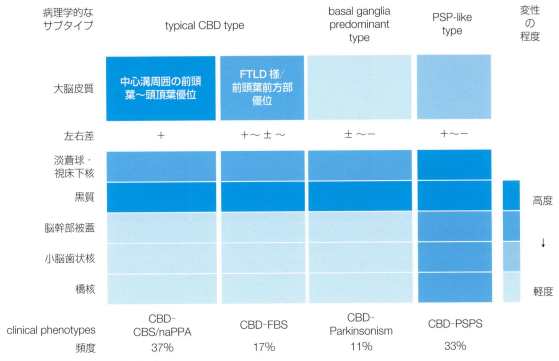

図 4-74 ▶ CBD の病理学的なサブタイプと臨床病型
(Yoshida M: Astrocytic inclusions in progressive supranuclear palsy and corticobasal degeneration. Neuropathology 34: 555-570, 2014 より一部改変)

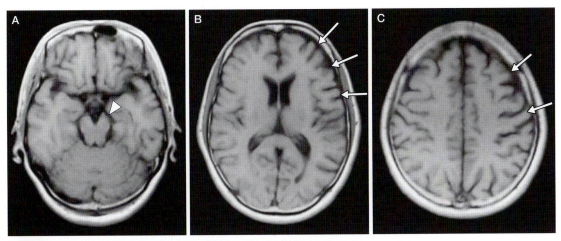

図 4-75 ▶ 非流暢性失語が前景に立つ CBD (CBD-naPPA) 剖検例の MRI
59 歳女性. 発症 1 年後の T1 強調像では左大脳脚(A, 矢頭)や弁蓋, 中心前回を含めた左前頭葉(B, C, 矢印)に対側に比した萎縮が認められる.

3) PSP-like type では淡蒼球・視床下核, 脳幹部被蓋・小脳歯状核の変性が高度で, 大脳皮質・白質の変性は typical CBD type に比べ軽く, 左右差も目立たない. PSP の臨床像を呈する(図 4-74). 欧米では 23%(図 4-70A), 本邦では 33% を占める(図 4-74).

MRI では中脳被蓋の萎縮を認め, 進行性核上性麻痺と鑑別するのは容易ではない(図 4-76).

第4章 主要疾患の病態

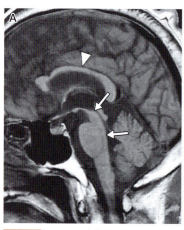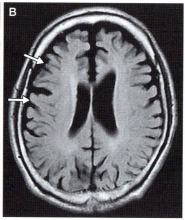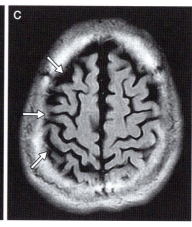

図4-76 PSPの臨床像をとるCBD（CBD-PSPS）剖検例のMRI

58歳男性．発症年後のT1強調矢状断像では中脳被蓋，橋被蓋の萎縮(A，矢印)に加え，脳梁には体部優位の菲薄化(A，矢尻)が認められる．一方，FLAIR画像では右前頭葉や頭頂葉に対側に比した軽度の萎縮(B，Cの矢印)があるが，大脳白質の信号変化は目立たない．当該症例のように大脳白質病変が乏しい場合，萎縮所見のみでPSPと鑑別するのは容易ではない．

表4-22 CBS診断基準―改訂ケンブリッジ基準

必須項目		
● 徐々に発症し，緩徐進行 ● レボドパ治療の持続的な効果がないこと[†]		
大項目および小項目[*]		
運動障害	皮質運動感覚障害	認知機能障害
● **無動固縮** ● 局所性のあるいは分節性のミオクローヌス ● 非対称性のジストニア	● **失行** ● 他人の手徴候 ● 皮質性感覚障害あるいは失算	● **発語および言語障害**[‡] ● 前頭葉性の遂行機能障害[§] ● 視空間障害
診断：必須項目すべてに加えて，大項目(**太字**)2つ＋小項目2つを満たす		

[*] 太字は大項目，その他は小項目を示す．
[†] パーキンソニズムに対するレボドパ治療は，レボドパ・カルビドパ製剤250 mgを1日3回，少なくとも2か月間試みるべき．錐体外路徴候が明らかに改善しなかった場合，あるいは治療効果が一過性(1年未満)であった場合，レボドパの反応が乏しいと考えられる．
[‡] 失語，構音障害，失書を含む．
[§] 前頭葉解放徴候，語彙流暢性低下，その他の前頭葉機能テストの異常を含む．

(Mathew R, Bak TH, Hodges JR: Diagnostic criteria for corticobasal syndrome: a comparative study. J Neurol Neurosurg Psychiatry 83: 405-410, 2012 より一部改変)

4 臨床(CBS)からみた背景病理

先に述べたように，CBDの典型的な症候を現在ではCBSとよぶ．現在使用されている最も新しいCBS診断基準は，2012年のMathewらによる改訂ケンブリッジ基準とよばれる基準である（表4-22）[9]．

CBSを呈する疾患の背景病理はさまざまで，欧米ではCBDは46%（図4-70B）[4]，本邦の10例の検討ではわずか3例(30%)であった[10]．CBSを呈する疾患は，欧米では第2位，3位はAD，PSPで（図4-70B）[4]，本邦での10例の検討ではADが3例(30%)，PSPが3例(30%)であった[10]．CBSを呈するその他の疾患としては，PSP・CBD以外の4Rタウオパチー，ピック病，FTLD-TDP，パーキンソン病，クロイツフェル

ト・ヤコブ病などさまざまなプロテイノパチーが含まれる(図4-70B)[4]．CBSでは背景疾患がどのような割合なのかを理解したうえで，背景疾患を示唆する所見を探索していく必要がある．

■文献

1. Rebeiz JJ, Kolodny EH, Richardson EP Jr: Cortico-dentatonigral degeneration with neuronal achromasia. Arch Neurol 18: 20-33, 1968
2. Boeve BF, Lang AE, Litvan I: Corticobasal degeneration and its relationship to progressive supranuclear palsy and frontotemporal dementia. Ann Neurol 54 (Suppl 5): S15-S19, 2003
3. Armstrong MJ, Litvan I, Lang AE, et al: Criteria for the diagnosis of corticobasal degeneration. Neurology 80: 496-503, 2013
4. 饗場郁子：Corticobasal syndrome—最近の進歩と今後の課題．Brain Nerve 64: 462-473, 2012
5. Yoshida M: Astrocytic inclusions in progressive supranuclear palsy and corticobasal degeneration. Neuropathology 34: 555-570, 2014
6. Komori T, Arai N, Oda M, et al: Astrocytic plaques and tufts of abnormal fibers do not coexist in corticobasal degeneration and progressive supranuclear palsy. Acta Neuropathol 96: 401-408, 1998
7. 石合純夫：高次脳機能障害学．pp51-80，医歯薬出版，2003
8. Santos-Santos MA, Mandelli ML, Binney RJ, et al: Features of Patients With Nonfluent/Agrammatic Primary Progressive Aphasia With Underlying Progressive Supranuclear Palsy Pathology or Corticobasal Degeneration. JAMA Neurol 73: 733-742, 2016
9. Mathew R, Bak TH, Hodges JR: Diagnostic criteria for corticobasal syndrome: a comparative study. J Neurol Neurosurg Psychiatry 83: 405-410, 2012
10. Ouchi H, Toyoshima Y, Tada M, et al: Pathology and sensitivity of current clinical criteria in corticobasal syndrome. Mov Disord 29: 238-244, 2014

〈饗場郁子，櫻井圭太，吉田眞理〉

7 ハンチントン病

1 概念

ハンチントン病 Huntington's disease (HD) は舞踏運動と認知機能低下，精神症状を主症状とする常染色体優性遺伝性の神経変性疾患である．

Waters が 1842 年に遺伝性舞踏病を報告したのが最初だが，1872 年に米国人医師 George Huntington が優性遺伝ともいえる遺伝形式，精神症状の合併や自殺のリスク，成人発症の死に至る疾患といった内容をこの時代に正確に活写したことが高く評価され，以後，ハンチントン舞踏病という名でよばれるようになった．しかし，症状は舞踏運動のみではないことから，のちにハンチントン病というよび名に変わっている[1-3]．

2 分子遺伝学

1983 年，Gusella らによって，HD の原因遺伝子が第 4 番染色体短腕に存在することが明らかにされた．次いで，1993 年に原因遺伝子 IT15 が同定され，現在，huntingtin (HTT) とよばれているこの遺伝子の CAG リピート伸長が原因と判明した[4]．36-39 リピートでは不完全に浸透し，40 リピート以上で完全に浸透する．変異 huntingtin (HTT) のアミノ末端には，異常に伸長したグルタミン鎖(ポリグルタミン)が存在する．47〜72% で反復配列の伸長の程度と発症年齢が逆相関するとされ，残りは他の遺伝的要因や環境因子が影響するとされている[2,5,6]．

遺伝子複製時の CAG リピートの不安定性が精子形成時に強くみられることから，父親から遺伝した場合，CAG リピートの増大がより大きくなり，世代を経るごとに発症年齢が若年化する表現促進現象として現れる．同様に，家族歴のない新規発症者(約 10%)の場合，ボーダーラインあるいは正常やや多め，すなわち中間型(27-35 リピート)からの遺伝子伸長(de novo mutation)が原因であり，通常，父親由来である[2]．白人の場合，発症率は 10 万人あたり 4〜10 人だが，本邦では 0.7 人で，アジアやアフリカでは頻度が低いといわれている．その理由として，白人では中間型の頻度が高いことが関係しているとされている[2,3,5,6]．

3 臨床的特徴

HD の症状

HD の主な症状は以下のとおりである．

●初期
a．運動症状：軽微な不随意運動
b．緩徐な衝動性眼球運動障害
c．精神症状：易刺激性，脱抑制，アパシー，抑うつ症状，不安
d．高次脳機能障害；思考緩慢，注意力低下，遂行機能障害
e．自殺企図
f．嗅覚障害

●中期
g．運動症状：舞踏運動，ジストニア，随意運動の持続障害(milkmaid's grip, darting tongue)，歩行障害(酩酊様)
h．構音障害(slurred speech)
i．認知機能障害；記憶障害，見当識障害
j．精神症状；柔軟性の欠如，固執，幻覚，妄想
k．体重減少

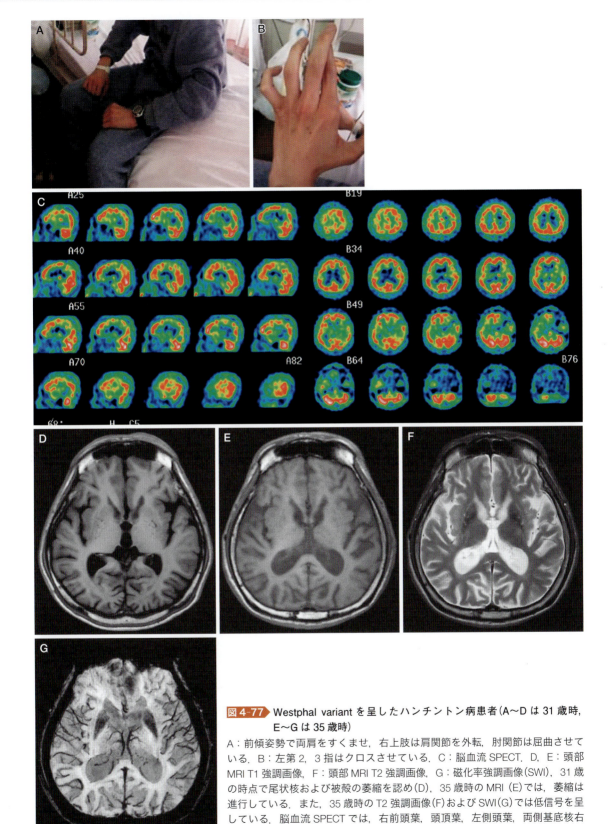

図 4-77 ▶ Westphal variant を呈したハンチントン病患者（A〜D は 31 歳時，E〜G は 35 歳時）

A：前傾姿勢で両肩をすくませ，右上肢は肩関節を外転，肘関節は屈曲させている．B：左第 2, 3 指はクロスさせている．C：脳血流 SPECT．D, E：頭部 MRI T1 強調画像，F：頭部 MRI T2 強調画像，G：磁化率強調画像（SWI）．31 歳の時点で尾状核および被殻の萎縮を認め（D），35 歳時の MRI（E）では，萎縮は進行している．また，35 歳時の T2 強調画像（F）および SWI（G）では低信号を呈している．脳血流 SPECT では，右前頭葉，頭頂葉，左側頭葉，両側基底核右視床の集積が低下しており，特に両側基底核での集積低下が強い（C）．

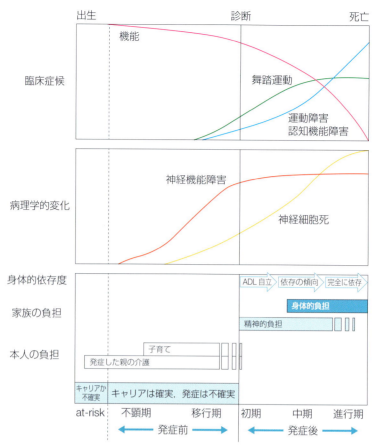

図 4-78 ハンチントン病の生涯

ハンチントン病のわずかな徴候は診断される数年前から始まっており，線条体萎縮などの病理学的変化と一致している．初期には神経機能障害が重要であるが，のちに神経細胞死が優位となる．これは臨床的には運動障害や認知機能障害に一致する．症状が進行し，依存度が高まるにつれ，介護の必要度も高まり，家族の身体的負担が重くなる．

l. 睡眠障害

● 進行期

m. 運動症状；歩行不能，動作緩慢（舞踏運動の減少），筋強剛，錐体路徴候
n. 会話不能（無言）
o. 失外套状態
p. 嚥下障害，窒息
q. 重度の体重減少
r. 失禁

典型的には30〜50歳代での発症が多いものの，小児期から高齢発症まで幅広い．診断前の不顕性の時期には，易刺激性，脱抑制などの軽微な性格変化や，非常にかすかな不随意運動，複数の作業をこなせないなどの変化がみられるが，周囲からは神経質などと解釈され見逃されがちである．HDでは多くの場合，認知機能障害が運動症状に先行し，一般的には運動症状の出現した時点が発症と判断される．舞踏運動は初発症状として2/3の患者に出現し，歩行を妨げ転倒しやすくなる．繰り返し強く目をつぶるgrimace（しかめ顔）もみられる．随意運動を持続できないことも特徴的で，握手の際，同じ力で握り続けることができずあたかも乳搾りをしているような状態milkmaid's gripや，挺舌を維持できず反復して舌を突き出すdarting tongueがみられる．緩徐な衝動性眼球運動や協調運動障害，構音障害（slurred speech)や嚥下障害，体重減少も認める．進行期には舞踏運動は減少し，動作緩慢が目立つようになり，臥床状態，会話不能となる．転倒に伴う合併症や栄養失調，誤嚥や窒息により，一般的には診断後，15〜20年で死亡する．

HDでみられる記憶障害は，いわゆる健忘とは異なり，手がかりを与えたり時間をかけたりすることで正解が得られやすい．また，言語機能は比較的保たれる．最終的には高度の全般性認知機能低下を呈し，失外套状態となる[2,3,5]．

また，うつ症状は典型的で，自殺の頻度も高く，一般人口（約5〜10%）の5〜10倍とされている[2,5]．

4 若年型HD

20歳以前の発症では，舞踏運動はあまり目立たず，ジストニア，筋強剛・無動，小脳性運動失調，けいれんなど，成人型（古典型）HDよりも多彩な臨床像を呈することから，若年型HDとして区別されている．主に筋強剛と動作緩慢が中心のrigid formあるいはWestphal variantといわれるタイプは若年型HDに多い．若年型HDは全HDの5〜10%を占めるとされ，多くは父親から遺伝し（父親からの遺伝は母親からの約3〜4倍），CAGリピート数は60以上と大きい[2,8]．

非典型例の紹介（図4-77）

症例 31歳　男性
主訴：歩行障害，もの忘れ
【現病歴】出生・発達に異常はなかった．20歳で就職したが，仕事がこなせず退職した．30歳頃から歩行が不安定で，転倒しやすくなったため31歳時，当科を受診した．
【家族歴】明らかな類症はないが，父親は40歳代で死亡している（詳細不明）．
【主要神経徴候】
歩行障害（痙性歩行）
頸部，両上肢の筋強剛，両下肢の痙縮

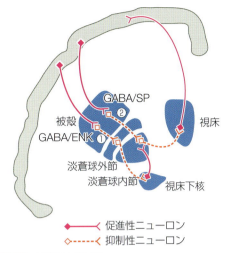

図4-79　大脳基底核回路
線条体から淡蒼球に至る経路には，淡蒼球内節に直接至る直接経路と，淡蒼球外節，視床下核を経由する間接経路がある．ハンチントン病では線条体が障害されると，淡蒼球外節の活動が亢進し，視床下核，淡蒼球内節の活動が低下する．その結果，脱抑制により視床の活動が亢進し運動過多や舞踏運動が出現する（間接経路①の障害）．進行すると，直接経路②が障害され，視床に抑制的に作用することで筋強剛（運動減少）を生じる．
(Bates GP, Tabrizi SJ, Jones L, eds: Huntington's disease. 4th ed. Oxford University Press, New York, 2014 より一部改変)

両上肢のジストニア（舞踏運動は認めない）
巧緻運動障害
darting tongue（挺舌の際，舌を出したり引っ込めたりしてしまう随意運動の持続障害）
構音障害（dyskinetic dysarthria）
MMSE 23点（日付−1，場所−1，計算−4，遅延再生−1）
【遺伝子検査】
*HTT*遺伝子CAGリピート数 21/56

5 経過

病理学的変化や臨床症候のみならず，HD患者とその家族が抱える問題もまた，病期によって変化していく．発症前を，at-riskの段階（発症した親がいて，キャリアとなる確率が50%の場合），不顕性の段階，移行期の3段階に，発症後を初期，中期，進行期の3段階に分けて図4-78に示す．

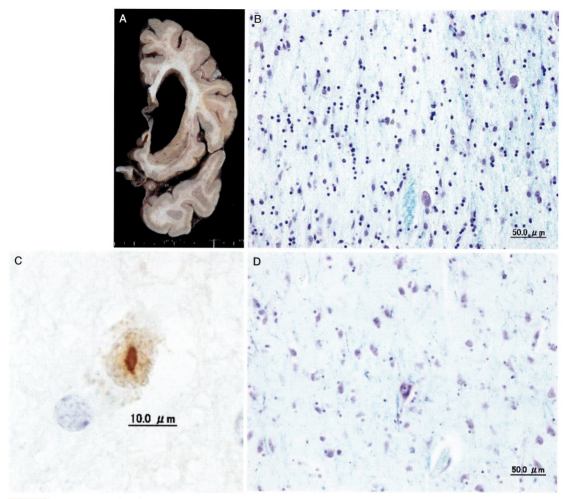

図 4-80 ▶ ハンチントン病の病理所見
A：ハンチントン病患者のマクロ像．B, D：ハンチントン病患者および健常者の尾状核 Klüver-Barrera 染色．C：ハンチントン病患者の尾状核の 1C2 免疫染色．尾状核のみならず大脳も萎縮している（A）．ハンチントン病（B）では健常者（D）に比べて小型細胞優位の神経細胞脱落とグリオーシスを認める．神経細胞の核内には 1C2 免疫染色（伸長ポリグルタミン鎖に対する免疫染色）陽性の封入体（C）を認める．
（愛知医科大学加齢医科学研究所より提供）

6 画像と病理

病理学的には尾状核と被殻の高度な神経細胞脱落と萎縮を認める．初期には淡蒼球外節に投射する間接経路が障害されるが，病気が進行すると淡蒼球内節に投射する直接経路も障害される（図4-79）[2]．

HD の病理学的特徴（図4-80）の1つとして，変異 huntingtin の凝集体からなる，核内および細胞質内封入体の存在が挙げられる．当初，この封入体が HD の原因と推測されていたが，その後の報告では，神経細胞に保護的に働いている可能性が指摘されている[2,5]．

CT, MRI では尾状核頭部のボリュームが減り，側脳室前角が拡大する．被殻は正常でみられるレンズ状の形態を失い，厚みのない薄っぺらな状態となる．多数の発症前キャリアを調べた PREDICT-HD を含む縦断的研究では，発症 10〜15 年前から，MRI 上，線条体や大脳白質の萎縮を認め[9,10]，さらに，発症早期の症状が軽い

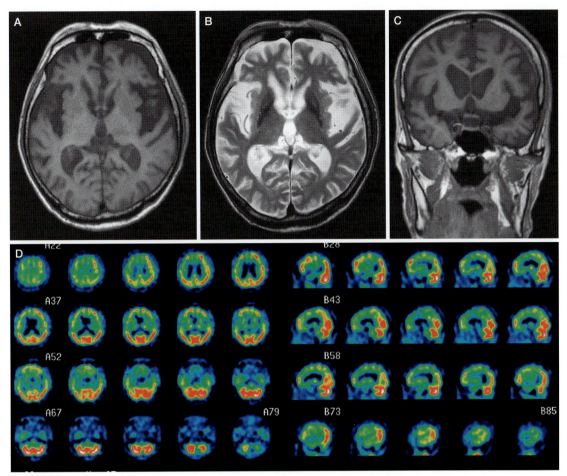

図 4-81 ハンチントン病の画像（79 歳男性．発症後 12 年経過，CAG リピート数 38）
A：頭部 MRI T1 強調画像（水平断），B：頭部 MRI T1 強調画像（水平断），C：頭部 MRI T1 強調画像（冠状断），D：脳血流 SPECT
尾状核および前頭葉の萎縮（A〜C）を認め，T2 強調画像では被殻は萎縮し，低信号を呈している．脳血流 SPECT では，前頭葉から頭頂葉両側基底核の血流低下（D）を認める．

時期では尾状核よりも被殻の萎縮が顕著である[11]．また，HD では基底核に鉄沈着がみられ，発症前キャリアの段階でも鉄沈着を反映した基底核の T2 低信号を認める，との報告がある[12]．一方，若年型 HD を含む rigid form の HD 症例では，むしろ，神経細胞脱落やグリオーシスを反映した T2 高信号を呈する報告が多い[13]．脳血流 SPECT では，基底核や前頭葉，頭頂葉，側頭葉での集積低下を認める（図 4-81）[13]．

7 診断

詳細な病歴や家族歴を聴取することが重要である．第 4 番染色体上の *HTT* 遺伝子において，CAG リピート伸長（少なくとも 36 回以上）を確認することで診断される[15]．典型的な症状や家族歴があれば診断は難しくないが，非典型的な臨床像を呈した場合や，両親が発症前あるいは若くして死亡した場合は，診断を誤りやすい．また，全 HD 中，約 10% は孤発性といわれており，注意が必要である．

若年型 HD では，親（多くは父親）が未発症，あるいは発症早期の場合があり，子どもの診断が親の発症前診断または早期診断となりうるため，注意が必要である．

表4-23 ▶ 舞踏運動の鑑別

1. **遺伝性**
   a．ハンチントン病フェノコピー
   - HDL 1, 2, 3, SCA17 (HDL4)
   - 脊髄小脳変性症1, 2, 3型
   - 歯状核赤核淡蒼球ルイ体萎縮症
   - 神経有棘赤芽球症
   - NBIA2
   - NBIA1/PKAN
   - マクラウド症候群
   - C9orf72 遺伝子異常
   b．その他
   - 良性遺伝性舞踏病
   - ウィルソン病
2. **リウマチ性疾患**
   - シデナム舞踏病
   - 妊娠舞踏病
3. **薬剤誘発性**
   - 神経遮断薬
   - 経口避妊薬
   - フェニトイン，カルバマゼピン
   - レボドパ
   - コカイン，アンフェタミン
   - ジゴキシン
4. **全身性疾患**
   - 脳血管障害
   - 全身性エリテマトーデス
   - 甲状腺中毒症
   - 多血症
   - 高血糖
   - AIDS
   - 傍腫瘍性

HDL：Huntington's disease-like, NBIA：neurodegeneration with brain iron accumulation, PKAN：pantothenate-kinase-associated neurodegeneration
(Bates GP, Tabrizi SJ, Jones L, eds：Huntington's Disease. 4th ed. Oxford University Press, New York, 2014，Roos RA：Huntington's disease：a clinical review. Orphanet J Rare Dis 5：40, 2010 より一部改変)

8 鑑別診断

舞踏運動を呈する疾患は，HDにそっくりのいわゆるフェノコピーといわれる疾患と，その他の舞踏運動を呈する疾患とに大きく分けられる(表4-23)．前者は家族歴があり，舞踏運動に加えて精神症状や運動障害を有し，臨床的にHDが疑われるが HTT 遺伝子異常を認めないもの，と定義される．一方，精神症状や運動障害に乏しい後者の場合，多くは全身性あるいは医原性の疾患が基礎にあり，遺伝性疾患と診断されるのはごく少数

コラム4 ▶ 有棘赤血球を伴う舞踏病

末梢血中に有棘赤血球を認め，運動障害を伴うまれな疾患を総称して神経有棘赤血球症といい，有棘赤血球舞踏病，マクラウド症候群，HDL2，パントテン酸キナーゼ関連神経変性症(PKAN)が含まれる．このうちの多くを占めるのが，有棘赤血球舞踏病で日本人での報告が多い．成人発症の常染色体劣性遺伝性疾患で，遺伝子座は 9q21.2，原因遺伝子は VPS13A である．有棘赤血球に加え舞踏運動を含む運動障害，精神症状，認知機能低下を認め，挺舌や咬舌・咬唇を伴う口顔面ジストニアが特徴的である．てんかん，遠位筋萎縮，末梢神経障害，CK上昇の頻度も高い．MRIでは線条体の萎縮を認める[16]．

である．

9 治療および包括的なケア

現時点では，進行を遅らせる，あるいは，疾患そのものを治療する薬は実用化されておらず，対症療法が中心である(表4-24)．

舞踏運動に対しては，従来，本邦では定型あるいは非定型抗精神病薬が用いられてきたが，2013年にテトラベナジン(コレアジン®)が承認され，使用できるようになった．これらの薬剤は動作緩慢や筋強剛，抑うつ，鎮静などの副作用が出ることがあるため，個々の患者で必要性の有無を検討したうえで使用する必要がある．

抑うつに対しては，パロキセチン，セルトラリン，ミルタザピンが，易刺激性には，オランザピン，クエチアピン，ハロペリドール，リスペリドンなどが用いられる．躁症状に対しては，バルプロ酸やカルバマゼピン，炭酸リチウムが使用されることもある[6]．

病状の進行に伴い介護必要度が高まり，介護者である家族の負担は重くなっていくため，介護保険や訪問看護などの利用が勧められる．また，患者やその配偶者，HD発症リスクのある血縁者に対する遺伝カウンセリングも重要である．

表4-24 ハンチントン病の治療

	薬剤	副作用
舞踏運動	テトラベナジン	抑うつ，鎮静
筋強剛	レボドパ	胃腸障害，起立性低血圧，不眠，興奮，精神症状，舞踏運動の増悪
ジストニア	ボツリヌス毒素	筋力低下
精神症状，舞踏運動，易刺激性	オランザピン クエチアピン リスペリドン	鎮静，パーキンソニズム，遅発性ジスキネジア，悪性症候群，食欲亢進による体重増加，高血糖，QT延長
	ハロペリドール	鎮静，パーキンソニズム，ジストニア，アカシジア，低血圧，便秘，口渇，体重増加，遅発性ジスキネジア，悪性症候群
抑うつ，不安，強迫行為，易刺激性	パロキセチン セルトラリン	胃腸障害，セロトニン症候群，傾眠，抗利尿ホルモン不適合分泌症候群，起立性低血圧
	ミルタザピン	体重増加，浮腫，鎮静，頭痛，めまい，振戦

(Ross CA, Tabrizi SJ: Huntington's disease: from molecular pathogenesis to clinical treatment. Lancet Neurol 10: 83-98, 2011 より一部改変)

■文献

1. Huntington G: On chorea. J Neuropsychiatry Clin Neurosci 15: 109-112, 2003
2. Bates GP, Tabrizi SJ, Jones L, eds: Huntington's Disease. 4th ed. Oxford University Press, New York, 2014
3. Roos RA: Huntington's disease: a clinical review. Orphanet J Rare Dis 5: 40, 2010
4. The Huntington's Disease Collaborative Research Group: A novel gene containing a trinucleotide repeat that is expanded and unstable on Huntington's disease chromosomes. Cell 72: 971-983, 1993
5. Walker FO: Huntington's disease. Lancet 369: 218-228, 2007
6. Ross CA, Tabrizi SJ: Huntington's disease: from molecular pathogenesis to clinical treatment. Lancet Neurol 10: 83-98, 2011
7. 長谷川一子: 特定疾患調査票からみたハンチントン病. 厚生労働科学研究費補助金難治性疾患克服研究事業神経変性疾患に関する調査研究報告書, 平成25年度, pp121-123, 2014
8. Nance MA, Myers RH: Juvenile onset Huntington's disease: clinical and research perspectives. Ment Retard Dev Disabil Res Rev 7: 153-157, 2001
9. Aylward EH, Sparks BF, Field KM, et al: Onset and rate of striatal atrophy in preclinical Huntington disease. Neurology 63: 66-72, 2004
10. Aylward EH, Nopoulos PC, Ross CA, et al: Longitudinal change in regional brain volumes in prodromal Huntington disease. J Neurol Neurosurg Psychiatry 82: 405-410, 2011
11. Harris GJ, Pearlson GD, Peyser CE, et al: Putamen volume reduction on magnetic resonance imaging exceeds caudate changes in mild Huntington's disease. Ann Neurol 31: 69-75, 1992
12. Jurgens CK, Jasinschi R, Ekin A, et al: MRI T2 Hypointensities in basal ganglia of premanifest Huntington's disease. PLoS Curr 2: RRN1173, 2010
13. Oliva D, Carella F, Savoiardo M, et al: Clinical and magnetic resonance features of the classic and akinetic-rigid variants of Huntington's disease. Arch Neurol 50: 17-19, 1993
14. Hasselbalch SG, Oberg G, Sørensen SA, et al: Reduced regional cerebral blood flow in Huntington's disease studied by SPECT. J Neurol Neurosurg Psychiatry 55: 1018-1023, 1992
15. 日本神経学会(監修)，「神経疾患の遺伝子診断ガイドライン」作成委員会(編): 神経疾患の遺伝子診断ガイドライン 2009, pp77-80, 医学書院, 2009
16. Jung HH, Danek A, Walker RH: Neuroacanthocytosis syndromes. Orphanet J Rare Dis 6: 68, 2011

(田村麻子)

第4章　主要疾患の病態

8 嗜銀顆粒性認知症

1 嗜銀顆粒性認知症について

　嗜銀顆粒性認知症 argyrophilic grain dementia (AGD) は，Braak らにより提唱された病理学的な定義に基づく老年期の認知症性疾患である[1]．主に側頭葉内側部における多数の嗜銀顆粒の出現を特徴とし，嗜銀顆粒の出現が認知症を説明する唯一の病理所見である症例が AGD と定義される[1,2]．嗜銀顆粒は Gallyas-Braak (GB) 染色で明瞭に描出され，"コンマ形"，あるいは"まがたま形"と表現される嗜銀性の構造物である．嗜銀顆粒は異常にリン酸化されたタウ蛋白からなり，AGD は孤発性タウオパチーに分類される．蓄積するタウ蛋白のアイソフォームは，進行性核上性麻痺や大脳皮質基底核変性症と同様の4リピートタウである．

　神経変性症性の認知症疾患のなかでは，アルツハイマー病 Alzheimer's disease (AD) に次ぐ頻度であると考えられている．剖検多数例の検討から，全認知症患者の5～10％ が AGD と推定され，高齢になるほど頻度は増す．臨床医における認知度は依然低く，多くの症例は AD や前頭側頭型認知症 frontotemporal dementia (FTD)，血管性認知症 vascular dementia (VaD) などと臨床診断されている．また嗜銀顆粒は AD，パーキンソン病，レビー小体型認知症 dementia with Lewy bodies (DLB)，進行性核上性麻痺，大脳皮質基底核変性症，ピック病，多系統萎縮症など多彩な神経変性疾患にしばしば合併して出現し，このような症例では嗜銀顆粒の出現と認知症との関連を検討することを困難にしている[3]．他の神経疾患の合併を認めない，純粋な AGD 症例の臨床経過，画像所見，神経学的所見や精神症状についてはまだ蓄積が少ない．また認知症のない高齢者においても嗜銀顆粒はしばしば観察され，その出現頻度は加齢とともに増加するため，嗜銀顆粒の出現のみでは認知症は出現しないと考えられている．嗜銀顆粒が他の神経変性疾患に合併して認められた場合や，加齢性変化として出現し臨床症状にどの程度の影響を与えているかが不明な場合は「嗜銀顆粒性疾患」として区別する必要がある[4]．

2 臨床症候（表4-25）および診断

　診断には病理学的検索が必須であるため，臨床所見に関する検討は十分ではない．高齢発症例が多く，平均発症年齢は80歳前後であるが，まれに若年～初老期発症例の報告もある．初発症状は記憶障害が多いが，易怒性や焦燥で発症する例もある．遂行機能や他の認知機能は比較的保たれる傾向がある．周囲への配慮能力を欠いた自己中心的行為 going my way behavior や，性格変化や易刺激性，攻撃性，頑固，自発性低下（アパシー）

表4-25　AGD の臨床症候

1) 高齢発症例が多い
2) 健忘や記憶障害を主徴とする
3) 進行は緩徐で，遂行機能が比較的保たれる
4) 性格変化，易怒性，攻撃性，頑固，自発性低下など，FTD に類似した症状を示す
5) 画像的に，左右差をもった側頭葉内側前方の萎縮，機能低下，血流低下を示す
6) 髄液バイオマーカー，アミロイド PET は原則として正常である
7) ドネペジルには不応性である

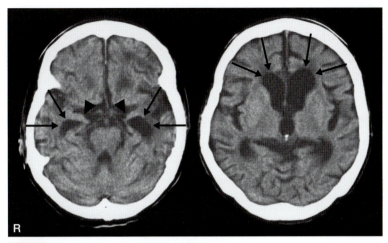

図 4-82 ▶ AGD 自験剖検例の頭部 CT 画像
死亡時 95 歳の女性．85 歳頃に徘徊や自己中心的行動で発症し，暴言や暴力行為が目立ち，周辺症状の強い AD と診断された．末期まで疎通性や日常生活動作は保たれていた．提示した CT 画像は 90 歳時に撮影された．側脳室の拡大が強く，特に前角と下角で目立ち（矢印），左右差を認める（左に強い）．海馬は前方優位に萎縮し，扁桃核を含めた側頭葉内側面前方の萎縮が強い（矢尻）．前頭葉皮質の萎縮は高度ではなく，脳室周囲の低吸収像も目立たない．R：右側

など認知症の行動・心理症状 behavioral and psychological symptoms of dementia（BPSD）が目立つ例が多く，これは嗜銀顆粒の蓄積部位である辺縁系の障害を反映していると考えられている．また，これらの精神症状はしばしばピック病を含めた FTD に類似するが，FTD に比して軽いことが多い．進行は緩徐で，軽度認知障害 mild cognitive impairment（MCI）に長期間とどまる傾向がある．日常生活動作 activities of daily living（ADL）も長期にわたって保たれる傾向があり，比較的早期から ADL が低下する AD とは対照的である．通常は失語，失行，失認などの大脳皮質巣症状は明らかでないが，パーキンソニズムを呈した例の報告は散見される．

　頭部 CT や MRI では，左右差を伴う迂回回（側頭葉内側前方で扁桃核と側頭葉の結合部に位置する）や扁桃核を中心とする側頭葉内側面前方の萎縮を伴い，AD との鑑別に有用である（図 4-82）．前方海馬や扁桃核の萎縮を反映して MRI・VSRAD（voxel-based specific regional analysis system for Alzheimer's disease）の Z スコアは高値を呈することが多い．Mini-Mental State Examination（MMSE）などの認知機能検査の結果に比して VSRAD の Z スコアが不釣り合いに高値である場合は，AD よりも本症を疑う必要がある．脳血流シンチグラフィや FDG（^{18}F-fluorodeoxyglucose）-PET では側頭葉内側の血流低下，機能低下を示し，大脳基底核や小脳の diaschisis（遠隔効果）を伴うこともある．PiB（Pittsburgh compound-B）-PET などのアミロイドイメージングは AD と本症の鑑別に有用であり，アミロイド陰性例に本症は含まれる．髄液バイオマーカーは原則として正常である．アポリポ蛋白 E〔apolipoprotein E（ApoE）〕遺伝子の ε4 対立遺伝子は AGD と関連しない．

　AD 以外で，本症と同様に主に内側側頭葉が障害され，記憶障害で発症してくる鑑別診断上重要な疾患に，神経原線維変化型老年期認知症 senile dementia of the neurofibrillary tangle type（SD-NFT）がある〔詳細は「神経原線維変化型老年期認知症」の項（☞ 206 頁）を参照〕．SD-NFT は，AGD と同様に記憶障害を主徴として他の認知機

能は比較的保たれ進行が緩徐であるが，精神症状が目立たず，行動異常，性格変化がみられないことが特徴的である．頭部画像検査では前方海馬や扁桃核など内側側頭葉前方優位に左右差のある萎縮を呈するAGDと比べて，SD-NFTでは後方海馬を主体に内側側頭葉後方優位に萎縮するので，鑑別に有用である．

3 病理と病態

脳萎縮は側頭葉内側の前方に強くみられる．前頭・側頭極，側頭葉外側面，前頭・頭頂穹窿部の萎縮はADに比べて軽い傾向がある．冠状断割面では，側脳室下角の左右差をもつ拡大，迂回回に強調された側頭葉内側面の萎縮が特徴的であり（図4-83），ADにみられるような固有海馬，大脳新皮質の萎縮は目立たない．

組織学的には，GB鍍銀染色で明瞭に可視化される嗜銀性の顆粒状構造物が，主に扁桃核，半月回，迂回回（図4-84A），海馬，海馬支脚，海馬傍回，嗅内野など内側側頭葉の神経線維網neuropilに多数みられる．また，嗜銀顆粒は帯状回，島回，側頭葉新皮質，側坐核，中隔核や視床下部にも認められる．嗜銀顆粒の長径は2～15μmで，しばしば表面に棘状，瘤状の突起を伴っている．嗜銀顆粒の大部分は樹状突起とその棘上に形成され，一部は軸索上にみられる．抗リン酸化タウ抗体（AT8）を用いた免疫染色でも同様の構造物を見いだすことができ，感度はより高い．HE染色，KB染色で嗜銀顆粒を同定することは不可能である．AGDにおける認知症の出現には嗜銀顆粒の出現のみではなく，病変の進展による辺縁系（特に扁桃核）の変性が重要であると考えられている[3]．迂回回を中心とする大脳皮質基底核結合部や扁桃核の萎縮が高度となり（後述のステージⅢ），同部にグリオーシスや腫大神経細胞の出現，神経細胞脱落などの変性像が認められるようになると認知症を呈すると考えられる（図4-84B）．

タウアイソフォーム特異抗体では，抗4リピートタウ抗体RD4に陽性，抗3リピートタウ抗体

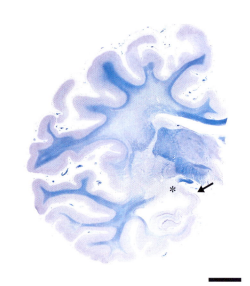

図4-83 AGD自験剖検例の大脳冠状断像（前方海馬を通る断面）
側脳室下角の拡大，高度の海馬萎縮に加えて，扁桃核（＊）と迂回回（矢印）の萎縮も認める．KB染色，スケールバー10mm．

RD3には陰性を示し，両者に陽性となるAD関連のタウ病変と区別される．また嗜銀顆粒の出現する皮質には腫大神経細胞ballooned neuronや抗リン酸化タウ抗体陽性/GB鍍銀染色陰性のpre-tangle（神経原線維変化前駆体）も認められる（図4-84C）．本疾患に特異的ではないが，側頭葉内側面の皮質や扁桃核には特徴的な形態を示すbush-like astrocyte（図4-84D）がしばしば認められる．bush-like astrocyteは抗リン酸化タウ抗体で明瞭に染色されるが，GB鍍銀染色ではあまり目立たない．coiled bodyや進行性核上性麻痺で観察されるtuft-shaped astrocyteと同様の形態のタウ陽性/嗜銀性構造物を少数認めることもある．

嗜銀顆粒の超微形態は9～19nmないし25nmの直細管と報告され（図4-85），neuropil threadやADのNFTで認められるpaired helical filamentとは異なる線維構造の凝集を示している．

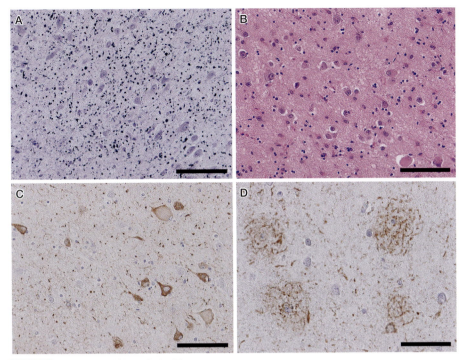

図 4-84 ▶ AGD 自験剖検例の病理所見

A：迂回回 ambient gyrus の神経線維網にみられた多数の嗜銀顆粒．嗜銀顆粒は GB 鍍銀染色で，棍棒状や紡錘状を呈する黒色の顆粒状構造物として容易に同定可能である．神経細胞には嗜銀性構造物はみられない．B：扁桃核 amygdala にはグリオーシス，肥胖性アストロサイトの増生，神経線維網の粗鬆化，腫大神経細胞を認める．C：嗜銀顆粒は抗リン酸化タウ抗体を用いた免疫染色で明瞭に染色される．神経細胞の胞体が微細顆粒状に染色される pre-tangle が多数認められ，腫大神経細胞は淡い陽性所見を呈する（扁桃核）．D：側頭葉内側面皮質表層の bush-like astrocyte．bush とは無数の枝が，根元から茂みのように出ている低木を意味する．アストロサイトの突起の近位部から遠位部まで明瞭に染色される特徴的な形態は，進行性核上性麻痺でみられる tuft-shaped astrocyte や，大脳皮質基底核変性症でみられる astrocytic plaque とは形態学的に異なる．
スケールバー：A〜C：100 μm，D：50 μm．
染色法：A：GB 鍍銀染色，B：HE 染色，C，D：抗 AT8 抗体免疫染色．

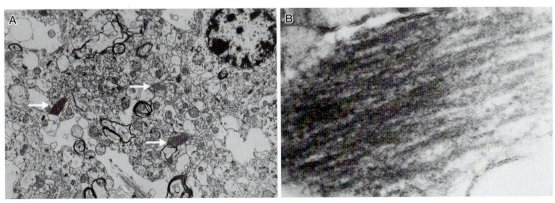

図 4-85 ▶ 嗜銀顆粒の超微形態

A：神経線維網に散在する紡錘形の嗜銀顆粒（矢印）．B：太矢印の嗜銀顆粒を拡大すると，20〜25 nm の直細管が密に束状配列した集合体であることが示唆される．
A：4,000 倍，B：60,000 倍

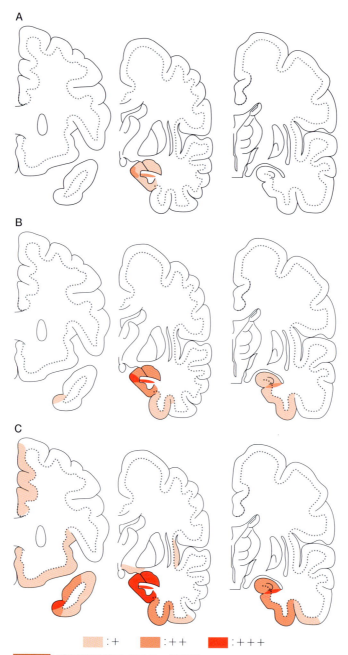

図4-86 嗜銀顆粒性認知症ステージ分類

A(ステージⅠ):嗜銀顆粒を迂回回周囲,扁桃体移行部に限局して認める(迂回回ステージ).B(ステージⅡ):嗜銀顆粒が,側頭葉内側面の後方および前方に拡大して認められる(側頭葉内側面ステージ).C(ステージⅢ):嗜銀顆粒の出現部位が前脳基底部,前帯状回,中隔核,側坐核や視床下部に及ぶ(前頭葉進展ステージ).
(左から脳梁膝部を通る冠状断,乳頭体を通る冠状断,外側膝状体を通る冠状断)

〔Saito Y, Ruberu NN, Sawabe M, et al: Staging of argyrophilic grains: an age-associated tauopathy. J Neuropathol Exp Neurol 63: 911-918, 2004 より〕

4 病変のステージ分類と認知症との関連

AGDにおける嗜銀顆粒は段階的，領域選択的に出現，分布することが特徴で，ステージングが提唱されている[2]．嗜銀顆粒を迂回回周囲，扁桃体移行部に限局して認めるものをステージⅠ，側頭葉内側面を後方および前方に進展して認められるものをステージⅡ，前脳基底部，前帯状回，中隔核，側坐核や視床下部に病変が及ぶものをステージⅢと分類する（図4-86）．ステージⅠでは神経細胞脱落はなく，臨床症状も認められないが，ステージⅡで腫大神経細胞やリン酸化タウ陽性顆粒が目立ち始め，臨床的にはMCIを呈する．ステージⅢでは迂回回のグリオーシスや神経細胞の空胞変性が認められ，臨床的に認知症を呈する．年齢が増すごとに嗜銀顆粒をもつ症例の頻度は高くなり，進展ステージは上昇し，嗜銀顆粒の出現と進展は年齢依存性老化性変化であると考えられている．

5 治療および今後の展望

疾患特異的な治療法は存在せず，精神症状に対する対症療法が主体となる．ドネペジルの効果はADやDLBに比べて低く，ノンレスポンダーのことが多い．

AGDは臨床医の間ではいまだに認知度が低いが，ADやDLBとは認知症の進行スピードや，陽性症状の出現頻度が異なり，患者や介護者の対応に大きな違いをもたらすため，臨床上鑑別する意義は大きい．本症は高齢者に多いため，鑑別診断なき抗認知症薬のむやみな投与は，錐体外路症状などの出現の可能性やQOLの低下を誘発する危険性が危惧される．さらに認知症治療薬の開発治験においても，本症の臨床的鑑別，除外はきわめて重要である．今後は臨床診断法の開発とともに，根本的効果が期待される疾患修飾療法の開発が進むことが期待される．

■文献

1. Braak H, Braak E: Argyrophilic grains: characteristic pathology of cerebral cortex in cases of adult onset dementia without Alzheimer changes. Neurosci Lett 76: 124-127, 1987
2. Saito Y, Ruberu NN, Sawabe M, et al: Staging of argyrophilic grains: an age-associated tauopathy. J Neuropathol Exp Neurol 63: 911-918, 2004
3. 吉田眞理：Argyrophilic grain dementiaの神経病理．神研の進歩 48：419-427, 2004
4. 齊藤祐子：嗜銀顆粒性認知症の臨床と診断．老年精医誌 27 増刊1：80-87, 2016

（岩崎 靖）

第4章 主要疾患の病態

9 神経原線維変化型老年期認知症

1 はじめに

神経原線維変化型老年期認知症 senile dementia of the neurofibrillary tangle type (SD-NFT) は，アルツハイマー病 Alzheimer's disease (AD) と同様に海馬領域を中心に多数の神経原線維変化 neurofibrillary tangle (NFT) を有するものの，老人斑をほとんど欠く老年期認知症の一疾患である[1,2]．NFT は異常にリン酸化したタウ蛋白の蓄積であり，本症は高齢発症の孤発性タウオパチーの1つに位置づけられる．過去には辺縁系神経原線維変化認知症 limbic neurofibrillary tangle dementia，神経原線維変化優位型老年期認知症 NFT-predominant form of senile dementia，神経原線維変化を伴う老年期認知症 senile dementia with tangles，神経原線維変化のみの認知症 tangle only dementia，神経原線維変化優位型認知症 NFT-predominant dementia などの名称でも記述されていた．以前は AD の非典型例あるいは亜型として AD のスペクトラムでとらえられていたが，Yamada ら[2]の詳細な臨床病理学的検討により，AD とは異なる新しい疾患単位として認識されるようになった．

2 疫学

SD-NFT の頻度は，久山町研究において認知症剖検例中の4.9％，Yamada らによる老人病院における認知症剖検例の検討では4.8％であった[1]．他の文献でも認知症剖検例における本症の頻度は1.7～5.6％と報告されており，本症の認知症高齢者における頻度は5％程度と推定される．発症は加齢に伴い増加し，90歳以上では認知症患者の約20％を占めると考えられている．

3 臨床症候

通常，初発症状は記憶障害である．主に後期高齢者(特に85歳以上)に発症し，緩徐進行性の認知機能障害を主徴とする．初期には記憶障害以外の認知機能や人格は比較的保たれる傾向がある(軽度認知障害段階)．次第に失見当識や他の認知機能障害が現れ，認知症段階に至るが，長期間にわたって軽度認知障害段階にとどまる症例も多い．高度の記銘力障害を呈しても，全般的知的機能，特に遂行機能は比較的保たれ，認知症の程度としては軽い印象を受ける例が多い．認知症の行動・心理症状 behavioral and psychological symptoms of dementia (BPSD) や精神症状は目立たない例が多いが，妄想(被害妄想や被毒妄想)やせん妄がみられる例もある．通常は失語，失行，失認などの大脳皮質巣症状やパーキンソニズムは明らかでない．

頭部 CT や MRI などの形態画像では海馬領域の萎縮がみられるが，大脳皮質のびまん性萎縮は比較的軽度の場合が多い(図4-87)．血管性病変が共存してみられることも多い．

4 神経病理所見

固有海馬(特に CA1 領域)と海馬傍回(特に嗅内野から移行嗅内野領域)を含む海馬領域に，大量の NFT が neuropil thread(神経線維網のタウ陽性/嗜銀性の糸屑状構造物)とともに出現し(図4-88)，グリオーシスと神経細胞脱落を伴う．NFT は火炎状 flame-shaped を呈し，AD でみら

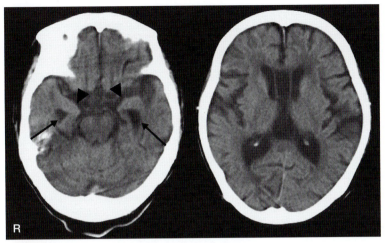

図 4-87 SD-NFT 自験剖検例の生前の頭部 CT 画像

死亡時 101 歳の女性．85 歳頃に記憶障害で発症し，AD と診断された．98 歳頃まで日常生活動作は自立していた．認知症の周辺症状は明らかでなく，末期まで疎通性や礼節は保たれていた．
提示した CT 画像は死亡約 1 週間前に撮影された．側脳室下角の拡大と後方海馬の萎縮を認めるが（矢印），扁桃核は比較的保たれている．大脳萎縮は比較的軽く，虚血性変化は目立たない．R：右側

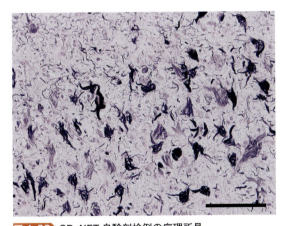

図 4-88 SD-NFT 自験剖検例の病理所見

嗅内野 entorhinal cortex にみられた多数の NFT と ghost tangle, neuropil thread．NFT は形態学的に AD と同様の火炎状を呈する（flame-shaped NFT）．GB 鍍銀染色，スケールバーは 100 μm．

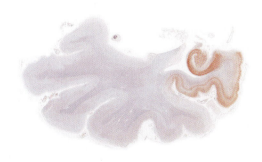

図 4-89 SD-NFT 自験剖検例の側頭葉の抗リン酸化タウ抗体 AT8 を用いた免疫染色

固有海馬から移行嗅内野 transentorhinal cortex にかけて高度のリン酸化タウの沈着（褐色調を呈する部位）を認めるが，側副溝をはさんだ側頭葉新皮質にはほとんど陽性所見を認めない．本症例の NFT の分布は，6 段階の Braak 分類のステージⅢに相当する．スケールバーは 10 mm．

れる NFT と形態学的な差は認められない．また，NFT はマイネルト核，扁桃核，側坐核，中脳水道周囲灰白質，青斑核，上中心核，嗅球などにも散在するが，大脳新皮質にはほとんど認められない．海馬領域の NFT 量は AD よりも多いが，側副溝を越えて側頭葉新皮質に至るとその量は急激に減少し，NFT の分布は Braak 分類のステージⅢ〜Ⅳ（limbic stage）にとどまる（図 4-89）．多数の ghost tangle（細胞外 NFT；神経細胞死ののちに NFT だけが残されたもの）を伴うことも SD-NFT の特徴である．NFT と ghost tangle は GB 染色，抗リン酸化タウ抗体を用いた免疫染色で明

瞭に描出されるが，HE 染色でも同定することは可能である．ghost tangle は主として，海馬，嗅内野表層に多数観察され，NFT と比べて免疫染色上はリン酸化タウ抗体の染色性が低下し，GB 鍍銀染色での嗜銀性の低下も認める．NFT は免疫染色では3リピートタウと4リピートタウの両者に陽性を示すが，ghost tangle では3リピートタウの陽性像が優位である．NFT の超微形態 paired helical filament（PHF），構成成分のタウ蛋白のアイソフォーム（3リピートタウ＋4リピートタウ），タウ蛋白のリン酸化やアセチル化などの翻訳後修飾には，AD との違いは見いだされていない．病理学的に AD と最も異なる点は，老人斑（アミロイドβ沈着）はほとんどみられず，脳アミロイド血管症も軽微である点である．グリア細胞内のタウ陽性/嗜銀性封入体もみられるが，基本的にタウの蓄積は神経細胞とその突起内が主体である．時に TDP-43（TAR DNA-binding protein of 43 kDa）陽性構造物が併存することもある．また脳血管障害や嗜銀顆粒性認知症 argyrophilic grain dementia（AGD）などの混合病理が複合的に認知症を引き起こしている，と考えられる例もしばしばみられる．Yamada らによる神経病理学的診断基準を表4-26[1,2]に示す．少数の老人斑がみられる場合は AD との鑑別が問題になる．

5 病態

SD-NFT では記憶障害が主体で軽度認知障害段階と考えられる状態が長期間継続する傾向があるが，このような病態は脳病変の性質，分布や程度に強く関連している．海馬領域は加齢とともに NFT が出現する領域である．明らかな認知症のない百寿者脳にみられる NFT の分布パターンは，SD-NFT のそれに類似しており，SD-NFT は脳の老化過程が加速された病態を表現している可能性が推定されている．また，軽度認知障害 mild cognitive impairment（MCI）レベルの高齢者のなかに SD-NFT と同様の病理を示す例が多くあり，

表4-26 神経原線維変化型老年期認知症（SD-NFT）の神経病理学的診断基準

A．下記の神経病理学的特徴を有する老年期発症の認知症である
1．海馬領域に多数の神経原線維変化（NFT）がある[*1]
2．脳全体にわたり老人斑（Aβ沈着）をほとんど欠く

B．NFT が出現する他の認知症疾患を除外できる[*2]

Aβ：アミロイドβ蛋白
[*1] 多数の NFT が海馬および海馬傍回（特に，CA1，海馬支脚，嗅内皮質，移行嗅内野皮質）にみられ，neuropil threads と神経細胞脱落を伴う．NFT は扁桃核，島，マイネルト核などにもみられるが，大脳新皮質にはまれである．NFT の分布は Braak & Braak 分類のⅢからⅣ（limbic stage）に該当する．
[*2] アルツハイマー型認知症，進行性核上性麻痺，石灰化を伴うびまん性神経原線維変化病（DNTC），第17染色体に連鎖する前頭側頭型認知症およびパーキンソニズム（FTDP-17），筋萎縮性側索硬化症/パーキンソニズム/認知症複合など．

〔山田正仁：神経原線維変化型老年期認知症―診断と治療の展望―．老年精神医学雑誌 27 増刊1：73-79，2016，Yamada M：Senile dementia of the neurofibrillary tangle type（tangle-only dementia）：neuropathological criteria and clinical guidelines for diagnosis. Neuropathology 23：311-317, 2003 より一部改変〕

これは SD-NFT の進行過程における認知症前段階に該当すると考えられる．

6 鑑別診断

本症の臨床診断ガイドラインを表4-27に示す．確定診断には病理学的検索が必須であるが，現時点では本症を臨床的に診断することは困難である．しかしながら，本症を臨床的に鑑別することは，患者の治療法や予後を考えるうえできわめて重要である．AD や他の非アルツハイマー型変性認知症（特に AGD）との鑑別が問題となるが，剖検で SD-NFT と確定診断された例の多くは，生前は AD と診断されていた．また，AGD や血管性病変とのオーバーラップ病理を有する例が少なくないことに，診断上配慮する必要がある．高齢者の認知症診療では，AD やレビー小体型認知症 dementia with Lewy bodies（DLB）だけでなく，SD-NFT や AGD などの高齢発症タウオパチーが少なからぬ頻度でみられること，脳血管障害などのさまざまな病変が混在していることを十分認識する必要がある．

表 4-27 神経原線維変化型老年期認知症（SD-NFT）の臨床診断ガイドライン

1. 発症：老年期（特に後期老年期）に記憶障害で発症
2. 臨床症状と経過：初期は記憶障害を主体とし，他の認知機能や人格は比較的保たれる（軽度認知障害段階）．その後緩徐に進行し，見当識や他の認知機能も障害されてくる（認知症段階）
3. 頭部画像（CT/MRI）：海馬領域の萎縮と側脳室下角の拡大（大脳皮質のびまん性萎縮は比較的軽度）
4. 鑑別診断：アルツハイマー型認知症および他の非アルツハイマー型変性認知症を鑑別*

*アルツハイマー型認知症の鑑別にアミロイドイメージングが有用

〔山田正仁：神経原線維変化型老年期認知症—診断と治療の展望—．老年精神医学雑誌 27 増刊 1：73-79, 2016, Yamada M：Senile dementia of the neurofibrillary tangle type（tangle-only dementia）：neuropathological criteria and clinical guidelines for diagnosis. Neuropathology 23：311-317, 2003 より一部改変〕

　高齢で発症する AD は，症候的にも記憶障害を主体として緩徐に進行し，明瞭な大脳皮質巣症状を欠き，病変も側頭葉内側部に限局性に神経変性が強調されるタイプが多く，SD-NFT と共通点が多い．そのため，健忘型 MCI で発症してくる高齢発症例では，SD-NFT と AD の鑑別が問題となる．記憶障害の特徴からは両者の鑑別は困難であるが，SD-NFT は AD と比べ，より高齢発症する傾向があること，進行がより緩徐であることが重要な鑑別点である．

　画像による鑑別については，頭部 CT，MRI では AD も SD-NFT も内側側頭葉萎縮を呈する点で共通しているが，SD-NFT では後方海馬の萎縮がより強く，側脳室下角の開大が目立つ傾向がある．海馬の前方が保たれ，扁桃核の萎縮も目立たないことから，MRI VSRAD（voxel-based specific regional analysis system for Alzheimer's disease）のZスコアは高値を呈することは少ない．

　脳血流 SPECT，FDG-PET などの機能画像については，AD では後部帯状回〜楔前部，頭頂側頭葉に低下がみられるが，SD-NFT との比較については，病理学的な裏づけのある症例のデータが十分に集積されていない．AD においても内側側頭葉に限局した血流低下を示す例があるなど，代謝や血流低下の病態は多様であり，今後は病理

学的に診断された症例を用いた詳細な比較検討が必要である．アミロイドイメージングは AD と SD-NFT などの高齢発症タウオパチーとの鑑別に有用なツールであり，本症はアミロイド陰性例に含まれる．臨床的にほぼ確実な AD（clinically probable AD）と臨床診断される例のなかにアミロイドイメージング陰性例があり，このなかに SD-NFT や他の非 AD 例（AGD など）が含まれていると考えられる．また，タウイメージングの臨床開発において，PET で AD 患者のタウ病変を生前に描出できることが報告されており，今後は SD-NFT においても NFT を検出できる可能性を検証することが期待される．

　脳脊髄液マーカーについては十分なデータがないが，アミロイドマーカーである $A\beta1\sim42$ の低下はみられないと考えられ，一方でリン酸化タウの異常は推定される．脳脊髄液検査が診断上有用となる可能性があり，脳脊髄液マーカーの感度・特異度を確立するために，今後は病理学的に確定診断された症例データの蓄積が必要である．

　アポリポ蛋白 E〔apolipoprotein E（ApoE）〕遺伝子の ε4 のアリル頻度は AD と比べて有意に低く，一方で ε2 が高頻度である．しかしながら，ApoE 遺伝子に ε4 を有する場合は AD の診断をサポートするものの，ε4 を有さない AD 例も多数あり，ApoE 検索の診断的意義は限定的である．タウ遺伝子には変異を認めないが，タウ遺伝子 H1 ハプロタイプとの関連が報告されており，アミロイド β とは独立したタウ沈着メカニズムの関与が考えられる．

7　primary age-related tauopathy との関連

　最近，加齢に伴い海馬領域を中心に NFT が出現する病理・病態を広く "primary age-related tauopathy（PART）" とよぶことが提案された[3]．PART の診断基準では Braak の NFT ステージが IV 未満で，アミロイド β 沈着がないか，あっても軽度（Thal のアミロイド β phase 2 以内）で

あることが definite ないし，possible として推奨されている．"PART"は，認知機能正常者にみられる軽微な NFT の出現から，SD-NFT までを含む病理学的な概念である．

8 治療および今後の展望

現在，SD-NFT に対して有効性が証明されている治療法はない．多くの患者は AD との臨床診断のもとに抗 AD 薬(コリンエステラーゼ阻害薬や NMDA 受容体拮抗薬)が投薬されていると考えられるが，その効果や反応性の AD との違いは検証されていない．また SD-NFT では，合併する脳血管障害や複合病理により病状や経過がしばしば修飾される．実際の臨床の場においては，何年にもわたって認知機能障害が進行せず，認知症の周辺症状も目立たないため，抗認知症薬が著効しているような印象を受ける高齢認知症患者のなかに SD-NFT 患者が多く含まれている可能性がある．臨床診断法の発展とともに，根本的効果が期待される疾患修飾療法の開発が進展することが望まれる．

■文献

1. 山田正仁：神経原線維変化型老年期認知症—診断と治療の展望—．老年精神医学雑誌 27 増刊 1：73-79, 2016
2. Yamada M: Senile dementia of the neurofibrillary tangle type (tangle-only dementia): neuropathological criteria and clinical guidelines for diagnosis. Neuropathology 23: 311-317, 2003
3. Crary JF, Trojanowski JQ, Schneider JA, et al: Primary age-related tauopathy (PART): a common pathology associated with human aging. Acta Neuropathol 128: 755-766, 2014

〈岩崎 靖〉

第4章 主要疾患の病態

10 石灰沈着を伴うびまん性神経原線維変化病

1 はじめに

石灰沈着を伴うびまん性神経原線維変化病 diffuse neurofibrillary tangles with calcification (DNTC)は、前頭側頭葉の局所性萎縮を呈し、大脳皮質に神経原線維変化 neurofibrillary tangle (NFT)が多数出現するものの老人斑を欠き、ファール病様の石灰沈着を伴うまれな疾患である[1,2]。小阪-柴山病 Kosaka-Shibayama disease ともよばれ、ほとんどが本邦からの報告である。アルツハイマー病 Alzheimer's disease (AD)や高齢者タウオパチーの病態を理解するうえでも重要な疾患であるが、確定診断には病理学的検索が必須である。

2 臨床症状と画像所見，検査所見

最近提唱された臨床診断基準を表4-28に示す[1,2]。初発症状は、記銘力障害や見当識障害が多い。40～60歳代の初老期発症例が多いが、老年期発症例もある。発動性低下や思考怠惰、幻覚・妄想、脱抑制、性格変化(易怒性)を初発症状とした例の報告もある。進行は緩徐で初期には接触性も保たれており、神経症状も乏しいことから

表4-28 石灰沈着を伴うびまん性神経原線維変化病(DNTC)の臨床診断基準

[1]DNTCの診断に必要な特徴(probable, possible ともに)
- 認知症がある。具体的には、進行性の認知機能低下を認め、そのために社会的または職業的機能に障害をきたしている。
- 記憶障害は、初期には目立たないこともあるが、進行とともに明らかになるのが典型的である。

[2]中核的特徴
probable DNTCと診断するためには、A+BまたはA+Cを満たす必要がある。possible DNTCと診断するためには、Aのみでよい。
- A．CT像にて、大脳基底核と小脳歯状核に(両方またはどちらかに)、両側性に、明らかな石灰化を認める(ファール病様石灰化)。
- B．前頭葉・側頭葉症候群を認め、そのために社会的または職業的機能に障害をきたしている。
- C．CTまたはMRI像にて、両側性に、側頭葉または前頭側頭葉の限局性萎縮を認める。

[3]支持的特徴
よく認められる所見であるが、診断的な特異性は不明である。
- 初老期発症
- 病識の欠如
- 自発性の喪失
- 錐体外路徴候
- 血清カルシウム(Ca)値・リン(P)値や副甲状腺ホルモン値は正常範囲内
- 脳血流SPECTでびまん性の血流低下、特に両側の側頭前頭葉に目立つ。

[4]以下の所見を認める際には、DNTCの診断は疑わしい。
- 局所性の神経徴候あるいは脳画像上から、脳血管障害が明らかである。
- 臨床像を、一部分あるいはすべて、説明することが可能な他の疾患あるいは脳障害がある。
- 初期から、けいれん発作や歩行障害が目立つ。

〔Ukai K, Kosaka K: Diffuse neurofibrillary tangles with calcification (Kosaka-Shibayama disease) in Japan. Psychiatry Clin Neurosci 70: 131-140, 2016, 寺田整司：石灰化を伴うびまん性神経原線維変化病(DNTC)．老年精神医学雑誌 27：67-74, 2016 より一部改変〕

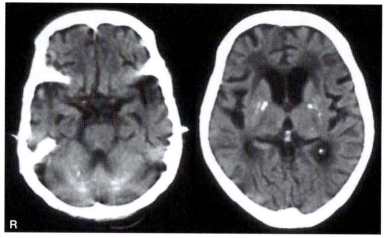

図 4-90 DNTC 自験剖検例の生前の頭部 CT 像（88 歳の女性）
両側基底核，小脳歯状核の石灰化に加えて，側脳室下角の拡大，海馬の萎縮，側脳室前角周囲の低吸収域がみられる．
R：右側

AD と診断されることも少なくないが，前頭側頭型認知症 frontotemporal dementia（FTD），ピック病と診断された例もある．

中期になると，落ち着きのなさや攻撃性，自発性欠如，多幸などが出現することが多い．健忘失語や反復言語 palilalia，滞続言語などの言語症状，失行・失認などの大脳皮質巣症状が加わってくる．口唇傾向（クリューヴァー・ビューシー Klüver-Bucy 症候群）を呈する例もある．進行するとパーキンソン症状や錐体路症状を伴ってくる．さらに進行すると嚥下障害や原始反射も出現し，やがて寝たきりとなり，最終的には失外套状態となる．

血液検査では血清カルシウム値やリン値，副甲状腺ホルモン値に異常を認めない．頭部 CT では脳内石灰化が病初期からみられるが（図 4-90），病期が進行しても石灰化の程度にはほとんど変化はみられない．石灰化は，大脳基底核から小脳歯状核，大脳白質にわたって広範囲に認める例が多いが，生理的範囲内にとどまる例も報告されている．経時的な頭部 CT や MRI による検討では，大脳萎縮は病初期にはあまり目立たないが，経過とともに進行する．典型例では，側頭葉優位に前頭側頭葉の限局性萎縮を呈し，左右差は認めない

ことが多い．側頭葉の萎縮は前方により強いが，ピック病でみられるような knife edge 様萎縮にまで至ることはまれである．前頭葉の萎縮は眼窩面に強調されるが，穹窿面に目立つ例も報告されている．病期の進行とともに側脳室下角の開大が顕著になる．ファール病（コラム 5 参照）とは限局性の脳萎縮を認めないことが鑑別点となる．長期経過例では，頭部 CT での脳室周囲低吸収域 periventricular lucency（PVL）あるいは頭部

> **コラム 5　ファール病 Fahr's syndrome**
>
> 大脳基底核（線条体，淡蒼球），小脳歯状核に左右対称性に原因不明の石灰化をきたす疾患であり，加齢に伴う生理的石灰化（高齢者における淡蒼球や歯状核の点状石灰化）は除く必要がある．若年者から中高年まで幅広い年齢層にわたり発症し，脳内石灰化の出現時期は明確でないことが多い．頭部 CT での特徴的な脳内石灰化所見と，これをきたしうる他疾患の除外により診断される．多くは孤発例，原因不明であるが，家族歴が認められる例については，家族性特発性基底核石灰化症 familial idiopathic basal ganglia calcification（FIBGC）と呼称される．頭部 CT で偶発的にみつかる例が多く，精神症状や認知機能障害を伴う例では DNTC との関連，AD の合併を検討することが重要である．

MRIでの脳室周囲高信号域 periventricular hyperintensity（PVH）が認められる例が多い．脳血流 SPECT では高度の血流低下を前頭側頭葉に認め，頭頂葉にまで広がる例も報告されている．PET では前頭葉および側頭葉での糖代謝低下が報告されている．基底核領域での血流低下や糖代謝の低下は認めないとする報告もあるが，基底核領域の血流低下を示した例や，左右で基底核石灰化の程度が顕著に異なり，石灰化の目立つ側で血流が低下していた例も報告されている．髄液所見では，アミロイドβ，リン酸化タウはともに正常とする報告もあるが，アミロイドβが低下していた例，リン酸化タウが上昇していた例の報告もある．

3 神経病理学的所見

a. 大脳萎縮の分布と組織所見

剖検報告例の脳重は 720～1,300 g で，肉眼的には前頭側頭葉（側頭葉優位）の限局性萎縮と側脳室下角の著明な開大が特徴的である（図4-91）．側頭葉の萎縮は側頭極で最も強く，後方では軽くなる．大脳萎縮はピック病に類似するが，DNTC では扁桃核，海馬，上側頭回，島回にまで広がることが多い．

組織学的には萎縮の強い領域において，皮質全層にわたるグリオーシスと神経細胞脱落を認め，皮質表層には海綿状変化が目立つ．大脳白質にもグリオーシスや髄鞘染色での淡明化を認め，皮質の神経細胞脱落に伴う 2 次性変化としては説明できないほど目立つことも多い．また，大脳白質には高度の細動脈硬化が認められ，血管病変が白質病変に影響している可能性もある．扁桃核の病変も比較的強く，次いで尾状核にも変性を認める．

b. 神経原線維変化およびタウ

NFT は海馬領域を主体に多数出現し（図4-92A），大脳皮質全域のほか，扁桃核やマイネル

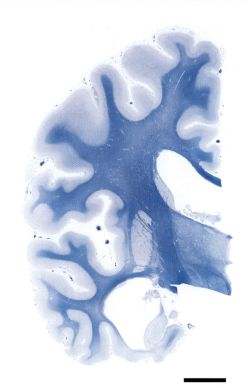

図4-91 ▶ DNTC 自験剖検例の大脳冠状断像（後方海馬を通る断面）
側脳室下角の著明な拡大，高度の海馬萎縮を認める．スケールバー：10 mm，染色法：KB 染色．

ト核にも多く，尾状核，被殻，視床，視床下部，縫線核，青斑核などにも出現する．NFT は火炎状 flame-shaped を呈し，形態学的に AD でみられる NFT と同じである．海馬領域には細胞外NFT（ghost tangle）や neuropil thread が多数出現することも DNTC の特徴である．NFT の分布は，側頭葉では前方部に多く，側頭極でも目立つ．NFT を電子顕微鏡で観察すると，直径 8～20 nm で約 8 nm 周期のねじれを示す対らせん状細線維 paired helical filaments（PHF）と少量の直細管が認められ，AD の NFT と同様である．グリア細胞内のタウ陽性/嗜銀性封入体も少数みられるが，本疾患におけるタウの蓄積は神経細胞とその突起内が主体である．症例によっては刺様アストロサイト thorn shaped astrocyte やコイル小体 coiled body が多数出現すること，房状アストロサイト tuft-shaped astrocyte も少数であるが出現することが報告されている．

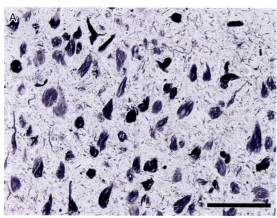
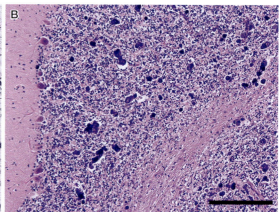

図 4-92 ▶ DNTC 自験剖検例の組織像
A：海馬支脚に多数の NFT と ghost tangle，neuropil thread を認める．NFT の形態は火炎状を呈する．スケールバー：100 μm，染色法：GB 染色．B：小脳皮質の顆粒細胞層に多数の石灰化を認める．スケールバー：200 μm，染色法：HE 染色．

タウのアイソフォーム解析では，AD と同様に 3 リピートタウと 4 リピートタウの両者が蓄積している．

c. 石灰沈着

主に淡蒼球や小脳歯状核に認められるが，大脳白質や線条体，視床，小脳皮質（図 4-92B）・白質などにも広範に認められる．小動脈の血管壁内や血管周囲，あるいは脳実質に遊離して沈着している．組織化学的には類石灰の沈着で，カルシウムやリンの豊富な沈着に加え，鉄や鉛の存在も報告されている．

本邦における 65 歳以上の高齢者全般を対象とした調査では，基底核領域における点状の石灰化は 24～31％ 程度に，基底核領域における斑状の石灰化は 2.1～3.1％ 程度，小脳歯状核の石灰化は 0.2～0.3％ 程度に認められることが報告されている．

d. α シヌクレイン，TDP-43，その他の病理所見

大多数の例において α シヌクレインの異常蓄積を合併しており，扁桃核で最も高頻度である．また，リン酸化 TDP-43（TAR DNA-binding protein of 43 kDa）の異常蓄積も大多数の例で認められることが報告されている．タウ蛋白と α シヌクレイン，TDP-43 との間に何らかの相互作用がある可能性を示唆している．

血管周囲に plaque-like structure とよばれる異常構造物の出現も指摘されている[2]．

4 治療と予後

DNTC に対する有効性が証明されている薬物治療は，現時点で存在しない．進行は比較的緩徐であるので，適切な介護あるいは看護の実施が患者の生活の質を維持あるいは向上させるのに有益である．発症から死亡までの期間は平均約 10 年（3～24 年）である．

■文献

1. Ukai K, Kosaka K: Diffuse neurofibrillary tangles with calcification (Kosaka-Shibayama disease) in Japan. Psychiatry Clin Neurosci 70: 131-140, 2016
2. 寺田整司：石灰化を伴うびまん性神経原線維変化病（DNTC）．老年精神医学雑誌 27：67-74, 2016

（岩崎 靖）

第4章 主要疾患の病態

11 クロイツフェルト・ヤコブ病

1 はじめに

クロイツフェルト・ヤコブ病 Creutzfeldt-Jakob disease（CJD）は，異常プリオン蛋白 prion protein（PrP）の中枢神経内への蓄積によって発症する致死的疾患であり，孤発性，感染性，遺伝性に分けられる[1,2]．*PrP* 遺伝子のコドン 129 には，メチオニンのホモ（MM），バリンとのヘテロ（MV），バリンのホモ（VV）の正常多型がある．また，異常 PrP はプロテアーゼ処理後にウエスタンブロットすると，糖鎖の有無により 3 本のバンドを呈し，最も分子量の軽いバンドが 21 kDa 付近に出現する 1 型 PrP，19 kDa 付近に出現する 2 型 PrP に分類される．コドン 129 多型と PrP 型は CJD の臨床病理所見に大きく影響し，両者を組み合わせて，孤発性 CJD は 6 型（MM1 型/2 型，MV1 型/2 型，VV1 型/2 型）に分類される（表 4-29）[3]．また，MM2 型は臨床病理所見により皮質型と視床型に分けられる．MM1 型が最も典型的な CJD の臨床病理所見を呈し，本邦では孤発性 CJD の約 85％ を占める．

2 症状と診断

CJD は年間 100 万人に 1 人程度の頻度で発症し，やや女性に多い．臨床経過は 3 期に分けられるが，明瞭な区別はなく連続性を示す（表 4-30）．典型例では急速進行性の認知機能障害，頭部 MRI 拡散強調像での大脳皮質・線条体の広範な高信号（図 4-93A），ミオクローヌス，脳波での周期性同期性放電 periodic synchronous discharge（PSD）（図 4-93B）を呈し，臨床診断は比較的容易であるが，これらの所見を呈さない非典型例もある．

遺伝性 CJD は *PrP* 遺伝子変異の部位により臨床症状が異なり，非典型的な臨床所見を呈する症例が多い．本邦で最も頻度の多い V180I CJD（コドン 180 がバリンからイソロイシンへ変異）は浸透率が低く，通常は家族歴を認めない．高齢発症，大脳皮質症状や認知症で初発，緩徐な経過，病的笑いや驚愕反応が目立つ，ミオクローヌスは目立たない，PSD を認めない，などの特徴を呈する．

3 病理所見

CJD の病理所見の特徴は，①海綿状変化 spongiform change，②グリオーシス，特に肥胖性アストロサイトの増生，③神経線維網ニューロピル neuropil の粗鬆化，④神経細胞脱落，⑤異常 PrP の沈着であり，炎症細胞浸潤や神経食現象 neuronophagia はみられない．

経過の短い症例では大脳萎縮は目立たないが，経過に伴って大脳，小脳が萎縮し，脳溝は拡大する．大脳冠状断では大脳皮質・白質，大脳基底核，視床の萎縮，脳室拡大を呈するが，海馬が相対的に保たれるのが特徴である（図 4-94A）．欧米では大脳白質が保たれる亜急性海綿状脳症 subacute spongiform encephalopathy（図 4-94B）がほとんどであるが，本邦では大脳白質が広範に障害される全脳型 panencephalopathic-type（図 4-94C）が約半数を占める．

典型的な海綿状変化は，MM1 型の大脳皮質の神経線維網で観察される，小型で癒合しない無数の空胞 fine vacuole である（図 4-95A）．MM2-皮質型では大型で癒合する，特徴的な空胞 large

表 4-29 孤発性 CJD の各型別の臨床病理学的特徴

		MM1 型	MV1 型	MM2-皮質型	MM2-視床型	MV2 型	VV1 型	VV2 型
	プリオン蛋白遺伝子コドン129多型	Met/Met	Met/Val	Met/Met	Met/Met	Met/Val	Val/Val	Val/Val
	プリオン蛋白型	1型	1型	2型	2型	2型	1型	2型
	以前の分類	古典型	ミオクローヌス型, Heidenhain型	以前は未報告	視床変性症（孤発性致死性不眠症）	kuru 斑型	以前は未報告	失調型, Brownell-Oppenheimer型
頻度	欧米例(%)	67.6	2.7	2	2	9	1	15.7
	本邦例(%)	85.3(MM1＋2の6.7%を含む)	2.7	6.7	4.0(MM2-皮質＋視床型の1.3%を含む)	1.3	0	0
臨床所見	発症年齢	65.5(42-91)	62.1(51-72)	64.3(49-77)	52.3(36-71)	59.4(40-81)	39.3(24-49)	61.3(41-80)
	全経過(月)	3.9(1-18)	4.9(2.5-9)	15.7(9-36)	15.6(8-24)	17.1(5-72)	15.3(14-16)	6.5(3-18)
	臨床症候	典型的なCJDの経過, 急速進行性の認知症, 視覚症状	進行性認知症	不眠, 精神的過活動, 失調, 認知症	進行性の認知症と失調, 長期経過	比較的若年発症, 進行性認知症	失調症状で発症, 認知症はのちに出現
	ミオクローヌスの出現率(%)	97	100	67	50	77	67	66
	PSDの出現率(%)	80	71.4	0	0	7.7	0	7.1
	脳脊髄液中の14-3-3蛋白	陽性	陽性	陽性	陰性	一部で陽性	陽性	陽性
病理学的所見	神経病理所見	典型的な海綿状変化, 病変はしばしば後頭葉に強い傾向	大型で癒合する空胞, 小脳は保たれる	視床と下オリーブ核の高度障害, 大脳皮質, 基底核, 小脳病変はほとんどない	VV2型と類似, 小脳にkuru 斑	大脳皮質と線条体の障害が強い, 小脳, 脳幹は保たれる	脳幹など皮質下諸核の障害が強い, 海綿状変化は皮質深層に限局
	異常プリオン蛋白沈着	シナプス型	空胞周囲の沈着	ほとんどない（弱いシナプス型）	VV2型と類似するがプラーク型, 局所的沈着が目立つ	きわめて弱いシナプス型	プラーク型, 局所的沈着, 神経細胞周囲型

Met：methionine，Val：valine，PSD：脳波上の周期性同期性放電 periodic synchronous discharge

confluent vacuole が認められる（図 4-95B）．抗 PrP 抗体を用いて免疫染色を施行すると，MM1 型ではびまん性微細顆粒状のシナプス型 PrP 沈着（synaptic-type）（図 4-95C），MM2-皮質型では空胞周囲型の PrP 沈着（perivacuolar-type）が認められる（図 4-95D）．基本的に fine vacuole を呈する部位はシナプス型 PrP 沈着を呈し，1 型 PrP 沈着が示唆され，large confluent vacuole の部位は空胞周囲型 PrP 沈着を呈し，2 型 PrP 沈着が示唆される．MRI の拡散強調画像における大脳皮質や線条体の高信号は，海綿状変化を反映していると考えられ，2 型 PrP 沈着部位のほうが 1 型 PrP 沈着部位よりも高輝度を呈し，高信号は長期間にわたって観察される傾向がある．

CJD の病変分布には系統性があり，発生学的に新しい大脳新皮質や線条体が強く障害され，古い部位である海馬，脳幹，脊髄は保たれる傾向がある．基底核病変は線条体に強く，視床病変は内

表4-30 ▶ CJD の臨床経過

1. **第1期**
発症は60歳代が中心．倦怠感，ふらつき，めまい，活動性の低下，視覚異常，抑うつ傾向，記銘力障害，失調症状などの非特異的症状を呈する．MRIの拡散強調像で大脳皮質や基底核に高信号が認められる．

2. **第2期**
認知機能障害が急速に顕著となる．意思の疎通が困難となり，ミオクローヌスが出現する．歩行障害が進行し，歩行困難，寝たきりとなる．神経学的所見では運動麻痺，失語，感覚障害，腱反射の亢進，病的反射の出現，小脳失調，筋強剛，ジストニア，抵抗症，驚愕反応などや脳波での周期性同期性放電が認められる．

3. **第3期**
無動性無言状態*に至り，さらに除皮質硬直肢位や四肢屈曲拘縮に進展する．ミオクローヌスや周期性同期性放電，拡散強調像での高信号は次第に減弱，消失する．
感染症や呼吸不全，衰弱などで死亡する．

*無動性無言状態は，不随意運動もすべて消失し，発語が全くない状態としばしば誤認されるが，基本的には「自発的な運動や意味のある発語がみられなくなった状態」をもって判定し，うなり声，ミオクローヌスや驚愕反応などの不随意運動，ジストニアや全身けいれんを伴っていてもよい．

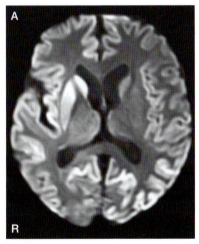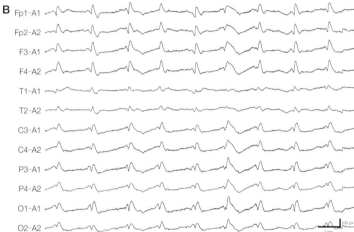

図4-93 ▶ CJD 典型例の頭部 MRI と脳波所見
A：MRIの拡散強調像で大脳皮質と線条体に広範な高信号域を認める．R：右側．B：脳波では，約1Hzの頻度で全誘導に出現する周期性同期性放電を認める．

側核群に強い．海馬から海馬支脚には海綿状変化を認めるものの，神経細胞は長期経過例でも残存し，グリオーシスも軽い．大脳白質では，長期経過例において髄鞘染色の淡明化，高度の肥胖性アストロサイトの増生，マクロファージの出現を認める．小脳では分子層の萎縮，顆粒細胞の減少が高度となるが，プルキンエ細胞層，歯状核は比較的残存する．脳幹，脊髄は比較的保たれるが，長期経過例で橋核の神経細胞脱落とグリオーシス，黒質や下オリーブ核のグリオーシス，遠位部優位の錐体路変性を認める．

大脳皮質以外のPrP沈着は基底核(特に線条体)，視床，小脳の分子層と顆粒細胞層，脳幹被蓋，黒質，橋核，下オリーブ核，脊髄後角に強くみられ，白質には通常みられない．病変が高度となり神経細胞脱落や神経線維網の粗鬆化が進行すると，PrP沈着は減弱傾向を示すが，長期経過例では大脳皮質深層から白質にかけて小型の斑状沈着を認めることがある．

4 治療と予後

CJDに対する根本的な治療法は現時点でまだない．CJD患者が無動性無言状態に至ると本邦

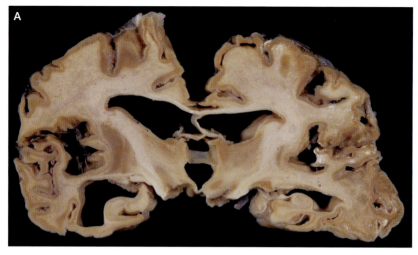

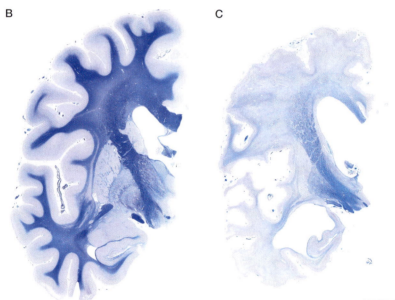

図4-94 ▶ CJD剖検脳の肉眼所見と髄鞘染色のルーペ像

A：長期経過例では，大脳皮質・白質，大脳基底核，視床は高度に萎縮し，側脳室が拡大する．海馬は相対的に保たれる（ホルマリン固定後の大脳冠状断，全経過31か月のMM1型症例）．B：亜急性海綿状脳症では大脳白質が保たれ，大脳の萎縮は目立たない（全経過4か月のMM1型症例）．C：全脳型では大脳皮質は高度に萎縮し，広範な大脳白質の髄鞘脱落が認められる．CJDの大脳白質病変は，主に皮質病変による2次変性と考えられているが，一部は1次性病変である可能性も指摘されている（全経過24か月のMM1型症例）．スケールバー：10 mm，染色法：KB染色．

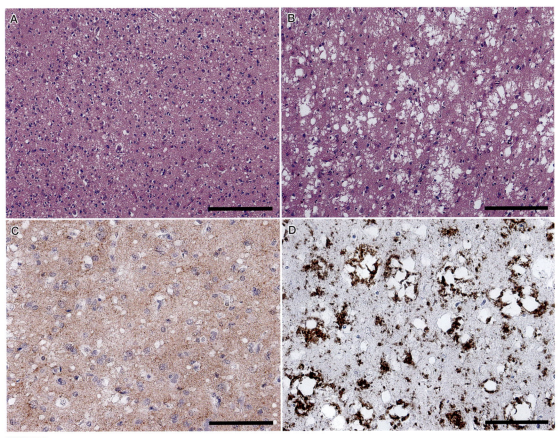

図 4-95 CJD の大脳皮質の海綿状変化と PrP 沈着
A：MM1 型で観察される，小型で癒合傾向を示さない，典型的な海綿状変化（fine vacuole）．軽度のグリオーシスと肥胖性アストロサイトの増生もみられるが，神経細胞脱落は明らかでない（全経過 4 か月の症例）．
B：MM2-皮質型で観察される，大型で癒合する large confluent vacuole．MM1 型の空胞と比べると，数倍大きい．グリオーシスは目立たず，神経細胞も比較的保たれている（全経過 5 か月の症例）．
C：MM1 型 CJD のシナプス型 PrP 沈着．神経線維網に微細顆粒状の PrP 沈着がびまん性に認められる（全経過 3 か月の症例）．
D：MM2-皮質型 CJD の空胞周囲型 PrP 沈着．癒合した大型の空胞周囲に強い PrP 沈着を認める（B と同一症例）．
スケールバー：A，B：200μm，C，D：100μm
染色法：A，B：HE 染色，C，D：抗 PrP 抗体（3F4）を用いた免疫染色．

では経管栄養が施行されることが多いが，欧米では延命治療は施行されず，衰弱死する例が多い．MM1 型孤発性 CJD の全経過は，欧米では平均 3.9 か月であるが，本邦では平均 12.3 か月である．

■文献
1. プリオン病及び遅発性ウイルス感染症に関する調査研究班：プリオン病感染予防ガイドライン（2008 年版）要約．http://prion.umin.jp/guideline/cjd_2008summary.pdf
2. プリオン病及び遅発性ウイルス感染症に関する調査研究班：プリオン病診療ガイドライン 2014．http://prion.umin.jp/guideline/guideline_2014.pdf
3. Parchi P, Giese A, Capellari S, et al: Classification of sporadic Creutzfeldt-Jakob disease based on molecular and phenotypic analysis of 300 subjects. Ann Neurol 46: 224-233, 1999

（岩崎 靖）

第4章 主要疾患の病態

12 正常圧水頭症

1 正常圧水頭症とは

正常圧水頭症 normal pressure hydrocephalus (NPH)は，脳脊髄液が脳室系からくも膜下腔に流出して吸収されるまでの過程に障害があり，脳室拡大を呈する交通性水頭症である[1,2]．原因疾患が明らかでない場合を特発性正常圧水頭症 idiopathic NPH (iNPH)，くも膜下出血，頭部外傷，髄膜炎，脳手術後などにより脳脊髄液の循環障害が起こり生ずる場合を続発性正常圧水頭症 secondary NPH (sNPH)として区別する[1,2]．両者は病態を含めさまざまな点で異なり，本項では主にiNPHについて述べる．

2 症状と診断

iNPHは60歳以降に発症することが多く，認知症，歩行障害，尿失禁を臨床的3主徴とする．認知機能障害は記銘力の障害から始まることが多く，次第に判断力や見当識の障害を呈する．自発性が乏しくなり，周囲への関心や興味を示さず，思考や動作の緩慢が目立つのも特徴である．妄想や異常行動，徘徊，興奮などの，いわゆる認知症の陽性周辺症状を示すことは少ない．歩行は小刻みで，左右の足の幅が広い不安定な開脚歩行が特徴であり，小脳失調や典型的なパーキンソニズムとは異なる．尿失禁は病初期にはみられず，比較的遅れて出現する．頭蓋内圧は正常（200 mmH$_2$O以下）であり，頭痛・嘔気などの頭蓋内圧亢進症状は伴わない．疫学研究の結果から，iNPHは一般高齢者において0.5〜3%程度の頻度で存在する可能性が推定され[2,3]，適切な診断の重要性が増している．しばしば高血圧症を有することも指摘されている．

診断は特徴的な臨床症状に加えて頭部CT，MRIなどの画像所見が重要である．脳室系が内部から圧迫されるために，丸みを帯びた特徴的な脳室拡大像を呈する（図4-96A）．第3脳室，中脳水道，第4脳室に加え，脳底槽やシルヴィウス裂の拡大も認められる．一部の脳溝には局所的な拡大も認められ，くも膜下腔の脳脊髄液分布が不均衡となっている所見はくも膜下腔の不均衡な拡大を伴う水頭症 disproportionately enlarged subarachnoid space hydrocephalus (DESH)とよばれ，iNPH診断を示唆する重要な所見である．MRI T2強調画像では側脳室周囲に白質変性像を認めるが，その程度は症例によってさまざまである．冠状断像での高位円蓋部の脳溝とくも膜下腔の狭小化も診断に重要な所見である（図4-96B）．Evans index（頭蓋内腔の幅に対する，側脳室前角の幅）が0.3以上の側脳室拡大（図4-97A）や，冠状断像で脳梁角 callosal angleが90度以下（図4-97B）であればiNPHが示唆される．腰椎穿刺で20〜40 mLの脳脊髄液を排除するタップテスト，またはドレナージチューブから脳脊髄液を持続的に排除する髄液排除試験（ドレナージテスト）を施行して臨床症状の改善度をみることも診断の補助となり，シャント術の適否決定にも有用である．

iNPHは健常高齢者やアルツハイマー病，ビンスワンガー病など他の認知症疾患にしばしば合併するため，診断が困難な場合がある．また頭部MRI上iNPHの特徴を有するものの無症状である高齢者群を，asymptomatic ventriculomegaly with features of idiopathic normal pressure hydrocephalus on MRI (AVIM)とよび，iNPHの

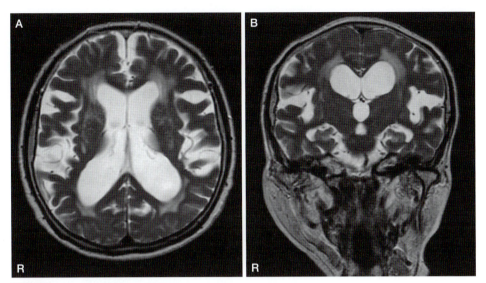

図4-96 ▶ NPH例の頭部MRI所見
A：丸みを帯びた側脳室の拡大像を呈し，脳室周囲に白質変性像を認める．一部脳溝の局所的な拡大を認め，disproportionately enlarged subarachnoid space hydrocephalus (DESH)の所見を呈している(T2強調画像・水平断)．B：シルヴィウス裂，側脳室前角，第3脳室が拡大しているにもかかわらず，高位円蓋部の脳溝とくも膜下腔は狭小化している(T2強調画像・冠状断)．R：右側

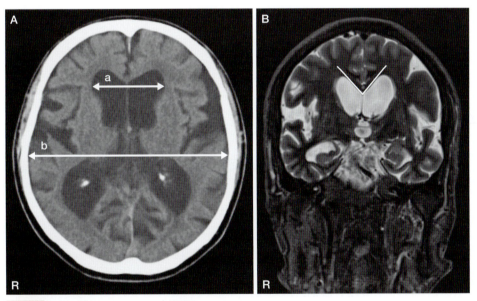

図4-97 ▶ NPH例のEvans indexと脳梁角
A：側脳室前角の最大幅(a)が同スライスレベルにおける頭蓋内腔の幅(b)に対して0.3以上であれば正常圧水頭症が示唆される．このCT症例のEvans indexは0.36．B：冠状断像での脳梁角が90度以下であれば正常圧水頭症が示唆される．このMRI症例の脳梁角は82.1度．R：右側

第4章 主要疾患の病態

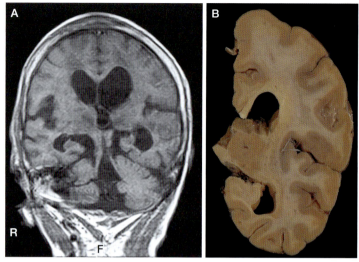

図4-98 ▶ NPHの同一症例のMRI所見とホルマリン固定後の剖検脳冠状断
剖検により髄液が流出するため、生前のMRIのT1強調冠状断像(A)と比較して、剖検脳(B)では脳室拡大や高位円蓋部の脳溝狭小化が目立たない。白質の容量も増加しているように見える。R：右側

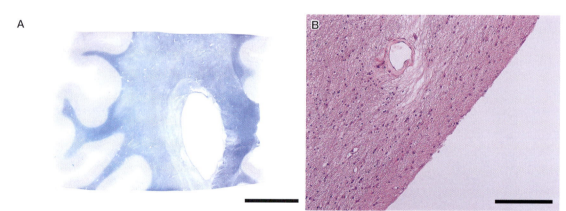

図4-99 ▶ NPH例の病理所見
A：髄鞘染色で大脳白質の広範な淡明化を認める。血管周囲腔の拡大も目立つ。後頭葉のKB染色、スケールバーは10 mm。B：側脳室壁の上衣細胞が脱落し、白質に線維性グリオーシスを認める。細動脈の硬化像もみられる。スケールバー：200 μm、染色法：HE染色。

重要なリスクファクター、あるいはiNPHの前臨床段階である可能性が指摘されている。

3 病理所見

iNPHの診断は画像所見を含めた臨床所見が重要であり、病理所見のみでの診断は困難である。理由として、①iNPHに特異的な病理所見がない、②剖検時に髄液が流出し、生前の脳室拡大状態を反映していない（図4-98）、③高齢者や長期経過の神経変性疾患に伴うことが多く、脳萎縮を含めてiNPHのみによる病理変化を分離することが難しい、④脳室拡大と白質変性に微小血管の硬化による病態の関与が否定できない症例が多い、などが挙げられる。iNPHの病理像として参考となる所見は、大脳白質の髄鞘染色の広範な淡明化（図4-99A）、脳室壁の上衣細胞の脱落と上衣下白質の線維性グリオーシス（図4-99B）、脳軟

表4-31 iNPHで報告されている病理学的所見

1) 高位円蓋部の脳溝狭小化と側脳室の全体的な拡大
2) 大脳白質の髄鞘染色の広範な淡明化
3) 脳室壁の上衣細胞の脱落
4) 脳室上衣下白質の線維性グリオーシス
5) 脳軟膜・くも膜の線維化・肥厚
6) 細動脈の硬化や血管周囲腔の拡大，多発性微小梗塞
7) 大脳白質容積の減少
8) くも膜顆粒の炎症性変化
9) アルツハイマー型認知症的な病理変化（老人斑や神経原線維変化の出現）

膜・くも膜の線維化・肥厚，などが挙げられる（表4-31）．血管性の変化も重要であり，しばしば大脳白質の細動脈硬化や血管周囲腔の拡大，多発性の微小梗塞が認められる．しかしながら，これらの病理像はiNPHに特異的でも，共通してみられる所見でもなく，報告例ごとのばらつきも大きい．

4 病態

ビンスワンガー病の病理像と一部共通する点もあるが，iNPHでは白質病変が脳室壁直下に最も強く，また病変分布が深部白質だけでなく脳回内の白質まで及ぶ点で，深部白質病変を主体とするビンスワンガー病と異なっている．髄鞘染色で認められる大脳白質の淡明化は，MRI上の白質変性像の広がりと比較的一致している．大脳白質の細動脈硬化および血管周囲腔の拡大は深部白質に強く認められる傾向があり，一方で大脳皮質ではほとんど認められない．そのためiNPHの白質病変は，1次的な変化ではなく，血管病変による慢性虚血や血液循環の異常に関連した2次的変化である可能性が指摘されている．また，脳室に貯留した髄液の圧による血液循環不全や脳脊髄液の循環障害が，白質変性にかかわっている機序も推定されている．

iNPHは髄液の産生と吸収のバランスが崩れて発症すると思われるが，いったんそのバランスが崩れると水頭症と白質変性が負の連鎖で進行することが考えられ，そこに血管性の循環不全，加齢や変性疾患による脳萎縮が加わると水頭症はさらに加速し，脳全体の機能も低下することが推定されている．

最近，蛋白質-蛋白質相互作用や情報伝達にかかわる炎症マーカーであるロイシンリッチα2-グリコプロテイン Leucine-rich α2-glycoprotein (LRG)がiNPH患者の髄液中に増加することが報告され，診断マーカーとなる可能性も指摘されている[2,3]．

5 治療と予後

iNPHの治療は，脳外科的にシャント術が行われる．シャント経路は脳室-腹腔(V-P)，脳室-心房(V-A)，腰椎くも膜腔-腹腔(L-P)から選択されるが，本邦ではV-Pシャントが主流である．過剰排液により硬膜下水腫や血腫を併発することがあるため，シャントバルブは術後にも設定圧変更が可能な圧可変式が有用である．臨床的3主徴がそろった症例や，歩行障害を初発症状とした症例ではシャント術での改善率が高いと考えられている．一方，典型的症候を示さない症例では手術適応の判断に窮することがあり，画像所見や臨床所見の定期的観察で経過をみる場合もある．iNPHは治療可能，回復可能な認知症 treatable dementiaであり，特に高齢者において適切な診断，治療が重要である．

■文献

1. 日本正常圧水頭症研究会：特発性正常圧水頭症診療ガイドライン．メディカルレビュー社，2004
2. 日本正常圧水頭症学会特発性正常圧水頭症診療ガイドライン作成委員会：特発性正常圧水頭症診療ガイドライン第2版．メディカルレビュー社，2011
3. 栗山長門，宮田 元，加藤丈夫：特発性正常圧水頭症の疫学，病理．老年精神医学雑誌 23：800-806，2012

〈岩崎 靖〉

13 内科疾患による認知症

1 主な原因と分類

　認知症は正常に発達した知的機能が後天的な要因により障害され，日常生活に支障をきたすようになった状態で，アルツハイマー病，血管性認知症やレビー小体病が代表的な原因疾患ではあるが，これら以外の原因疾患も多数あり鑑別診断が重要である．ビタミン欠乏症や薬剤性認知障害などの内科的原因による認知症は治療可能な認知症であることが多く，見落とさないことが大切である．

　ビタミン欠乏による認知症ではビタミンB_1，B_{12}，ナイアシンの欠乏などが挙げられる．ビタミンB_1欠乏症による中枢神経障害は急性のウェルニッケ脳症を発症し，治療が遅れると，コルサコフ症候群を発症する．

　感染症が原因で認知症を発症するものには梅毒，ヘルペス脳炎などがある．梅毒は梅毒トレポネーマ *Treponema pallidum* による感染症で，HIV感染に伴う梅毒の出現などもあり，近年，増加傾向にある．中枢神経に感染すると神経梅毒となり，無症候性，髄膜血管型，脳実質型の3型に分類され，脳実質型では認知症を呈する．

　薬剤性認知障害の原因となるものは，抗不安薬，睡眠薬，抗パーキンソン病薬，抗ヒスタミン薬，麻薬性鎮痛薬，抗菌薬，抗潰瘍薬，抗腫瘍薬，消炎鎮痛薬，血糖降下薬など多種にわたる．薬剤性認知障害は高齢者に発症することが多く，せん妄が中心であり，薬剤の減量，中止により消失・改善するが，長期使用例では不可逆的な認知機能低下を示す場合もあり注意が必要である．

　ほかに，甲状腺機能異常，下垂体機能異常などの内分泌疾患や肝性脳症などの代謝性疾患などもあり，治療可能な認知症として重要である．

　本項ではこれら内科疾患のなかでビタミンB_1欠乏症，神経梅毒，薬剤性認知症を取り上げて解説する．

2 ビタミンB_1欠乏症

　ビタミンB_1欠乏症では，中枢神経障害と末梢神経障害を発症する．末梢神経障害は脚気で，四肢筋力低下や感覚障害，深部腱反射の減弱などを認める．脚気では心機能の低下も伴い下肢の浮腫を認める．中枢神経障害はウェルニッケ脳症で第3脳室，中脳水道，第4脳室の周囲や乳頭体に病変を生じ，錯乱などの意識障害，運動失調，眼球運動障害を発症する．治療はビタミンB_1の大量投与であり，治療が早いほど予後は良好である．治療が遅れると，精神障害が残り，記銘力障害，見当識障害，健忘，作話を特徴とするコルサコフ症候群を発症する[1]．ウェルニッケ脳症の画像所見は，第3脳室周囲の視床背内側部，中脳水道周囲，第4脳室底，乳頭体にT2強調画像やFLAIR画像で高信号を認める（図4-100）．ガドリニウムで造影効果を呈することがあり，特に乳頭体で認められることが多い．コルサコフ症候群は視床背内側核，乳頭体の障害が原因と考えられている．画像所見では脳萎縮を認める．ビタミンB_1欠乏症にはアルコール依存症を合併しているケースが多く，他のビタミンの欠乏やアルコールによる神経障害の影響についても考慮する必要がある．また，ビタミンB_1欠乏がアルツハイマー病の進行に影響するとの報告がある[2]．

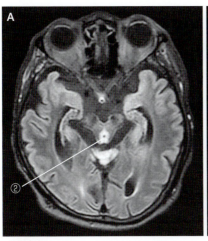
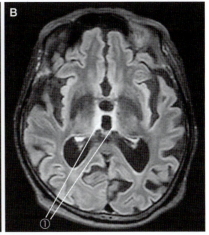

図4-100 ウェルニッケ脳症の画像所見
①第3脳室周囲の視床背内側部，②中脳水道周囲にFLAIR画像で高信号を認める．A：中脳レベル，B：大脳基底核レベル．
(三重大学医学部附属病院神経内科・冨本秀和先生より提供)

3 神経梅毒

梅毒は梅毒トレポネーマによる感染症である．2010年までは減少傾向にあったが，2011年以降増加傾向にある．また，HIV感染に伴う梅毒の出現などの新しい問題も出現している．

診断には血清学的梅毒反応のガラス板法 venereal disease research laboratory（VDRL），RPR法（rapid plasma reagin test）などとトレポネーマ抗原を用いる梅毒トレポネーマ血球凝集検定法 *Treponema pallidum* hemagglutination assay（TPHA），トレポネーマ蛍光抗体吸収試験 fluorescent treponemal antibody-absorption（FTA-ABS）などが用いられる．

中枢神経に感染すると神経梅毒となり，無症候性，髄膜血管型，脳実質型の3型に分類される．無症候性神経梅毒は，髄液中の梅毒反応検査が陽性ではあるが，無症候であるもので，髄液検査でリンパ球中心の細胞数の増加，蛋白の上昇を示す．髄膜血管型神経梅毒は髄膜と血管に病変が起こり，髄膜では頭痛，嘔吐，意識障害，脳神経症状，うっ血乳頭などの髄膜炎の症状を認める．血管では血管の炎症により脳梗塞，脊髄梗塞を発症する．脳実質型は感染後10～20年以上経過したあとに，認知症を呈する進行麻痺と脊髄後索，後根の障害による脊髄癆を発症する．進行麻痺は脳実質に炎症が波及した状態で，記憶障害，判断力障害，幻覚，妄想，パーソナリティ障害など多彩な精神症状を呈する．縮瞳し，対光反射が消失するが，輻輳反射は残存するアーガイル ロバートソン瞳孔 Argyll Robertson pupil を示すことがある．脊髄癆は，後索性の運動失調性歩行，電撃痛，ロンベルク徴候 Romberg sign 陽性，排尿障害，感覚障害などの症状を呈する．進行麻痺の画像所見は認知機能低下を反映する前頭葉，側頭葉を主とした脳萎縮や脳血流低下を示す．

病理像は，髄膜血管型神経梅毒では髄膜炎，血管炎，動脈炎による脳梗塞，脊髄癆では，脊髄後索，後根の変性，進行麻痺では髄膜脳炎の所見を認める[3]．

治療はペニシリンGが第一選択薬で大量療法（1日に1,800万～2,400万単位を静注）を行う[4]．

4 薬剤性認知障害

高齢者は肝機能や腎機能が低下し，薬物の代謝や排泄が低下しているうえに，脳の器質疾患をもつ場合を含め，複数の疾患をもつことから，多剤

が処方されていることも多く，薬剤性の有害事象を発症しやすい．薬剤性認知障害の多くはせん妄であり，薬剤の減量，中止により消失・改善するが，長期使用例では不可逆的な認知機能低下を示す場合もある．

薬剤性認知障害の原因となるものには，抗不安薬，睡眠薬，抗うつ薬，抗精神病薬，抗パーキンソン病薬，抗ヒスタミン薬，抗てんかん薬，麻薬性鎮痛薬，抗菌薬，抗ウイルス薬，抗潰瘍薬，抗腫瘍薬，消炎鎮痛薬，循環器系薬剤，ステロイド，血糖降下薬など多種にわたる[5]．

以下に，代表的なものについて説明する．

a. 抗不安薬，睡眠薬

ベンゾジアゼピン系薬剤は抗不安薬，睡眠薬に用いられるが，健忘やせん妄を起こすことが知られている．長時間作用型の長期使用例では，認知機能障害を起こす可能性が指摘されている．薬剤中止により改善することが多いが，長期使用例では認知機能障害が残ることもある[6]．

b. 抗精神病薬

非定型抗精神病薬は定型抗精神病薬より認知機能への影響が少ないとされているが，レビー小体型認知症では抗精神病薬に対する過敏性があり，非定型抗精神病薬であっても，特に注意が必要である[6]．

c. 抗パーキンソン病薬

抗パーキンソン病薬はせん妄を起こしやすい．さらに，抗コリン薬の認知機能に対する影響が問題となることは多く，認知症を伴う場合には，慎重な投与が必要である．抗コリン作用をもつ三環系抗うつ薬や過活動性膀胱治療薬も，同様の注意が必要である[7]．

d. ステロイド

ステロイドはせん妄の原因となるとともに，認知機能に対する影響の報告がある[7]．

e. 抗菌薬

カルバペネム，ニューキノロンでの報告が多い[6]．

f. 抗潰瘍薬

H_2受容体阻害薬はせん妄を起こすことがあり，シメチジンでの報告が多い[7]．

g. 循環器系薬剤

ジギタリスは中毒症状としてせん妄などの認知症状を起こす．降圧薬の中枢性交感神経抑制薬なども注意が必要である[7]．

薬剤性認知障害の予防には最小限度の薬剤を使用し，複雑な投与法は避ける．肝機能と腎機能を定期的に検査し，薬物の投与は少量から開始し，ゆっくり増量する．新規症状の発現時は薬剤による有害事象を疑うことも大切である．

■文献

1. 日本認知症学会(編)：その他の認知症の原因疾患，認知症様疾患，代謝性疾患(肝脳症候群，アルコール関連障害，ビタミン欠乏症など). 認知症テキストブック, p344, 中外医学社, 2009
2. Gibson GE, Hirsch JA, Fonzetti P, et al: Vitamin B1 (thiamine) and dementia. Ann NY Acad Sci 1367: 21-30, 2016
3. 日本認知症学会(編)：その他の認知症の原因疾患，認知症様疾患，他の感染症(梅毒，ヘルペス脳炎など). 認知症テキストブック, p342, 中外医学社, 2009
4. 加藤博子，安藤哲朗：神経梅毒と認知症. Brain and Nerve 68: 309-316, 2016
5. 日本認知症学会(編)：その他の認知症の原因疾患，認知症様疾患，薬剤による障害. 認知症テキストブック, pp350-351, 中外医学社, 2009
6. 大黒正志，森本茂人：薬剤誘発性認知症：概論. 日本臨床69(増刊)：141-148, 2011
7. 水上勝義：薬剤による認知機能障害. 精神経誌111：947-953, 2009

〔脇田英明〕

第4章 主要疾患の病態

14 脳外科疾患による認知症

　脳外科疾患による認知症では，頭部外傷，脳腫瘍，慢性硬膜下血腫，正常圧水頭症などがある．慢性硬膜下血腫や正常圧水頭症は治療可能な認知症の代表的疾患であり，脳腫瘍も外科手術，化学療法，放射線療法などの治療法が存在する．

　脳腫瘍では，認知症を起こすものとして神経膠腫，悪性リンパ腫，転移性脳腫瘍などがあるが，本項では，急性，亜急性の認知症を呈する gliomatosis cerebri, lymphomatosis cerebri を取り上げる．Gliomatosis cerebri, lymphomatosis cerebri ともに腫瘍を形成せず，びまん性に神経膠腫，悪性リンパ腫が脳に浸潤したもので，病理診断が重要であるが，画像診断法も進歩してきている．Gliomatosis cerebri は放射線療法や化学療法が行われ，lymphomatosis cerebri は化学療法が行われるが，予後は不良である．

　慢性硬膜下血腫は頭部外傷受傷後にゆっくり発症する認知症で，通常は軽微な頭部外傷のみである．脳表の架橋静脈の破綻が主な原因と考えられており，高齢者，肝障害患者，抗血栓薬内服者など出血傾向のある場合に発症しやすく，認知機能障害に運動麻痺，歩行障害を伴うことが多い．一般に予後は良好で，外科手術にて症状が劇的に改善する場合も多い．

　本項ではさらに，認知症を呈する脳外科疾患として硬膜動静脈瘻，慢性外傷性脳症を取り上げる．硬膜動静脈瘻は硬膜内の血管が関与し，動脈と静脈のシャントを生じることにより動脈の血流が直接静脈洞に流入する疾患である．硬膜動静脈瘻による認知症は治療により改善することが多く，病変の部位や血行動態により，外科的治療，血管内治療，定位放射線治療の単独または組み合わせで治療が行われる．慢性外傷性脳症は頭部外傷から数年以上を経て，進行性の認知機能低下を呈する疾患である．治療法は存在せず頭部外傷の回避が予防法である．

1 Gliomatosis cerebri

　Gliomatosis cerebri は腫瘍を形成せず，びまん性に脳葉に浸潤したグリオーマに対してつけられた名称である．発症のピークは 40〜50 歳代で，性差はない．2 つ以上の脳葉に進展し，通常は両側性に認められる．非常に高い浸潤性を示すことから，手術による摘出は不可能である．放射線療法や化学療法が行われるが，予後は不良で，放射線治療を受けた場合でも，1〜2 年の生存期間である．明らかな腫瘍を形成せず広範に浸潤を示すものを primary gliomatosis cerebri とよび，局所に発生した浸潤性グリオーマが進行し，複数の脳葉に広がったものを secondary gliomatosis cerebri とよぶ．Primary gliomatosis cerebri の進行過程で腫瘍形成を伴うものが type 2，腫瘍形成を伴わないものが type 1 に分類される[1]．

a. 臨床症状

　臨床症状は，頭痛，けいれん，性格変化，精神症状など発生部位により多彩であるが，側頭葉や前頭前野，大脳辺縁系など認知機能に対する影響が出る部位に浸潤すると認知機能障害を発症する[1]．

b. 画像所見

　単純 CT では，一般的には境界不明瞭な低吸収

域を示すが，高吸収域を示す場合もある．造影CTではほとんど造影されず，CTでの浸潤範囲の同定は困難である．MRIでは，T1強調画像では低信号，T2強調画像，fluid-attenuated inversion-recovery（FLAIR）画像では高信号として描出される．ガドリニウム（Gd-DTPA）にてもほとんど増強されない[1]．

c. 病理所見

病理所見は星状細胞腫 astrocytoma の所見を示すことが多いが，乏突起膠細胞系腫瘍の病理像や膠芽腫の病理像を示す場合もある．同一腫瘍内でも部分的に異なる病理像を示す場合（星状細胞腫と乏突起膠細胞系腫瘍など）もある[1]．

d. 治療

非常に高い浸潤性を示すことから，手術による摘出は不可能である．放射線療法や化学療法が行われるが，予後は不良で，放射線治療を受けた場合でも，1～2年の生存期間である[2,3]．

2 Lymphomatosis cerebri

Lymphomatosis cerebri は中枢神経原発悪性リンパ腫 primary central nervous system lymphoma（PCNSL）に含まれ，びまん性の白質病変を示すまれな病型である[6]．多くの場合，びまん性大細胞型B細胞性リンパ腫である．PCNSL は免疫機能低下を認める例に発症することが多いが，lymphomatosis cerebri は免疫能正常者での発症することが多い．臨床症状はパーソナリティ変化，認知機能障害，歩行障害で発症することが多い．リンパ腫細胞の血管周囲への集簇性が低く，白質内にびまん性に広がるために腫瘍を形成しない（図4-101）[4]．血液脳関門（BBB）が保たれているために，画像上造影効果がみられないとされている．画像所見は大脳の左右対称性の白質病変で，大脳半球，基底核，脳幹，脳梁，小脳などにT2強調画像，FLAIR画像で高信号として描出される．一般的には，BBBが保たれているために造影されないが，まれに，斑状にガドリニウム（Gd-DTPA）にて造影される場合がある．Gliomatosis cerebri との鑑別が問題となるが，Gliomatosis cerebri は MRI T1強調画像で低信号を示すことで鑑別される．髄液検査では通常は診断がつかず，生検による病理組織検査が確定診断位には必要であるが，ステロイド治療により診断精度が低下することに注意が必要である．BBBが保たれているために，治療薬剤が到達しにくく，PCNSL よりも予後不良といわれており，発症後6～12か月で死亡すると報告されている．

3 慢性硬膜下血腫

慢性硬膜下血腫は正常圧水頭症と並び，外科的治療が奏効する代表的な treatable dementia である．急性硬膜下血腫は頭部外傷受傷直後に発症するのに比べ，慢性硬膜下血腫は受傷後3週間以降にゆっくり発症する．通常は軽微な頭部外傷の受傷のみで，外傷の既往がない場合や軽微すぎて記憶していない場合もある．血腫は外膜と内膜に囲まれ，褐色調を呈する．脳表の架橋静脈の破綻が主な原因と考えられているが，成因には不明な点も多い[7]．

a. 臨床症状

高齢者，大酒家，肝障害患者，抗血栓薬内服者など出血傾向のある場合に発症しやすく，男性に多い傾向がある．頭痛，嘔気，嘔吐などの頭蓋内圧亢進症状に加え，認知機能障害や運動麻痺，歩行障害などが出現し，徐々に進行する．進行性の認知機能障害に運動麻痺，歩行障害などの局所神経症状を伴っている場合には慢性硬膜下血腫を念頭に置いて，見落とさないようにすることが重要である．

14 | 脳外科疾患による認知症

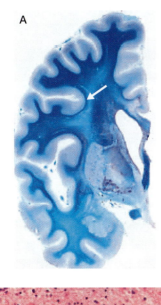
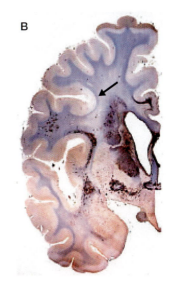
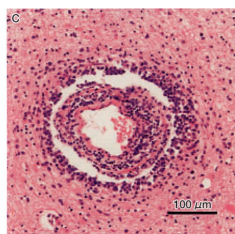
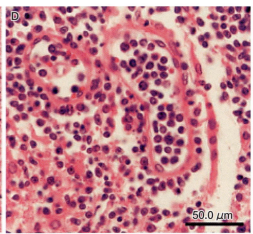

図 4-101 ▶ Lymphomatosis cerebri の病理
リンパ腫細胞の浸潤による白質の淡明化を認め（A, B），血管周囲腔や血管内にリンパ腫細胞の集簇を認める（C, D）．
〔Hishikawa N, Niwa H, Hara T, et al: An autopsy case of lymphomatosis cerebri showing pathological changes of intravascular large B-cell lymphoma in visceral organs. Neuropathology 31：612-619, 2011 より一部改変〕

b. 画像所見

　慢性硬膜下血腫は前頭，側頭，頭頂葉に好発する．頭部 CT にて硬膜下腔に三日月型の血腫が認められる（図 4-102）．血腫は高信号，等信号，低吸収などさまざまな画像所見を示す．両側性に血腫を形成することも多い．脳実質と等信号の場合や両側性病変で正中偏位のない場合には，注意が必要である．MRI では T1 強調画像で血腫が高信号を呈する場合が多く，CT で診断が困難な場合には有効である[8]．

c. 治療

　局所麻酔下で穿頭術を行い，血腫を除去する．洗浄やドレーンチューブを留置する場合もある．一般に予後は良好で，症状が劇的に改善する場合も多い[7, 9]．

4　硬膜動静脈瘻

　硬膜動静脈瘻は硬膜内の血管が関与し，動脈と静脈のシャントを生じることにより動脈の血流が

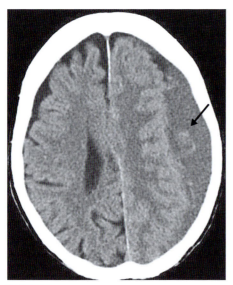

図 4-102 慢性硬膜下血腫の CT 画像
左半球に慢性硬膜下血腫を認める(矢印).

直接静脈洞に流入する疾患である[10]．

発生部位は海綿静脈洞が 43.6〜46％ で最も頻度が高いが，認知症を発症するのは横・S 状静脈洞，上矢状静脈洞に発生するものが多いとされている．皮質静脈への逆流が高度な例では脳出血や認知症症状などを発症するリスクが高い．硬膜動静脈瘻による認知症の発生機序としては，逆流による脳静脈灌流障害，静脈洞循環不全による髄液吸収障害，頭蓋内圧亢進が想定されている．

認知症を発症した硬膜動静脈瘻の脳血流を検討した結果，両側大脳皮質静脈の拡張と多数の流入血管が認められ，SPECT において広範囲な脳血流障害が認められ，治療により認知機能障害は改善したとの報告がある[11]．

画像診断は MRI で拡張した異常血管が flow void signal として認められることがある．MRA では fistula が描出されることがある．近年は造影 MRA の一種である MR digital subtraction angiography（MRDSA）が有用で，診断に利用されている．脳血管撮影で確定診断を行う．

硬膜動静脈瘻による認知症は治療により改善することが多く，早期診断が重要である．硬膜動静脈瘻の治療は，病変の部位や血行動態により，外科的治療，血管内治療，定位放射線治療の単独または組み合わせで行われる[10]．

5 慢性外傷性脳症

ボクシングやアメリカンフットボールなどのコンタクトスポーツ，頭部に外傷を受けた軍人などで，頭部外傷から数年以上を経て進行性の認知機能低下や精神症状などの遅発性後遺症を呈することがあり，慢性外傷性脳症 chronic traumatic encephalopathy（CTE）とよばれている．脳震盪などの外傷性脳損傷のうち軽度のものは直後には目立った後遺症を示さない．しかし，繰り返し頭部外傷を受けることで神経変性機序が誘発され，CTE が発症する機序が考えられている．

CTE では焦燥，攻撃性，抑うつ，自殺企図などの精神症状と記憶障害が認められ，進行すると認知症，構音障害，歩行障害，パーキンソニズムが出現する．最終的にはアルツハイマー型認知症や前頭側頭型認知症と判別がつかないような症状を呈する[12]．運動ニューロン疾患の病型を示すものもある．

頭部外傷の回数が多いほど発症が早まり，重症化しやすい傾向がある．アルツハイマー病の危険因子である *APoE* ε4 遺伝子を持つことや Aβ 分解酵素のネプリライシンの変化が CTE の危険因子になっているとの報告があり[13]，アルツハイマー病との共通性も指摘されている．病理学的特徴は前頭葉や側頭葉などを含む脳内の広汎な部位にリン酸化タウ陽性の神経原線維変化を認める．神経原線維変化の分布はアルツハイマー病とは異なることが報告されており[14]，脳回の谷部や血管周囲に多く分布する傾向がある（図 4-103）．また，多くの症例で神経細胞内に TAR DNA-binding protein 43（TDP-43）陽性封入体を認める．Aβ の沈着については，老人斑を認める例は比較的少なく，認める場合は高齢者に多い傾向がある[15]．現時点では，CTE の治療法は存在せず，予防法としては頭部外傷の回避が唯一とされている．

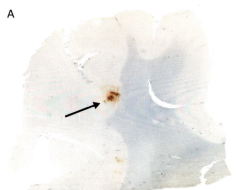
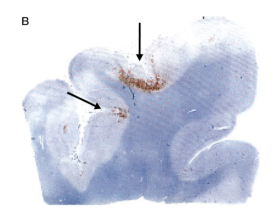
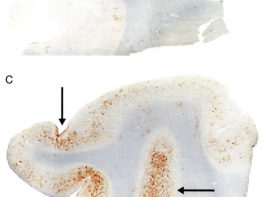

図4-103 CTE患者脳のリン酸化タウ免疫組織化学
リン酸化タウ陽性の神経原線維変化がスポット状に染色され，特に脳溝の谷部に強調されている(A～C).

■文献

1. 増岡 淳, 田渕和雄：大脳膠腫症. 日本臨床 63（増刊号）128-132, 2005
2. Chen S, Tanaka S, Giannini C, et al: Gliomatosis cerebri: clinical characteristics, management, and outcomes. J Neurooncol 112: 267-275, 2013
3. Rudà R, Bertero L, Sanson M: Gliomatosis cerebri: a review. Curr Treat Options Neurol 16: 273, 2014
4. Hishikawa N, Niwa H, Hara T, et al: An autopsy case of lymphomatosis cerebri showing pathological changes of intravascular large B-cell lymphoma in visceral organs. Neuropathology 31: 612-619, 2011
5. Giannini C, Dogan A, Salomão DR: CNS lymphoma: a practical diagnostic approach. J Neuropathol Exp Neurol 73: 478-494, 2014
6. 水谷真之, 水谷智彦：脳悪性リンパ腫と認知症 Brain and Nerve 68: 383-390, 2016
7. 松原俊二, 安井信之：慢性硬膜下血腫. 日本臨床 62（増刊号）：274-277, 2004
8. 西澤正豊：慢性硬膜下血腫. 日本認知症学会（編）認知症テキストブック pp349-350, 中外医学社, 2009
9. Goldstein H, Sonabend AM, Connolly Jr ES: Chronic subdural hematomas: Perspective on current treatment paradigms World Neurosurgery 78: 66-68 2012
10. Gandhi D, Chen J, Pearl M, et al: Intracranial dural arteriovenous fistulas: Classification, imaging findings, and treatment. American Journal of Neuroradiology 33: 1007-1013, 2012
11. 鈴木祥生, 倉田 彰, 宇津木聡, 他：認知症症状を呈する硬膜動静脈瘻の病態. Dementia Japan 24: 184-190, 2010
12. Stern RA, Daneshvar DH, Baugh CM, et al: Clinical presentation of chronic traumatic encephalopathy. Neurology 81: 1122-1129, 2013
13. DeKosky ST, Blennow K, Ikonomovic MD, et al: Acute and chronic traumatic encephalopathies: pathogenesis and biomarkers. Nat Rev Neurol 9: 192-200, 2013
14. McKee AC, Cairns NJ, Dickson DW, et al: The first NINDS/NIBIB consensus meeting to define neuropathological criteria for the diagnosis of chronic traumatic encephalopathy. Acta Neuropathol 131: 75-86, 2016
15. McKee AC, Stern RA, Nowinski CJ, et al: The spectrum of disease in chronic traumatic encephalopathy. Brain 136: 43-64, 2013

（脇田英明）

第4章 主要疾患の病態

15 悪性リンパ腫

中枢神経系における悪性リンパ腫には，中枢神経系原発悪性リンパ腫，全身性悪性リンパ腫の中枢神経系への浸潤，血管内リンパ腫症，lymphomatosis cerebri，傍腫瘍症候群などがある．lymphomatosis cerebri については別項目で取り上げる．急性・亜急性の認知機能障害を示すことがあり，治療可能な認知症であるが，治療が遅れると致死的であるため，早期の診断・治療が必要で，鑑別診断として重要である．

1 中枢神経系原発悪性リンパ腫

中枢神経系原発悪性リンパ腫 primary central nervous system lymphoma（PCNSL）はリンパ腫が中枢神経系内にのみ存在するもので，脳腫瘍の3%を占める比較的まれな疾患で，ほとんどが非ホジキンリンパ腫の大細胞型B細胞性リンパ腫である．高齢者やHIV症例などの免疫機能低下状態に合併することも多い．脳内に単発または多発病変を生じることで，失語や麻痺などの局所神経症状を呈する．認知症状に関しては，急性・亜急性の進行性認知機能低下を呈する．リンパ球細胞浸潤が髄膜のみで，全身性にも脳・脊髄の実質にも病変を認めない軟髄膜原発悪性リンパ腫 primary leptomeningeal lymphoma もあり，症状は癌性髄膜炎と同様である[1]．

MRIではT1強調画像で低から等信号，T2強調画像で低から高信号を示す．見かけ上の拡散係数 apparent diffusion coefficient（ADC）の低下を認め，拡散強調画像では高信号となる．造影 MRIでは，均一な造影効果を認める．しかし，悪性リンパ腫のMRI画像所見は多様で，上記以外の所見を示す場合もある．好発部位は，テント上では前頭葉，側頭葉，頭頂葉，後頭葉，基底核，脳室周囲白質，脳梁など広範な部位に発生する．テント下では小脳に好発する．血液検査で血清LDHや可溶性インターロイキン2受容体（sIL-2R）の上昇が診断に役立つ．脳脊髄液検査の細胞診で診断がつく場合もあるが，多くの場合，確定診断には生検による病理組織検査が必須で，免疫染色検索が行われる．必要に応じて，フローサイトメトリーや免疫関連遺伝子再構成 PCR法を行う．

治療は原則として，高用量メトトレキサート療法を基礎とする化学療法と，それに引き続く全脳照射による放射線治療を行う．治療による遅発性中枢神経障害の発症に注意が必要である[2]．

2 全身性悪性リンパ腫の中枢神経系への浸潤

中枢神経以外の組織に発症した悪性リンパ腫の進行により2次的に中枢神経に浸潤したものや，初診時に中枢神経系に浸潤しているもので，中枢神経系内での再発が問題となることも多い．悪性リンパ腫は，神経系のあらゆるレベル（脳，髄膜，脊髄，神経根，末梢神経）に浸潤し，症状は，神経系への直接浸潤や腫瘍による神経組織の圧排のみではなく，辺縁系脳炎などの傍腫瘍症候群であることもある．画像所見は中枢神経系原発悪性リンパ腫と同様で，多彩な所見を示す．予後は不良で，治療も中枢神経系原発悪性リンパ腫と同様の治療のみならず，抗CD20抗体（リツキシマブ）の全身，脳脊髄腔内への投与などが行われている．

3 血管内リンパ腫症

血管内リンパ腫症は毛細血管，細動脈，細静脈，小動脈の内腔に腫瘍細胞が進行性に増殖するまれな疾患で，病変は全身性に分布するが，中枢神経にも好発する．多くが大細胞型B細胞性である．中枢神経症状，皮膚症状を呈する西欧型（古典型）と中枢神経症状や皮膚症状が少なく，血球貪食症候群による汎血球減少と肝脾腫を認めることの多いアジア型に分類される．血管内リンパ腫症では，血管内の腫瘍細胞増殖が原因の血管の狭窄・閉塞による虚血や梗塞を生じ，多発脳梗塞を認めることが多い．虚血による脊髄や神経根障害を認めることもあり，腰仙髄の頻度が高い．MRIなどを用いた画像検査では，疾患特異的な所見がないことなどにより，生前の確定診断が困難であることが多かったが，FDG-PETを用いた生検法 FDG-PET-guided biopsy やランダム皮膚生検などの診断法の進歩により生前診断率が上昇してきている．血液検査では，血沈亢進，CRP陽性などの炎症反応やLDH，sIL-2R値の上昇，貧血，白血球減少，血小板減少，$\beta 2$ ミクログロブリンの上昇を認めることが多い．

治療法としては，節外のびまん性大細胞型B細胞性リンパ腫と同様に，CHOP療法（シクロホスファミド，ドキソルビシン，ビンクリスチン，プレドニゾロン）やリツキシマブを併用するR-CHOP療法が有効とされる．

■文献

1. Deutsch MB, Mendez MF: Neurocognitive features distinguishing primary central nervous system lymphoma from other possible causes of rapidly progressive dementia. Cogn Behav Neurol 28: 1-10, 2015
2. 日本脳腫瘍学会 脳腫瘍診療ガイドライン拡大委員会（監修）：脳腫瘍診療ガイドライン Primary Central Nervous System Lymphoma（PCNSL）中枢神経系原発悪性リンパ腫．2015
3. 水谷真之，水谷智彦：脳悪性リンパ腫と認知症．Brain and Nerve 68: 383-390, 2016

（脇田英明）

第4章 主要疾患の病態

16 human immunodeficiency virus（HIV）

1 感染による認知症

　HIV感染による認知障害では，従来は，重度の認知症状や亜急性脳炎を呈するエイズ脳症AIDS dementia complex（ADC）が問題であったが，多剤併用療法が浸透してからはエイズ脳症の発症は，大幅に減少している．また，HIV感染により中枢神経系の日和見感染であるクリプトコッカス髄膜炎，トキソプラズマ脳炎，サイトメガロウイルス脳炎，進行性多巣性白質脳症などが発症する場合もあるが，これらも現在は減少している．

2 HIV関連神経認知障害

　しかし，近年，多剤併用療法による抗レトロウイルス療法HAART（highly active ART；antiretroviral therapy）が導入されたにもかかわらず，感染症例の半数近くに軽度の認知機能障害患者が認められることが報告された．これは感染症例にみられる比較的軽度な認知障害で，HIV関連神経認知障害HIV-associated neurocognitive disorder（HAND）とよばれている．重症度により，①重度の認知機能障害を呈するHIV関連認知症HIV-associated dementia（HAD），②認知機能障害が軽度にとどまる軽度神経認知障害mild neurocognitive disorder（MND），③神経心理検査では認知機能障害が認められるが，日常生活では無症状の無症候性神経認知障害asymptomatic neurocognitive impairment（ANI）の大きく3つに分類される．これらは，HIV関連神経認知障害概念の提唱とともに，従来の診断基準を改訂する形で，2007年に発表された（表4-

表4-32 HIV関連神経認知障害の診断基準

	認知機能低下	日常生活への影響
無症候性神経認知障害	1.0標準偏差範囲より大きな認知機能低下が2領域以上で認められる	なし
軽度神経認知障害	1.0標準偏差範囲より大きな認知機能低下が2領域以上で認められる	軽度の障害
HIV関連認知症	2.0標準偏差範囲より大きな認知機能低下が2領域で認められるか，2.5標準偏差範囲より大きな認知機能低下が1領域と1.0標準偏差範囲より大きな認知機能低下が1領域以上で認められる	高度の障害

HIV関連神経認知障害以外の原因（他の認知症やせん妄など）は否定される．認知機能は以下のうち少なくとも5領域を評価する．言語，注意・作業記憶，抽象的思考・遂行機能，記憶，情報処理速度，感覚認知，運動技能．
（Clifford DB, Ances BM: HIV-associated neurocognitive disorder. Lancet Infect Dis 13: 976-986, 2013より）

32）．ANIの場合，日常生活は支障なく行えるが，MNDになると日常生活に支障を認め，支援が必要となり，HADでは高度の認知症が認められる．

　HIV関連神経認知障害の画像診断では，MRIやPETなどで研究が進められている．MRIにてT2強調画像やFLAIR画像で白質病変を認めるなどの報告があるが，HIV関連神経認知障害に特徴的な画像所見は確立されていない．また，疾患特異的な血液，脳脊髄液のバイオマーカーもまだ確立されていない．これらにより，診断基準は複数の神経心理検査の組み合わせによる評価と日常生活への影響に基づいてなされる．HIV関連神経認知障害以外の原因（他の認知症やせん妄な

ど)を否定したうえで，少なくとも言語，注意・作業記憶，抽象的思考・遂行機能，記憶，情報処理速度，感覚認知，運動技能のうちの5領域を評価する．1.0標準偏差範囲より大きな認知機能低下が2領域以上で認められるが，日常生活への影響がない場合，無症候性神経認知障害と診断される．1.0標準偏差範囲より大きな認知機能低下が2領域以上で認められ，日常生活で軽度の障害がある場合，軽度神経認知障害と診断される．

HIV関連認知症は，2.0標準偏差範囲より大きな認知機能低下が2領域で認められるか，2.5標準偏差範囲より大きな認知機能低下が1領域と，1.0標準偏差範囲より大きな認知機能低下が1領域以上で認められ，日常生活に高度の障害がある場合に診断される[2]．

HIV関連神経認知障害に特徴的な病理所見の報告では，マクロファージやミクログリアの活性化による脳内炎症の活性化が認められる．認知機能低下に対しては，HIV-1 transactivator of transcription (Tat)が神経細胞死を誘導すると考えられている[3]．

治療は中枢神経系への移行性が高い薬剤が有望と考えられているが，有効性に差がないとの報告もある．

3 進行性多巣性白質脳症(PML)

進行性多巣性白質脳症 progressive multifocal leukoencephalopathy (PML)は，HIV感染者など免疫不全者を中心に発症する脱髄性疾患である．HIV感染者の増加や生物学的製剤の導入とともに患者数が増加している．JCウイルスが脳の神経線維の髄鞘を形成するオリゴデンドロサイトに感染し，脱髄が起きる．運動麻痺，認知機能障害，失語，視覚異常などを初発症状とし，進行に伴い失外套となる．診断は脳脊髄液からJCウイルスのDNAを検出する方法〔polymerase chain reaction (PCR)法〕が用いられる．また，MRIのT1強調画像では低信号，T2強調画像とFLAIR画像では高信号を示す脱髄巣が検出される．皮質下白質のU線維領域に強調され，非対称，大小不同の融合性病変が特長的である血清抗JCウイルス抗体は健常者の70％以上に認められ，PMLの診断には役立たない．有効な治療法はなく，生物学的製剤などの薬剤誘発性の免疫機能低下によるPMLでは原因薬剤を中止することであり，HIV感染の場合はHAART療法を行う[1]．

■文献
1. 厚生労働科学研究費補助金難治性疾患等克服研究事業(難治性疾患克服研究事業)プリオン病及び遅発性ウイルス感染症に関する調査研究班：進行性多巣性白質脳症(Progressive Multifocal Leukoencephalopathy: PML)診療ガイドライン 2013.
2. Clifford DB, Ances BM: HIV-associated neurocognitive disorder. Lancet Infect Dis 13: 976-986, 2013
3. 松井佑亮，高折晃文：HIV感染症治療の進歩．Brain and Nerve 67: 947-959, 2015

(脇田英明)

第4章 主要疾患の病態

17 海馬硬化症

1 病理と分類

海馬硬化 hippocampal sclerosis（HS）とは，海馬および海馬台の神経細胞脱落とグリオーシスを示す病態[1]である（図4-104）．最初はてんかん患者で報告されたが，認知症との関連を示す高齢者の海馬硬化症が報告され，アルツハイマー病，前頭側頭葉変性症などの神経変性疾患，脳血管障害との関連が示された．認知症との関連が指摘される海馬硬化症は，てんかんで認められるものとは異なり，海馬CA1領域および海馬台に限局される病変が中心となる．

海馬硬化のなかには，明らかな変性疾患や血管障害との関連がないものがあり，純粋型海馬硬化 pure HS とよばれる．一方，アルツハイマー病などの神経変性疾患の病理所見を伴うものを混合型海馬硬化 combined HS とよぶ．海馬硬化は加齢とともに増加し，超高齢者の海馬硬化は加齢性海馬硬化 HS of aging とよばれている．加齢性海馬硬化は85歳以上の高齢者の10％以上に認められる比較的頻度の高い所見で，認知機能低下に密接に関連している．動脈硬化やTDP-43病理を伴うことから脳虚血による機序とTDP-43に関連した神経変性による機序があるとされている[2,3]．また，前頭側頭葉変性症と関連のないABCC9遺伝子の遺伝子多型との関連も報告されている[4]．

2 臨床症状

純粋型海馬硬化の認知機能は，アルツハイマー病やアルツハイマー病病理を伴う混合型海馬硬化と比較して認知機能低下は軽度である．アルツハイマー病に比べると，アルツハイマー病病理を伴う混合型海馬硬化の認知機能低下は高度である．TDP-43病理をもつ患者では，海馬硬化を伴う場合のほうが，伴わない場合に比べて認知機能低下がより高度である．加齢性海馬硬化では語流暢性が保持されている割に遅延語想起の障害が強かったとの報告もある[2]．

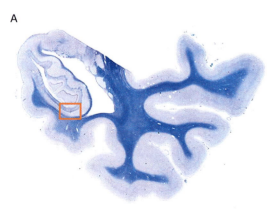
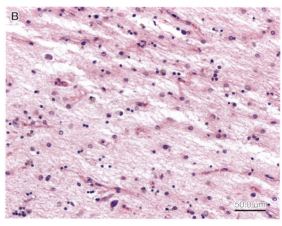

図4-104 ▶ 海馬硬化症の病理
A：全体図．B：拡大図．グリオーシスと神経細胞の脱落を認める．

3 画像所見

アルツハイマー病と海馬硬化では共通の所見として，海馬萎縮や海馬 CA1 領域および海馬台の変形を認めるが，海馬硬化のほうがより高度であるとの報告がある[5]．

■文献

1. 日本認知症学会（編）：海馬硬化症．認知症テキストブック，pp351-353，中外医学社，2008
2. Nelson PT, Schmitt FA, Lin Y, et al: Hippocampal sclerosis in advanced age: clinical and pathological features. Brain 134 (Pt 5): 1506-1518, 2011
3. Nag S, Yu L, Capuano AW, et al: Hippocampal sclerosis and TDP-43 pathology in aging and Alzheimer disease. Ann Neurol 77: 942-952, 2015
4. Nho K, Saykin AJ, et al: Alzheimer's Disease Neuroimaging Initiative: Hippocampal Sclerosis of Aging, a Common Alzheimer's Disease 'Mimic': Risk Genotypes are Associated with Brain Atrophy Outside the Temporal Lobe. J Alzheimers Dis 52: 373-383, 2016
5. Dutra JR, Cortés EP, Vonsattel JP: Update on Hippocampal Sclerosis. Curr Neurol Neurosci Rep 15: 67, 2015

〈脇田英明〉

第4章 主要疾患の病態

18 Huntington's disease-like syndrome（HDLS）

臨床的にハンチントン病（HD）が疑われた症例の約1%ではHD遺伝子異常を認めない，とされている．そのうち，遺伝子検査で診断が確定するのは2〜3%と非常に少ない．HDに類似した臨床像を呈する疾患には，Huntington's disease like-1（HDL1），HDL2，HDL3，SCA17（HDL4）などがある[1,2]．これらの疾患について，以下に概説する．

1 HDL1

若年発症のまれな家族性プリオン病で，常染色体優性遺伝形式をとる．遺伝子座は20p13，*PRNP*遺伝子のoctapeptide repeatの8回繰り返し挿入が原因である．20〜40歳で発症し，人格変化，精神症状，認知症，舞踏運動，小脳失調，けいれんなど，HDに類似した症状を呈する．基底核や前頭側頭葉，小脳は萎縮し，神経病理学的に，抗プリオン抗体陽性のkuru plaqueやmulticentric plaqueを認めるが，海綿状変化は軽度である[3,4]．

2 HDL2

アフリカ系米国人の家系で最初に報告された．アフリカが起源とされており[5]，日本人での報告はない．常染色体優性遺伝を示し，遺伝子座は16q24.3，*junctophilin-3*（*JPH3*）遺伝子のCTG/CAG3塩基リピート伸長が原因である．臨床像はHDに非常に類似しており，主に25〜45歳で発症し，認知機能障害，精神症状や舞踏運動がみられる．ジストニアや筋強剛などが目立つ，若年性HDに類似した臨床像を呈することも多い[6]．また，末梢血中に有棘赤血球を認めることもある[7]．線条体や大脳半球の萎縮を認め，神経病理学的には，HDと同様，神経細胞に1C2抗体陽性の核内封入体を認める[6]．

3 HDL3

サウジアラビアから報告されている常染色体劣性遺伝性疾患で，遺伝子座は4p15.3とされているが，原因遺伝子は現在のところ同定されていない．3〜4歳頃に発症し，精神発達遅滞，舞踏運動，ジストニア，小脳失調，錐体外路徴候，歩行障害を認め，画像上，前頭葉と尾状核が進行性に萎縮する[8]．

4 SCA17（HDL4）

発症年齢は3〜60歳と幅広いが，多くは20〜30歳代で発症する．常染色体優性遺伝を示し，遺伝子座は6q27，TATA-box結合蛋白（*TBP*）遺伝子のCAG/CAAリピート伸長が原因である．小脳失調（94%）と認知機能障害（76%）が主体で，パーキンソニズム（14%），錐体路徴候（37%），精神症状（27%），てんかん（22%）を認める．舞踏運動（20%）の頻度は高くない．MRIでは，小脳・脳幹および大脳の萎縮を認め[9,10]，神経病理学的には，神経細胞に抗TBP抗体，1C2抗体陽性の核内封入体を認める[11]．

■文献

1. Wild EJ, Tabrizi WS: Huntington's disease phenocopy syndrome. Curr Opin Neurol 20: 681-687, 2007

2. Schneider SA, Walker RH, Bhatia KP: The Huntington's disease-like syndrome: what to consider in patients with a negative Huntington's disease gene test. Nat Clin Pract Neurol 3: 517-525, 2007
3. Laplanche J-L, Hachimi KHE, Durieux I, et al: Prominent psychiatric features and early onset in an inherited prion disease with a new insertional mutation in the prion protein gene. Brain 122: 2375-2386, 1999
4. Xiang F, Almqvist EW, Lundin A, et al: A Huntington disease-like neurodegenerative disorder maps to chromosome 20p. Am J Hum Genet 63: 1431-1438, 1998
5. Krause A, Hetem C, Holmes SE, et al: HDL2 mutations are an important cause of Huntington's disease in patients with African ancestry. JNNP 76: A17, 2005
6. Margolis RL, O'Hearn E, Rosenblatt A, et al: A disorder similar to Huntington's disease in associated with a novel CAG repeat expansion. Ann Neurol 50: 373-380, 2001
7. Walker R, Rasmussen A, Rudnicki D, et al: Huntington's disease-like 2 can present as chorea-acanthocytosis. Neurology 61: 1002-1004, 2003
8. Kambouris M, Bohlega S, Al-Tahan A, et al: Localization of the gene for a novel autosomal recessive neurodegenerative Huntington-like disorder to 4p15.3. Am J Hum genet 66: 445-452, 2000
9. Craig K, Keers SM, Walls TJ, et al: Minimum prevalence of spinocerebellar ataxia 17 in the north east of England. J Neurol Sci 239: 105-109, 2005
10. Schneider SA, van de Warrenburg BPC, Hughes TD, et al: Phenotypic homogeneity of the Huntington disease-like presentation in a SCA17 family. Neurology 67: 1701-1703, 2006
11. Rolfs A, Koeppen AH, Bauer I, et al: Clinical features and neuropathology of autosomal dominant spinocerebellar ataxia (SCA17). Ann Neurol 54: 367-375, 2003

〔田村麻子〕

第4章 主要疾患の病態

19 神経核内封入体病/エオジン好性核内封入体病

　神経核内封入体病 neuronal intranuclear inclusion disease（NIID）は，neuronal intranuclear hyaline inclusion disease（NIHID）としても知られ，エオジン好性核内封入体を神経系細胞や全身臓器に認める進行性の神経変性疾患の総称である．原因遺伝子は特定されておらず，特徴的な核内封入体の形成の有無で病理学的に診断される．

　発症年齢は，幼児期から老年期まで幅広く，孤発性，家族性，いずれの報告もある．症状は，小脳失調，不随意運動，ジストニア，パーキンソニズム，末梢神経障害，自律神経障害，けいれん，精神発達遅滞，認知機能障害など，多彩である．60〜70歳代に発症し，認知機能障害を主症状とする一群では，MRI T2強調画像，FLAIR画像で白質のびまん性高信号域，および拡散強調画像で皮髄境界の線状高信号を認めるのが特徴である[1,2]（図4-105）．経過は一般的に緩徐進行性であるが，成人発症例では，てんかん発作様あるいは一過性脳虚血発作様の急性発作を呈することもある[3]．

　病理学的には，中枢神経系のみならず，末梢神経系，自律神経系，全身臓器でも核内封入体が観察される[1]．近年，皮膚生検において脂肪細胞，線維芽細胞，汗腺細胞で核内封入体が観察されることが注目されるようになり，生前診断に用いられている．核内封入体は数μmで，ヘマトキシリン・エオジン染色では好酸性を示し，ユビキチン免疫染色やp62免疫染色で陽性となる[4,5]（図4-

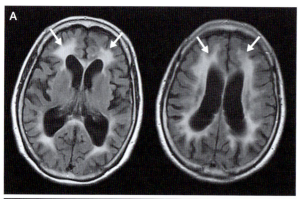

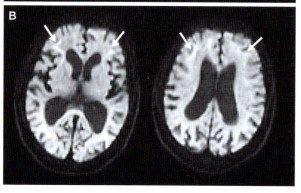

図4-105 ▶ NIIDの画像所見（72歳女性）
A：頭部MRI FLAIR画像，B：頭部MRI 拡散強調画像．FLAIR画像で白質のびまん性高信号域（A，矢印）を，拡散強調画像で皮髄境界の線状高信号（B，矢印）を認める．

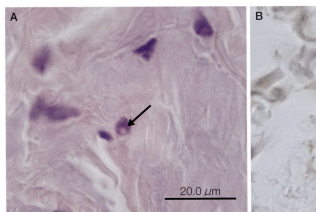 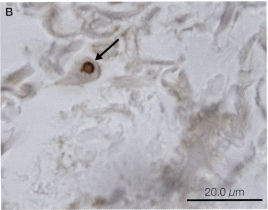

図 4-106 ▶ NIID の皮膚生検
A、Bとも線維芽細胞．HE 染色で好酸性の核内封入体(矢印)を認める(A)．p62 免疫染色で核内封入体(矢印)が陽性となる(B)．
(愛知医科大学加齢医科学研究所より提供)

106).

　幼児～若年発症例では，核内封入体は神経細胞に多くみられ，成人発症例ではグリア細胞，なかでもアストロサイトに多く出現し，大脳白質での髄鞘脱落，海綿状変化を認める[6,7]．また，封入体を有する細胞では形態が保持され，逆に神経細胞脱落が高度の場合，封入体に乏しい傾向がある[2,8]．依然として，核内封入体形成の意義はわかっていないが，異常な蛋白がユビキチン-プロテアソーム系で分解される過程で過剰に蓄積した結果，封入体が形成され，神経保護的に作用しているのではないか，という説がある[1,2,8]．

　以前は，剖検あるいは神経・直腸生検で好酸性核内封入体を確認することが診断に必要であったが，特徴的な MRI 拡散強調画像や皮膚生検といった低侵襲な方法での診断が可能になり，特に成人発症例での報告数が増えている．

■文献

1. 藤ヶ崎純子：神経核内封入体病/エオジン好性核内封入体病．Brain and Nerve 67: 199-204, 2015
2. Takahashi-Fujigasaki J: Neuronal intranuclear hyaline inclusion disease. Neuropathology 23: 351-359, 2003
3. 大崎裕亮，隅蔵大幸，武内俊明，他：神経核内封入体における急性発作は低灌流後の過灌流を伴う．臨床神経 54：S63，2014
4. Sone J, Tanaka F, Koike H, et al: Skin biopsy is useful for the antemortem diagnosis of neuronal intranuclear inclusion disease. Neurology 76: 1372-1376, 2011
5. Sone J, Kitagawa N, Sugawara E, et al: Neuronal intranuclear inclusion disease cases with leukoencephalopathy diagnosed via skin biopsy. JNNP 85: 354-356, 2014
6. Malandrini A, Villanova M, Tripodi S, et al: Neuronal intranuclear inclusion disease: neuropathologic study of a case. Brain Dev 20: 290-294, 1998
7. Liu Y, Mimuro M, Yoshida M, et al: Inclusion-positive cell types in adult-onset intranuclear inclusion body disease: implications for clinical diagnosis. Acta Neuropathol 116: 615-623, 2008
8. Takahashi J, Fukuda T, Tanaka J, et al: Neuronal intranuclear hyaline inclusion disease with polyglutamine-immunoreactive inclusions. Acta Neuropathol 99: 589-594, 2000

〈田村麻子〉

■付録1　改訂長谷川式簡易知能評価スケール（HDS-R）

No.	質問内容		配点
1	お歳はいくつですか？（2年までの誤差は正解）		0　1
2	今日は何年の何月何日ですか？　何曜日ですか？ （年，月，日，曜日が正解でそれぞれ1点ずつ）	年 月 日 曜日	0　1 0　1 0　1 0　1
3	私たちがいまいるところはどこですか？ （自発的にでれば2点，5秒おいて家ですか？　病院ですか？　施設ですか？　のなかから正しい選択をすれば1点）		0　1　2
4	これから言う3つの言葉を言ってみてください．あとでまた聞きますのでよく覚えておいてください． （以下の系列のいずれか1つで，採用した系列に○印をつけておく） 　1：a) 桜　b) 猫　c) 電車 　2：a) 梅　b) 犬　c) 自動車		0　1 0　1 0　1
5	100から7を順番に引いてください．（100－7は？，それからまた7を引くと？　と質問する．最初の答えが不正解の場合，打ち切る）	(93) (86)	0　1 0　1
6	私がこれから言う数字を逆から言ってください． （6-8-2，3-5-2-9を逆に言ってもらう，3桁逆唱に失敗したら，打ち切る）	2-8-6 9-2-5-3	0　1 0　1
7	先ほど覚えてもらった言葉をもう一度言ってみてください． （自発的に回答があれば各2点，もし回答がない場合以下のヒントを与え正解であれば1点） 　a) 植物　b) 動物　c) 乗り物		a：0　1　2 b：0　1　2 c：0　1　2
8	これから5つの品物を見せます．それを隠しますのでなにがあったか言ってください． （時計，鍵，タバコ，ペン，硬貨など必ず相互に無関係なもの）		0　1　2 3　4　5
9	知っている野菜の名前をできるだけ多く言ってください．（答えた野菜の名前を右欄に記入する．途中で詰まり，約10秒間待っても答えない場合にはそこで打ち切る） 　0〜5=0点，6=1点，7=2点， 　8=3点，9=4点，10=5点		0　1　2 3　4　5
	満点　30点　　20以下　認知症　　21以上　非認知症		合計得点

〔加藤伸司，下垣 光，小野寺敦志，他：改訂長谷川式簡易知能評価スケール（HDS-R）の作成．老年精神医学雑誌2：1339-1347，1991 より〕

■付録2　日本語版 MoCA（MoCA-J）

〔鈴木宏幸，藤原佳典：Montreal Cognitive Assessment（MoCA）の日本語版作成とその有効性について．老年精神医学雑誌 21：198-202，2010 より〕

索引

※太字は主要説明項目を示す．

数字・ギリシャ

1年ルール，DLBの 133
3リピートタウ 152
4リピートタウ 152
^{11}C Pittsburgh compound-B(^{11}C-PiB) 108
^{18}F-FDG-PET 検査 62
^{123}I-3-iodobenzylguanidine(MIBG) 65
^{123}I-MIBG 心筋シンチグラフィ 136
α シヌクレイン(αSN) **92**, 132
β アミロイド前駆体蛋白質 72
γ セクレターゼ 102
ω3 系脂肪酸，認知機能低下と 38

欧文

A

Aβ40 109
Aβ42 109
Aβ precursor protein(APP) 72
Aβ-related angiitis/inflammation (ABRA) 77
Aβ 関連血管炎 77
AD like dementia 187
AD with CVD 106, 130
affective disorder 26
age-related tau astrogliopathy (ARTAG) 85
agnosia 24
AIDS dementia complex(ADC) 234
ALS with dementia(ALS-D) 162
Alzheimer's disease(AD) 100
Alzheimer's Disease Assessment Scale-cognitive subscale 日本語版(ADAS-cog-J) 16
amnestic MCI 17
amyloid β-protein(Aβ) **72**, 100
amyloid precursor protein(APP) 102
amyotrophic lateral sclerosis(ALS) 87, 159
apathy 26, 104, 118
aphasia 22
apraxia 23
Argyll Robertson pupil 225
argyrophilic grain dementia(AGD) 200
—— の病理 82
Armstrong 基準 184
arterial spin labeling(ASL) 56
astrocytic plaque 82, 155
asymptomatic ventriculomegaly with features of idiopathic normal pressure hydrocephalus on MRI(AVIM) 220
atypical frontotemporal lobar degeneration with ubiquitin-positive inclusions, basophilic inclusion body disease(BIBD) 163
Automated Anatomical Labeling によるパーセレーション 48

B

ballooned neuron 202
basophilic inclusion body disease (BIBD) 91
behavioral and psychological symptoms of dementia(BPSD) 21
——，AD の 104

behavioral variant frontotemporal dementia(bvFTD) 148, **166**
Bunina 小体 87
bush-like astrocyte 202

C

CADASIL 123
callosal angle 220
Capgras 26
CARASIL 123
cerebral age-related TDP-43 with sclerosis(CARTS) 106
cerebral amyloid angiopathy (CAA) 75
cerebral microbleeds(CMBs) 126
chronic traumatic encephalopathy (CTE) 230
classic or neuritic plaque 73
clinically probable AD 209
combined HS 236
computed tomography(CT) 52
——，AD の 107
corticobasal degeneration(CBD) 155, **183**
corticobasal syndrome(CBS) 183
cotton wool plaque 75
Creutzfeldt-Jakob disease(CJD) 215

D

darting tongue 194
declarative memory 21
dementia care mapping(DCM) 34
dementia with Lewy bodies(DLB) 132

索引

diffeomorphic anatomical registration using exponentiated Lie algebra（DARTEL） 56
diffuse Lewy body disease（DLBD） 132
diffuse neurofibrillary tangles with calcification（DNTC） 211
diffuse plaque 74
diffusion weighted imaging（DWI） 54
disproportionately enlarged subarachnoid space hydrocephalus（DESH） 220
dorsolateral frontal cortex（DLFC） 118
DSM-5 16
―，DLBの診断基準 132
―，ADの診断基準 103
dual hit 仮説 135
dystrophic neurites（DN） 88, 97

E

early onset type AD（EOAD） 102
Evans index 220
executive function 22

F

Fahr's syndrome 212
familial AD（FAD） 102
familial idiopathic basal ganglia calcification（FIBGC） 212
fine vacuole 215
fluorodeoxyglucose positron emission tomography（FDG-PET） 107
―，ADの 108
FP-CIT 検査 128
FreeSurferによるパーセレーション 50
frontal behavioral-spatial syndrome（FBS） 187
frontal lobe degeneration type 149
frontal variant 106
frontotemporal dementia and parkinsonism linked to chromosome 17（FTDP-17） 156
frontotemporal dementia（FTD） 148

frontotemporal dementia linked to chromosome 17（FTDP-17） 84
frontotemporal lobar degeneration（FTLD） 148
FTD with motor neuron disease（FTD-MND） 162
FTLD-TDP 159
―と遺伝子変異 89
―の病理 89
FTLD with ubiquitin-positive inclusions（FTLD-U） 87, 151, 159
FUS（fused in sarcoma） 91

G

gain-of-neurotoxicity 160
ghost tangle 81, 207
glial cytoplasmic inclusions（GCI） 88, 97
glial nuclear inclusions（GNI） 97
Gliomatosis cerebri 227
globose type neurofibrillary tangle 153
Globular glial tauopathy（GGT）の病理 82
going-my-way behavior 166
grimace 194

H

head turning sign 104
hippocampal sclerosis（HS） 236
hippocampus 2
HIV-associated neurocognitive disorder（HAND） 234
HS of aging 236
human immunodeficiency virus（HIV） 234
Huntington's disease（HD） 192
Huntington's disease-like syndrome（HDLS） 238
hyperactivity 25

I・K

idiopathic NPH（iNPH） 220
immediate memory 22
inclusion body myopathy with Paget's disease of bone and frontotemporal dementia 160
IWG-2診断基準，ADの 103

Kosaka-Shibayama disease 211

L

large confluent vacuole 215
Leucine-rich α2-glycoprotein（LRG） 223
levodopa 144
Lewy body disease（LBD） 92
Lewy neurites（LN） 93
limbic neurofibrillary tangle dementia 206
logopenic variant 106, 111
loss-of-function 160
lower-half parkinsonism 119
Lymphomatosis cerebri 228

M

magnetic gait 119
magnetic resonance imaging（MRI） 52
major neurocognitive disorder with Lewy bodies 132
medial prefrontal cortex（MPFC） 118
MIBG 128
MIBG心臓交感神経シンチグラフィ 65
microtubule associated proteins（MAPs） 79
microtubule-associated protein tau（MAPT） 79, 103
mild cognitive impairment（MCI） 17, 101
milkmaid's grip 194
Mini-Mental State Examination（MMSE） 16
minor neurocognitive disorder with Lewy bodies 132
mixed AD 106
Montreal Cognitive Assessment-Japanese version（MoCA-J） 16
motor neuron disease type 149
MRI，ADの 107
multi infarct dementia（MID） 116, 128
multiple system atrophy（MSA） 97

N

neurocognitive disorders 16
neurofibrillary tangle（NFT） 79, 206

neuronal cytoplasmic inclusions (NCI)　88, 97
neuronal intermediate filament inclusion disease (NIFID)　91, 164
neuronal intranuclear hyaline inclusion disease (NIHID)　240
neuronal intranuclear inclusion disease (NIID)　240
neuronal intranuclear inclusions (NII)　88
neuronal nuclear inclusions (NNI)　97
neuropil thread (NT)　81
Neuropsychiatric Inventory (NPI)　25
NFT-predominant dementia　206
NFT-predominant form of senile dementia　206
NIA-AA 診断基準　18, 103
non-Aβ component of Alzheimer's disease amyloid (NACP)　132
non-declarative memory　21
nonfluent/agrammatic variant of primary progressive aphasia (naPPA)　187
non-pharmaceutical intervention (non-pharmacological therapy)　32
normal pressure hydrocephalus (NPH)　220

O

orbitofrontal cortex (OFC)　118

P

paired helical filaments (PHF)　79, 213
Papez 回路　7
Parkinson's disease with dementia (PDD)　132
periodic limb movements of sleep　144
Pick type　149
pimavanserin　142
plaque-like structure　214
polymerase chain reaction (PCR) 法　235
pontine paramedian reticular formation (PPRF)　174
possible bvFTD　166
posterior variant　106

poststroke dementia　120
presenilin 1 (PSEN1)　103
presenilin 2 (PSEN2)　103
prestroke dementia　120
pre-tangle　155, 202
primary age-related tauopathy (PART)　85, 105, **209**
primary central nervous system lymphoma (PCNSL)　232
primary gliomatosis cerebri　227
primary leptomeningeal lymphoma　232
primary progressive aphasia (PPA)　150, **169**
prion protein (PrP)　215
probable DLB　132
progranulin (PGRN)　156
progressive multifocal leukoencephalopathy (PML)　235
progressive non-fluent aphasia (PNFA)　148, **169**
progressive supranuclear palsy (PSP)　153, **173**
progressive supranuclear palsy syndrome (PSPS)　187
PSP-pure akinesia with gait freezing (PSP-PAGF)　176
PSP-Richardson-syndrome (PSP-RS)　174
PSP with frontotemporal dementia (PSP-FTD)　176
PSP with predominant cerebellar ataxia (PSP-C)　175
PSP with predominant corticobasal syndrome (PSP-CBS)　176
PSP with predominant frontal presentation (PSP-F)　176
PSP with predominant parkinsonism (PSP-P)　175
PSP with predominant speech/language disorder (PSP-SL)　176
PSP with primary nonfluent aphasia (PSP-PNFA)　176
PSP with progressive gait freezing (PSP-PGF)　176
psychosis　26
pure autonomic failure (PAF)　133
pure HS　236

R

recent memory　22

remote memory　22
REM sleep behavior disorder (RBD)　144
rigid form　195
riMLF 核　174
Romberg sign　225
round inclusions (RI)　87

S

secondary gliomatosis cerebri　227
secondary NPH (sNPH)　220
semantic dementia (SD)　148, **170**
senile dementia of the neurofibrillary tangle type (SD-NFT)　201, **206**
senile dementia with tangles　206
single photon emission computed tomography (SPECT)　107
skein-like inclusions (SLI)　87
slurred speech　174
small vessel disease with dementia　116
SPECT　59
―, AD の　107
strategic single infarct dementia　120, **129**
subacute spongiform encephalopathy　215
suspected non-AD pathophysiology (SNAP)　101
synuclein　92

T・U

tangle only dementia　206
TAR DNA-binding protein (TAR-DBP)　87
tau-related frontotemporal lobar degeneration (FTLD-tau)　152
TDP-43 プロテイノパチー　**87**, 162
TDP-43-related frontotemporal lobar degeneration　159
thalamocortical projection　119
treatable dementia　15, 223, 228
Treponema pallidum　224
tubulin associated unit (tau)　79
tufted astrocyte　82
tuft-shaped astrocyte　155
two-way anomia　170

ubiquitinated inclusions (UI)　87

索引

V
vascular dementa(VaD) 116
vascular depression 118
VCI-no dementia 120
visuospatial dysfunction 24

W
Wechsler Memory Scale-revised（WMS-R） 104
Westphal variant 195

和文

あ
アーガイルロバートソン瞳孔 225
アパシー 26, 104, 118
アミロイドβ 72, 100
アミロイドβ40 109
アミロイドβ42 109
アミロイドPET検査 62
　——, ADの 108
アミロイドカスケード仮説 102
アミロイド仮説 78
アミロイド前駆体蛋白 102
アルツハイマー病 100
　——とAβ 72
　——と合併疾患 106
アンモン角 2
亜急性海綿状脳症 215
悪性リンパ腫による認知症 232

い
イオフルパンSPECT 68
易怒性 118
異常プリオン蛋白 215
意味記憶 21
意味性認知症 148, 170

う
ウェルニッケ失語 22
ウェルニッケ脳症 224
うつ, ADの 104
うつ症状 26
うつ病との鑑別 14
運動性失語 22
運動と認知機能の関連 38
運動ニューロン障害, FTLD-TDPと 89

え
エイズ脳症 234
エオジン好性核内封入体病 240
エピソード記憶 21
栄養素, 認知機能低下に関連する 37
遠隔記憶 22
縁上回 10
嚥下・構音障害 120

お
音韻性錯語 170
音楽療法 41

か
カプグラ症候群 26
ガランタミン 29, 112
下頭頂小葉 10
加齢性海馬硬化 236
加齢性白質病変 121
家族性FTLD-tau 156
家族性アルツハイマー病 102
　——の原因遺伝子 72
家族性前頭側頭型認知症・パーキンソニズム 156
家族性特発性基底核石灰化症 212
画像
　——, CBDの 188
　——, DLBの 135
　——, 血管性認知症の 120
画像解析法 56
画像検査, 診断に有用な 46
画像所見, PSPの 176
改訂ケンブリッジ基準 190
改訂長谷川式簡易知能評価スケール（HDS-R） 16
海馬 2
海馬硬化 236
絵画療法 40
角回 10
拡散強調画像 54
核上性麻痺 174
学習による認知機能改善 39
活動性亢進 25
感覚性失語 22
感情移入の欠如
　——, bvFTDの 167
　——の変化 167
感情障害 26
観念運動失行 23
観念性失行 23

き
眼窩前頭前野 118
危険因子, 認知症やMCIの 37
記憶 21
記憶障害, HDでみられる 195
記銘 21
記銘力障害 103
起立性低血圧症の非薬物療法 144
偽性球麻痺 120
偽性認知症との鑑別 14
喫煙と認知機能低下の関連 40
逆行性健忘 21
嗅内皮質 10
虚血性白質病変 121
共感の欠如
　——, bvFTDの 167
　——の変化 167
強迫泣き・笑い 119
近時記憶 22
筋萎縮性側索硬化症 87, 159

く
クロイツフェルト・ヤコブ病 215
グリア細胞核内封入体 97
グリア細胞質内封入体 88
グルタミン酸受容体拮抗薬 112
くも膜下腔の不均衡な拡大を伴う水頭症 220

け
軽度認知障害 17, 101
——（DSM-5）の診断基準 19
楔前部 9
血管周囲腔拡大 125
血管性うつ 118
血管性認知症 116
　——, ADと 106
血管性認知障害 120
血管性パーキンソニズム 119
血管内リンパ腫症 233
見当識 22
健忘失語 23
健忘症候群 14
幻視 105
限局型脳ヘモジデリン沈着症 127
原因疾患, 認知症の 16
原始老人斑 73
原発性進行性失語症 150, 169

こ
コグニサイズ 39

コリンエステラーゼ阻害薬　112
コルサコフ症候群　224
小阪-柴山病　211
古典的老人斑　73
孤発性タウオパチー　79
好塩基性封入体病　91
行動障害を伴う FTD　148, 166
抗潰瘍薬　226
抗菌薬　226
抗酸化物質，認知機能低下と　38
抗精神病薬　226
抗パーキンソン病薬　226
抗不安薬　226
後頭側頭回　10
後部帯状回　9
高血圧性脳小血管病変　120
高血圧と認知機能低下の関連　40
硬膜動静脈瘻　229
構成失行　23
黒質　12
混合型海馬硬化　236
混合型認知症　106, 131

さ・し

再生　21

シヌクレイノパチー　92
シヌクレイン　92
しかめ顔　194
肢節運動失行　23
視空間認知障害　24
視床下核　12
嗜銀顆粒性認知症　200
　―― の病理　82
自発性の低下　118
自律神経障害に対する薬物治療，DLB の　144
失語　22
失認　24
失行　23
　――, CBD の　186
若年型ハンチントン病　195
若年性アルツハイマー病　102
腫大神経細胞　202
周辺症状　21
純粋型海馬硬化　236
純粋自律神経不全症　133
純粋無動症型 PSP　176
循環器系薬剤　226
小血管病性認知症　116
小脳型 PSP　175
焦燥　118

上頭頂小葉　10
常同的行動
　――, bvFTD の　167
　―― の変化　167
食行動
　――, bvFTD の　169
　―― の変化　169
神経核内封入体病　240
神経原線維変化　79, 100, 206
　―― のみの認知症　206
　―― を伴う老年期認知症　206
神経原線維変化型老年期認知症　201, 206
神経原線維変化前駆体　202
神経原線維変化優位型認知症　206
神経原線維変化優位型老年期認知症　206
神経細胞核内封入体　88, 97
神経細胞性中間径フィラメント封入体病　91
神経細胞内封入体　88, 97
神経線維網　73
神経認知障害群　16
神経梅毒　225
進行性核上性麻痺　153, 173
進行性多巣性白質脳症　235
進行性非流暢性失語　148, 169
進行性非流暢性失語型 PSP　176
診断
　――, VaD の　129
　―― に有用な画像検査　46
診断基準
　――, AD の　103
　――, CBD の　184
　――, DLB の　132
　――, 認知症の　16

す

ステロイド　226
垂直性注視麻痺　174
遂行機能　22
遂行機能障害　118
睡眠時周期性四肢異常運動症　144
睡眠障害に対する薬物治療，DLB の　141
睡眠薬　226
錐体外路徴候，CBD の　187
髄液バイオマーカー，AD の　108

せ

せん妄との鑑別　14
正常圧水頭症　220

生活習慣病と認知機能低下の関連　39
生理学的検査，DLB の　135
生理的健忘と病的健忘の鑑別　14
精神症状　104, 118
　―― に対する薬物治療，DLB の　141
精神病症状　26
脊髄小脳変性症　175
脊髄前角運動ニューロン　87
石灰沈着を伴うびまん性神経原線維変化病　211
舌下神経核　87
戦略的な部位の単一病変による認知症　116, 128
線維状封入体　87
線条体　12
全失語　22
前行性健忘　21
前頭側頭型認知症　148
前頭側頭型認知症型 PSP　176
前頭側頭葉変性症　148
前頭葉機能障害　118
前脳基底部　4

そ

早発型アルツハイマー病　102
即時記憶　22
側頭葉　10
続発性正常圧水頭症　220

た

タウ　79
タウ PET 検査　64
　――, AD の　108
タウ異常凝集の病的意義　157
タウ遺伝子　79
タウオパチー　79
タウ蛋白に関連した FTLD　152
他人の手徴候，CBD の　187
多系統萎縮症(MSA)の病理　97
多発梗塞性認知症　116, 120, 128
多発ラクナ梗塞　120
体軸性固縮　174
対らせん状細線維　213
大脳基底核　11
大脳高次機能障害　22
大脳皮質基底核症候群　183
大脳皮質基底核症候群型 PSP　176
大脳皮質基底核変性症　155, 183
大脳皮質領域　9
脱抑制　166

索引

淡蒼球　12

ち・つ

チュブリン結合蛋白　79
地中海食　38
治療可能な認知症　15
遅延再生課題　104
着衣失行　23
中核症状　21
中枢神経系原発悪性リンパ腫　232
長期記憶　22
陳述記憶　21

通所サービス　42

て

デフォルトモードネットワーク　9
出来事記憶　21
低灌流性血管性認知症　116
定型抗精神病薬　226
伝導失語　23

と

ドネペジル　29, 112
　——, DLBに対する　139
ドパミン作動薬　144
ドパミントランスポーターSPECT　68
ドパミントランスポーターシンチグラフィ　136
取り繕い反応　104
糖尿病と認知機能低下の関連　39
頭頂連合野　10
特発性正常圧水頭症　220

な

内科疾患による認知症　224
内側前頭前皮質　118
軟髄膜原発悪性リンパ腫　232

に

ニューロピル（神経線維網）　73
二方向性呼称障害　170
認知機能障害　103
認知症
　——の定義　14
　——の予防　37
　——を伴うパーキンソン病　132
認知症（DSM-5）の診断基準　18
認知症ケアマッピング法　34
認知症短期集中リハビリテーション　33
認知トレーニング　39

ね・の

ねじれ細管　79
脳アミロイド血管症　76, 116, 120
脳萎縮　128
脳外科疾患による認知症　227
脳血管障害を有するAD　106
脳腫瘍　227
脳出血　126
脳出血性血管性認知症　116
脳卒中後認知症　120
脳のパーセレーション　46
脳波検査　128
脳賦活運動　39
脳梁角　220

は

ハミングバードサイン　54
ハンチントン病　192
バリデーション療法　34
パーキンソニズムに対する薬物治療, DLBの　144
パーキンソン病型PSP　175
パーソンセンタードケア　34
把持　21
場合わせ反応　104
背外側前頭前野　118
徘徊　105
排尿障害　120
梅毒トレポネーマ　225
白質病変　121
発語失行　170

ひ

ビタミンB_1欠乏症　224
ビタミンB群, 認知機能低下と　37
ビタミンD, 認知機能低下と　38
ビンスワンガー病　117, 120
ピック病　87, 148, 153
　——の概念　87
　——の病理　81
ピマバンセリン　142
びまん性レビー小体病　132
びまん性老人斑　74
皮質下血管性認知症　116
皮質性感覚障害, CBDの　186
皮質微小梗塞　127
肥満と認知機能低下の関連　40
非健忘型AD　106

非陳述記憶　21
非定型抗精神病薬　226
非薬物療法　32
　——, DLBの　138
被害妄想　105
被殻　12
尾状核　12
微小管結合蛋白　79
微小脳出血　126
表層性失読　171
病理
　——, ADの　100
　——, DLBの　137
　——, SD-NFTの　206
　——, VaDの　120
　——, 多系統萎縮症（MSA）の　97
　——, レビー小体病の　92
病理所見
　——, AGDの　202
　——, CBDの　187
　——, PSPの　176

ふ

ファール病　212
フェノコピー　198
ブニナ小体　87
ブローカ失語　22
ブロードマン分類によるパーセレーション　47
プライミング効果　21
プリオン仮説　135
プレセニリン1（PSEN1）　103
プレセニリン2（PSEN2）　103
振り向き徴候　104
舞踏運動　198
副作用と対応, AD治療薬の　28

へ

ベンゾジアゼピン系薬剤　226
ペンギンシルエットサイン　54
辺縁系神経原線維変化認知症　206
変性神経突起　88, 97
扁桃体　10

ほ

歩行障害　119
保続的行動　167
紡錘状回　10

ま・む

マイネルト基底核　4, 12
慢性外傷性脳症　230

慢性硬膜下血腫　228
慢性腎臓病と認知機能低下の関連　40

無関心・無気力，bvFTD の　167

め・も

メマンチン　**29**, 113
　——，DLB に対する　140

物盗られ妄想　105

や

薬剤性認知障害　225
薬物治療
　——，AD の　112
　——，DLB の　139
薬物療法　28

ゆ

ユビキチン陽性神経細胞内封入体を伴う前頭側頭葉変性症（FTLD-U）　**87**, 151, 159
ユマニチュード　34
湯浅・三山病　162

よ

予防
　——，AD の　113
　——，認知症の　37
抑うつ　118

ら・り

ラクナ梗塞　122

リチャードソン症候群　174
リハビリテーション　41
リバスチグミン　**29**, 112
　——，DLB に対する　139

臨床症状，FTLD の　158
臨床的特徴，DLB の　137

る・れ

ルイ体　12

レビー小体型認知症　132
レビー小体病の病理　92
レビー神経突起　93
レボドパ　144
レム睡眠行動障害　144
レンズ核　12

ろ

ロイシンリッチα2-グリコプロテイン　223
ロンベルク徴候　225
老人斑　**73**, 100

わ

わが道を行く行動　166